AF240820

FORMULAIRE

DES

MÉDICAMENTS NOUVEAUX

1000 FORMULES USUELLES

A L'USAGE DES

MÉDECINS PRATICIENS

Et portant principalement sur les médicaments et les médications nouvelles

RECUEILLIES PAR LE

Dr Auguste LUTAUD

Rédacteur en chef du *Journal de Médecine de Paris.*

PUBLIÉ AVEC LA COLLABORATION DE MM.

BERGERON, BOURSIER, BOYMOND (MARC), BROCQ, CELLARD, CHENET, CYR (JULES), DEFAUX,
DZHENNE, DELTHIL, FISSIAUX, H. FOURNIER, GILLET DE GRANDMONT, GUERDER, PAUL HÉLOT,
DOUGLAS HOGG, LEBLOND, L. LABBÉ, V. LAPORTE, M. LEGRAND, MARTINET, OLIVIER,
H. PICARD, PIOGEY (ÉMILE), REY, TISSIER (LÉON), VEILLARD, YVON.

PARIS

BUREAU DES PUBLICATIONS DU *Journal de Médecine de Paris*

35, BOULEVARD HAUSSMANN

et dans les principales librairies médicales

—

1889

PRÉFACE

Depuis sa fondation, le *Journal de médecine de Paris* s'est attaché à tenir ses lecteurs au courant de tous les progrès de la thérapeutique et de la posologie.

Pour arriver à ce but, des collaborateurs compétents ont été chargés de résumer, sous une forme essentiellement pratique, le résultat des recherches physiologiques et expérimentales qui ont révolutionné la thérapeutique contemporaine en y introduisant des éléments aussi nouveaux qu'inattendus.

Mais il ne suffisait pas, pour permettre aux praticiens de faire bénéficier leurs malades de ces connaissances nouvelles et multiples, de leur donner simplement la formule du médicament nouveau. Il fallait encore leur présenter, sous une forme succincte, le *pourquoi* et le *parce que* de chaque médication nouvelle, leur faire connaître, en un mot, les éléments scientifiques qui servent de base à l'action thérapeutique.

C'est pour ces diverses raisons que nous avons consacré deux sortes d'articles à ces études. Les premiers (*Revue des médicaments nouveaux*) font connaître les caractères chimiques du médicament et son action thérapeutique ; les seconds (*Formulaire*) résument, sous la forme précise d'une formule, sa posologie, et son mode d'emploi.

Ce sont ces articles qui résument les progrès de la thérapeutique pendant ces dernières années, que nous avons réunis en un volume, afin d'éviter à nos lecteurs des recherches parfois longues et difficiles.

Ce volume contient près de cent articles sur des médicaments nouveaux aujourd'hui d'un usage général tels que l'antipyrine, l'acétanilide, l'agaricine, la cocaïne, le strophantus hispidus, l'hypnone, l'uréthane, l'iodol, la kairine, etc., etc.. Il contient, en outre, et c'est là le côté réellement pratique, plus de 800 formules sur les médicaments les plus utiles de la thérapeutique contemporaine.

Il nous reste un mot à dire sur la distribution des matières contenues dans ce volume. Comme ces articles étaient extraits du *Journal de médecine de Paris* au fur et à mesure de leur publication, ils n'ont pu être placés par ordre de matière. Nos lecteurs voudront bien, lorsqu'ils auront besoin de consulter cet ouvrage, se reporter aux tables.

Une première table, placée au commencement du volume, contient l'énumération de tous les articles qui constituent la *Revue des médications et des médicaments nouveaux.*

Une seconde table, rangée par ordre alphabétique (page 337), contient l'énumération de toutes les substances usitées dans le formulaire et de toutes les affections dans lesquelles elles sont employées. C'est ainsi qu'il suffit de chercher le mot *syphilis* pour trouver la liste des médications nouvelles qui lui sont applicables.

La partie posologique et pharmacologique est également très complète. On trouvera aux mots : *poudres, pommades, solution*, etc., un nombre considérable de formules et de renseignements pratiques.

Nous pensons que nos confrères accueilleront avec faveur un livre qui n'a d'autre prétention que de leur éviter de grandes pertes de temps et de faciliter la tâche ardue du médecin dont les succès dans la clientèle dépendent souvent de l'application rapide des médications nouvelles dont notre thérapeutique s'est enrichie pendant les dernières années.

A. **Lutaud.**

MÉMORIAL THÉRAPEUTIQUE

DES

MÉDICATIONS ET DES MÉDICAMENTS NOUVEAUX

I. — MÉDICAMENTS NOUVEAUX

II. — MÉDICATIONS NOUVELLES

LE
FORMULAIRE

REVUE DES MÉDICAMENTS NOUVEAUX

REVUE DES MÉDICAMENTS NOUVEAUX

—

Les Hypnotiques.

L'Hypnone. — L'Uréthane. — L'Hopéine. — La Paraldehyde.

Hypnone. *Synonymie* : acéto-phénone; — phénylméthyl-acétone, etc.

Ce corps, découvert en 1857 par Friedel, a été étudié complètement au point de vue thérapeutique, par le Dr Dujardin-Beaumetz, qui en a fait l'objet d'une communication à l'Académie des sciences et à l'Académie de médecine.

Doses et mode d'emploi. — Dès l'apparition de ce médicament, chacun voulut attacher son nom à une préparation d'hypnone : on a proposé un sirop, un élixir, un looch et l'on a dû bientôt renoncer à prescrire ces différentes préparations à cause de la quantité considérable d'excipient dans lequel on devait dissoudre la dose d'hypnone nécessaire pour provoquer le sommeil.

On doit se borner à administrer l'hypnone sous forme de capsules ou de perles contenant cinq à dix centigrammes du médicament.

Formule.

Perles d'hypnone.............. 5 centigrammes
pour une perle.
En prendre d'emblée de quatre à huit perles par jour.

La dose maximum est de 50 centigrammes; mais l'on doit administrer d'emblée une dose massive de 20 à 40 centigrammes, car lorsqu'on fractionne les doses, les effets hypnotiques disparaissent.

En injections sous la peau, les effets sont absolument nuls.

Action physiologique : Système nerveux. — Au bout d'un temps qui varie entre vingt minutes et une heure, l'hypnone produit le sommeil, qui est calme, profond, suivi d'un réveil facile, sans état nauséeux ni inappétence comme cela arrive avec le chloral et la paraldéhyde. Quelquefois on constate de la céphalalgie et de la douleur au niveau des arcades sourcilières.

Certains individus sont absolument rebelles à cet agent.

Les expériences sur les animaux ont démontré que l'action hypnotique de l'hypnone augmentait considérablement les effets anesthésiques du chloroforme.

Il n'a aucune action analgésique propre.

L'hypnone paraît agir sur les éléments nerveux en en diminuant la neurilité. En outre, elle abaisse la pression sanguine, double condition nécessaire pour qu'un médicament soit hypnotique, ainsi que l'a si justement fait remarquer M. Dujardin-Beaumetz.

Système digestif. — L'action du médicament sur l'estomac est à peine marquée; on constate simplement une sensation de chaleur et des renvois quand on administre des capsules préparées avec de l'éther. Ces phénomènes sont à peu près nuls quand l'hypnone est associée à l'huile dans les capsules.

Action toxique. — M. Dujardin-Beaumetz n'a jamais constaté d'action toxique chez l'homme, même en prolongeant les doses pendant des mois. L'accoutumance est faible.

Applications thérapeutiques. — Insomnie nerveuse. — Insomnie provoquée par l'excitation cérébrale, qu'elle résulte d'excès alcooliques ou d'excès de travaux intellectuels. Dans ces cas, l'hypnone est supérieure aux autres hypnotiques, à condition que le malade n'ait pas été préalablement soumis d'une façon prolongée à une médication par la morphine.

Contre-indications. — L'hypnone n'étant pas analgésique, elle échouera dans tous les cas où existera un élément douleur. De même dans les cas d'insomnie due à des quintes de toux ou causée par un état fébrile.

Uréthane : *Synonymie* : éthyl-uréthane. — Carbamate d'éthyle. — Ether éthylique d'acide carbamique.

Propriétés physiques. Elle se présente sous forme de cristaux incolores, inodores, d'une saveur un peu piquante, non désagréable, rappelant celle du salpêtre, solubles dans l'eau, l'éther et l'alcool.

Action physiologique. — Jacksch a expérimenté ce médicament chez vingt malades et a constaté qu'il produisait le sommeil sans que la respiration ni la circulation en fussent fâcheusement influencées. Administré aux faibles doses de 25 à 50 centigrammes, l'uréthane ne manifeste son action que lentement et après des doses répétées, tandis que son action est prompte lorsqu'on l'emploie à la dose d'un gramme. D'après cet auteur, l'uréthane agirait principalement sur le cerveau et n'aurait aucune action sur l'excitabilité des nerfs périphériques, ce qui expliquerait son inefficacité contre les affections douloureuses.

Le Dr Huchard vient d'expérimenter à l'hôpital Bichat, ce nouveau médicament et a constaté qu'il produisait un sommeil calme, paisible, sans rêves ni cauchemars, sans troubles digestifs ou céphaliques consécutifs. Le sommeil survient de dix minutes à une heure après l'administration du médicament et dure quatre à dix heures.

La pression vasculaire n'est pas modifiée. Cependant, Schmiedeberg a constaté une diminution de la tension et Riegel une augmentation.

Son pouvoir toxique est très faible.

Doses et mode d'emploi. — Chez l'adulte on doit administrer en une seule fois 3 à 4 grammes du médicament, si l'on veut obtenir un effet hypnotique. Du reste, tous les médicaments de cette catégorie doivent être administrés à doses massives, sinon ils ne produisent aucun effet.

M. Huchard prescrit la potion suivante à prendre en une fois, le soir :

Potion.

Eau distillée de tilleul.............	40 grammes.
Sirop de fleur d'oranger...........	20 —
Uréthane........................	3 à 4 —

Quand le médicament doit être administré plusieurs jours de suite, il formule une solution titrée, représentant 1 gramme par cuillerée à café ou 4 grammes par cuillerée à potage et dont il fait prendre trois à quatre cuillerées à café, le soir, dans une tasse d'infusion de feuilles d'oranger, ce qui équivaut à 3 ou 4 grammes d'uréthane.

Solution.

Eau distillée......................	100 grammes.
Uréthane.........................	20 —

Chez l'enfant, il a administré avec succès et sans inconvénient la potion suivante, par cuillerées à dessert toutes les deux heures, dans l'espace de deux jours ; l'enfant était âgé de deux mois et était atteint d'une bronchite légère avec agitation et cris :

Potion.

Eau distillée de tilleul.............	
Eau distillée de fleur d'oranger.... }	ãã 20 grammes
Sirop simple......................	
Uréthane.........................	20 centigram.

Chez une enfant de huit ans, il a administré des doses de 1 à 2 grammes.

Applications thérapeutiques.—Insomnie des alcooliques, des phthisiques et surtout des cardiaques, ainsi que celle des dyspeptiques, des débilités, des névropathes.

Chez les phthisiques, l'uréthane paraît supérieure aux opiacés, elle paraît diminuer la dyspnée et la toux. Elle est inférieure à la morphine quand il s'agit de combattre l'insomnie provoquée et entretenue par des douleurs et des névralgies diverses. C'est, du reste, un fait commun aux hypnotiques purs.

Bibliographie. — SCHMIEDEBERG, Société de médecine de Strasbourg, décembre 1884. — JOLLY, Jahresbericht der Pharmacotherapie, 1885, p. 139. — JACKSCH, Wiener medizin. Blaetter, 1885. p. 33. — RIEGEL, Deutsche med. Wochenschrift, 1885, n° 48, p. 824. — De l'uréthane, The Weekly medical Review, 2 janvier 1886, p. 2. — Sur un nouvel hypnotique, l'uréthane, Therapeutic Gazette, novembre 1885. — HUCHARD, Société de thérapeutique, séance du 27 janvier 1886.

Hopéines. — *a) Hopéine blanche* : Williamson et Springmulhl ont prétendu dernièrement avoir découvert dans le houblon un alcaloïde, auquel ils ont donné le nom d'hopéine (*hops*, houblon). Cet alcaloïde se présente sous forme d'une poudre blanche, peu soluble dans l'eau, très soluble dans l'alcool, d'une saveur amère et d'une forte odeur de houblon. Mais M. Dujardin-Beaumetz, qui a étudié toutes les réactions de cet alcaloïde, a constaté qu'il présentait une similitude absolue avec la morphine et il conclut que, sous le nom d'hopéine, on nous envoie d'Amérique de la morphine aromatisée avec du houblon, supercherie commerciale indigne, qui a fourni à l'éminent thérapeutiste une belle occasion de montrer sa perspicacité.

b) Hopéine brune ou *hopéin*. — Elle est fabriquée uniquement en France. C'est un corps brun, pulvérulent, d'une odeur rappelant celle de la bière qu'on obtient en traitant le lupulin par l'éther de pétrole, renfermant une certaine quantité d'huile lourde. Il ne renferme pas d'alcaloïde, mais seulement une substance résineuse ; aussi M. Dujardin-Beaumetz propose de lui donner le nom d'*hopéin*. Ce corps est peu soluble dans l'eau et très soluble dans l'alcool.

Doses et mode d'administration. — On prescrit l'hopéine à la dose quotidienne de 2 centigrammes, sous forme de pilules.

Pilules.

Hopéine. . . . . , 5 milligrammes.

pour une pilule. En prendre quatre par jour.

Action physiologique. — Le Dr Huchard a expérimenté ce médicament, à la dose que nous venons d'indiquer, et a constaté qu'il produisait un sommeil calme, commençant une heure après l'ingestion de la dernière dose et durant de huit à douze heures. Au réveil, les malades ne présentaient pas le moindre trouble gastrique, ni aucun des inconvénients des opiacés, ni les céphalalgies dont se plaignent quelques-uns de ceux auxquels on donne l'hypnone ou la paraldéhyde. Ses propriétés toxiques sont très faibles et elle ne présente pas d'effets accumulatifs.

Applications thérapeutiques. — Insomnie des phthisiques, des cardiaques, des névropathes, des saturnins à condition qu'elle ne soit pas causée par des phénomènes douloureux, car le médicament ne possède pas de propriétés analgésiques.

Bibliographie. — WILLIAMSON, Chemiker Zeitung, 6 janvier 1886. — ROBERTS, Ueber hopein (Deutsche medizin. Zeitung, 1885, n° 80, p. 878).— SMITH, Vorsuche über die Wirkung des narkotischen Princips des Hopfens (hopein), *ibid*, n° 60, p. 685, 1885. — HUCHARD, Union médicale, 23 janvier 1886. — DUJARDIN-BEAUMETZ, Sur l'hopéine blanche cristallisée, in Bulletin de l'Académie de Médecine, séance du 26 janvier 1886, p. 156, et sur les hopéines, Bulletin général de thérapeutique, 15 février 1886, p. 97.

Paraldéhyde. — La paraldéhyde est un corps solide, cristallisé, constitué par la réunion de 3 atomes d'aldéhyde, fondant au-dessus de 10°. Quand la paraldéhyde est liquide au-dessous de cette température, c'est qu'elle est impure. Elle est soluble dans l'eau et l'alcool, dans la proportion de 1 pour

10. Elle possède une odeur désagréable toute spéciale qui rappelle l'haleine des buveurs.

Doses. — On doit donner 2 à 3 grammes de paraldéhyde d'un seul coup pour obtenir l'effet désiré.

Mode d'administration. — Les meilleurs correctifs pour masquer l'odeur de la paraldéhyde sont les liqueurs alcooliques. Aussi le Dr Dujardin-Beaumetz conseille d'administrer ce médicament de la manière suivante :

Solution.

Paraldéhyde	15 grammes.
Eau distillée	250 —

Chaque cuillerée à bouche contient 1 gramme.

On fera prendre, par conséquent, deux à trois cuillerées à bouche de cette solution dans un grog au rhum ou mieux au kirsch.

On peut aussi employer la voie rectale, particulièrement chez les aliénés. Keraval et Nerkam prétendent que ces lavements sont supérieurs à ceux de chloral et que la dose de paraldéhyde doit être moitié moindre que par la voie gastrique. Ils prescrivent la formule suivante :

Lavement :

Paraldéhyde.	2 grammes.
Jaune d'œuf.	n° 1.
Eau de guimauve.	120 grammes

Solution pour injections hypodermiques :

Paraldéhyde.	5 grammes.
Eau de laurier cerise.	5 —
Eau distillée.	15 —

Une seringue de Pravaz contient 20 centigrammes de paraldéhyde. M. Dujardin-Beaumetz a constaté que ces injections étaient très douloureuses, qu'elles déterminaient des indurations et des abcès, aussi conseille-t-il d'y renoncer.

Action physiologique. — La paraldéhyde produit un sommeil

calme, souvent précédé d'une période d'excitation. Ce médicament agit sur les centres nerveux comme le chloral et le chloroforme en anémiant l'axe cérébro-spinal.

Il s'élimine par les poumons, ce qui donne à l'haleine des
malades l'odeur désagréable que possèdent les alcooliques.

Il n'a que peu ou pas d'action sur le principe colorant des
globules sanguins, contrairement à ce qu'avaient prétendu
MM. Quinquaud et Hénocque.

La paraldéhyde possède à l'égard de la strychnine un antagonisme très remarquable, au point que l'on peut injecter des
doses très élevées de strychnine à des animaux auxquels on a
préalablement administré de la paraldéhyde sans que ceux-ci
présentent aucun phénomène toxique. M. Dujardin-Beaumetz explique ce fait de la façon suivante : « Les substances
telles que le chloroforme, le chloral, la paraldéhyde etc...,
agissent directement, en nature, sur la cellule nerveuse ; d'autre part la strychnine a une action active sur les éléments nerveux de l'axe cérébro-spinal, de telle sorte qu'on peut dire que
lorsqu'un élément nerveux est imprégné par un médicament,
il se refuse dans une certaine limite à recevoir l'impression
d'un autre médicament, et c'est ainsi qu'on peut expliquer
d'une manière physiologique et scientifique l'antagonisme qui
existe entre les substances précédentes et la strychnine ».

Applications thérapeutiques. — Insomnies nerveuses, surtout celles causées par les abus alcooliques. — Insomnie avec
agitation dans le cours des affections cérébrales. — Névroses
convulsives ; épilepsie, hystérie, éclampsie, etc... — Morphinomanie ; dans ce cas on remplace les injections de morphine
par 3 ou 4 grammes de paraldéhyde par jour. — Empoisonnement par la strychnine.

La paraldéhyde a sur le chloral l'avantage d'être moins irritante et de n'être pas un poison du cœur ; mais, d'un autre
côté, elle est moins analgésique que celui-ci, de sorte qu'elle lui
sera inférieure lorsqu'il existera des manifestations douloureuses.

Bibliographie. — Cervello. Arch. science mediche, t. vii.
6 et t. vi. n° 12. — Albertoni. Archives italiennes de biologie, t. iii, fasc. 2. — Brown, British medical journal, 19 mai
1883, p. 956. — Coudray, Thèse de Paris, 1884. — Desnos,
Bulletin de thérapeutique 1885, p. 52. — Keraval et Nerkham,
action hypnotique et sédative de la paraldéhyde dans les différentes formes d'aliénation mentale, Société médico-psycho-
logique, mai 1884. — Dujardin-Beaumetz. Les nouvelles médications, 1886, p. 148.

THÉRAPEUTIQUE MÉDICALE

—

Traitement de la gastror-rhée.

(Leven.)

Dans la gastrorrhée avec dilata-tion de l'estomac, si la quantité de liquide rendu ne dépasse pas 1 litre en vingt-quatre heures, on prescrit le matin, à jeun, de 1 à 6 grammes de phosphate de chaux. Une seule fois par jour, le malade fait usage d'aliments solides, tels que viande et poisson ; aux autres repas, il se contente d'aliments li-quides tels que œufs, lait, potage. Grâce à l'emploi de ces simples moyens, la gastrorrhée cède habi-tuellement ; mais il en est autre-ment quand la quantité du li-quide rendue en vingt-quatre heu-res s'élève à plusieurs litres. Dans ce cas, il y a lieu de recourir au sondage et au lavage de l'estomac. Les sondages se font d'abord le matin à jeun ; puis, quand une amélioration s'est manifestée, on met un intervalle de un à deux jours entre les séances, et on ar-rive à n'en plus faire qu'une par semaine. On emploie pour l'opéra-tion le tube de Faucher et de l'eau de Vichy tiède. Pendant la pério-de des sondages et quelques mois après, le régime alimentaire doit être sévèrement réglementé, pour éviter les rechutes.

Les sondages et lavages de l'es-tomac sont également efficaces dans la gastrorrhée qui accompa-gne le cancer de l'estomac. Ils procurent du soulagement et pro-longent la vie. (*Union médicale.*)

Traitement de la névralgie sous-orbitaire par la strychnine.

(Howɛ.)

L'auteur a administré la strychnine à un patient affecté depuis 15 ans d'une névralgie sous-orbitaire, A cet effet, il pratiqua 4 injections de 0,01 centigrammes de strychnine, loco dolenti ; déjà, après la seconde injection, une amélioration fut constatée. D'autres injections furent faites dans le dos. Le traitement dura 3 semaines et le succès fut très remarquable. (*Deutsche med. Zeitung*, VI, 1885, 540.)

M. B.

—

Gouttes calmantes antidyspeptiques.

(G. Sɛʀ.)

Teinture de jusquiame. } āā 10 gr.
Teinture de ciguë..... }

Teinture de gentiane..... 5 gr.
Essence d'anis........... 10 gttes.

Mêlez 10 à 30 gouttes, à chaque repas, dans les dyspepsies douloureuses et dans le cancer de l'estomac.

—

L'acide borique dans la médication interne.

(Rosɛɴᴛʜᴀʟ.)

A la dose de 1 gramme à 1 gramme et demi, l'acide borique ne détermine que l'acidité de l'urine préalablement neutre ; à la dose de 4 à 6 grammes, il augmente la diurèse et produit un peu de ma-laise ; quand on en prend 12 à 15 grammes, on a de la gastralgie, de l'inappétence et des vomissements. Dans les cystites, l'efficacité de l'injection d'acide borique est connue. L'auteur s'est servi d'une solution à 3 pour cent pour pratiquer le lavage de l'estomac chez une femme qui souffrait d'ectasie gastrique avec dyspepsie ; il a réussi de cette façon à empêcher les fermentations et a pu se contenter, au bout d'un certain temps, du lavage à l'eau pure.

Enfin, l'auteur a fait des injections sous-cutanées d'une solution à 4 pour cent, sans jamais déterminer d'accident. Les injections sous-cutanées sont efficaces dans la cystite légère et la phosphaturie. (*Wien. med. Gesellschaft, janvier* 1884 et *Rev. Sc. Méd., XXV*, 1885 498.)

M. Boʏᴍᴏɴᴅ.

—

Pommade contre les névralgies intercostales.

M. Dᴜʀᴀɴᴅ fait frictionner la partie douloureuse une ou deux fois par jour avec la pommade suivante :

Vératrine................. 10 c.
Chlorydrate de morphine. 10 c.
Cold-Cream.............. 5 gr.

—

Traitement de l'impuissance.

Sulfate de strychnine.... 0.05 c.
Acide phosphorique dilué 30 gr.

Dix gouttes de ce mélange, trois fois par jour, avant les repas, dans une cuillerée à thé d'extrait fluide de coca.

—

Iodure de méthyle, nouveau vésicant.

Dans ses expériences sur les anesthésiques, Simpson avait déjà remarqué que l'iodure de méthyle, en contact avec la peau, produit une rougeur qui dure plusieurs jours. Placé sur la main, pendant deux minutes, ce liquide donne une sensation de démangeaison et de brûlure. Après une heure, la rougeur devient plus perceptible et après douze heures, une légère vésication se produit et va en augmentant. La vésicule est remplie de sérosité colorée en jaune et complètement dénuée de pus ; elle se cicatrise au bout de quelques jours. L'opération est rendue tout à fait indolore par l'addition de quelques gouttes de solution de soude à l'iodure de méthyle. La principale objection à l'emploi immédiat de cet agent est qu'il ne peut pas être appliqué par le patient lui-même. L'avantage qu'il présente sur les cantharides est de ne pas occasionner de douleur. L'opération peut être activée en effectuant l'évaporation sous un verre de montre.

L'iodure de méthyle se prépare en faisant passer de l'acide iodhydrique naissant dans de l'alcool méthylique ; il est incolore, n'a pas d'odeur désagréable et bout à 43°. Il est décomposé par la lumière et prend une coloration jaune ou rouge. (*Pharm. Rundschau*, XI, 1885, 762.)

M. B.

—

Traitement de la migraine.

(GIRARD.)

Feuilles de menyanthe... 10 gr.

Faire 20 paquets.

Chaque paquet contient 0 gr. 50 centigr. de feuilles que l'on fait bouillir dans 100 grammes d'eau. On édulcore avec une cuillerée à bouche de sirop de valériane et l'on emploie ce remède 2 fois par jour. D'après l'auteur, l'effet ne tarde pas à se produire.

Dʳ A. OGER.

—

Chloroforme comme tænifuge.

On fait prendre en trois fois à sept heures, à neuf heures et à onze heures du matin :

Chloroforme.............. 4 gr.

Sirop simple............. 35 »

A midi le malade se purge avec 35 grammes d'huile de ricin. Vers une heure et demi, il rend le tænia presque toujours avec la tête. (*Revue hebd. thérap.*)

—

Liniment contre les déformations goutteuses.

(P. Bouloumié.)

Baume tranquille........ 30 gr.
Chloroforme .... 10 gr.
Essence de thérébenthine. 10 gr.
(Usage externe.)

« Pour les massages, la pommade laurier, puis une friction avec l'alcoolat de lavande.

« Les massages ne doivent être commencés que lorsqu'il n'y a pas de crainte de les voir ramener l'inflammation goutteuse ; les mouvements seront progressivement plus étendus et plus répétés.

« S'il reste un point particulièrement douloureux dans l'articulation (ce qui est un fait assez fréquent dans la goutte), il est bon d'appliquer un ou deux petits vésicatoires à l'ammoniaque ou au chloroforme, puis d'envelopper l'articulation avec de l'ouate, et ne reprendre que trois à quatre jours après les frictions et les massages.

« Dès que les douleurs spontanées ont disparu, je fais faire des frictions deux fois par jour avec un des deux mélanges suivants :

a) Beaume de Fioravanti. 50 gr.
Alcoolat de lavande...... 20 gr.
Alcoolé de quinquina..... 20 gr.
Alcoolé de noix vomique. 10 gr.

(Usage externe.)

b) Alcool camphré..... 60 gr.
Essence de térébenthine. 30 gr.

Chloroforme............ 10 à 20 gr.
Carbonate d'ammoniaq. 3 gr.
dissous dans l'eau, q. s.

(Usage externe. — Agiter.)

et je fais continuer ces pratiques, à moins de circonstances particulières jusqu'à disparition entière de toute manifestation articulaire. Les mouvements doivent être repris aussitôt que possible, mais l'exercice imposé aux parties atteintes doit être progressif et coupé par des intervalles d'immobilité qui doit être assurée dans bien des cas par un appareil contentif reposant les muscles et les articulations.

—

Cocaïne dans les laryngites.

(Gouguenheim.)

« Je puis confirmer les bons effets de la cocaïne, surtout dans les laryngites ; son action sur la gorge est vraiment merveilleuse. Je me sers à dessein de cette expression, qui répond bien à la réalité des faits observés. Les doses modérées, sans être inflexibles, me paraissent indiquées ; des mélanges à 5 pour 100 ou 1 gramme de chlorhydrate de cocaïne pour 20 d'excipient, suffisent généralement. L'abus deviendra inévitable et l'on sera probablement obligé, comme pour la morphine, d'augmenter les doses ; mais actuellement, le badigeonnage de la base de la langue, dans les conditions que je viens d'indiquer, permet d'examiner les sujets les plus intolérants. C'est très important, quand on songe qu'auparavant il fallait des tentatives répétées pour arriver à se faire une opinion. Dorénavant, avec un peu de patience, on peut dire que le diagnostic est à la portée de tout le monde.

« La sédation des affections douloureuses est obtenue avec plus de facilité et de rapidité qu'avec toutes les autres préparations connues jusqu'à ce jour. On a été jusqu'à faire l'ablation des amygdales sans douleur, ce qui m'a surpris, à cause de l'action superficielle de la cocaïne.

» Son introduction en thérapeutique constitue une véritable révolution, qui ne saurait être indifférente et que l'avenir ne démentira pas, j'en suis convaincu. »

(Soc. de thérap.)

—

Cocaïne dans la coqueluche.

(CADET DE GASSICOURT.)

« J'ai, dit M. Cadet, expérimenté les badigeonnages de chlorhydrate de cocaïne au vingtième, dans la coqueluche, avec un réel avantage. Après quelques tâtonnements, j'ai adopté la pratique suivante, qui consiste à toucher d'abord le voile du palais et à n'atteindre que dix minutes plus tard les parties plus profondes. On évite de la sorte les quintes qu'un attouchement trop précipité et trop étendu, d'emblée, provoque quelquefois.

» La coqueluche n'a pas paru modifiée dans son cours ; mais c'est beaucoup d'empêcher les vomissements alimentaires.

(Soc. de thérap.)

—

Traitement de l'anémie post-hémorrhagique par le nitrite d'amyle.

Dans deux cas d'anémie aiguë, consécutives à des hémorrhagies puerpérales, M. Bompiani (de Rome), a obtenu des effets remarquables de l'administration du nitrite d'amyle en inhalations. Il considère ce moyen comme étant de beaucoup plus efficace que les injections sous-cutanées d'éther pour ranimer les personnes dont la vie court un péril immédiat par suite d'une hémorrhagie profuse.

(Boll. della Soc. Sarcisiana.)

Dʳ A. OGER.

—

Mixture antispasmodique.

(DUJARDIN BEAUMETZ.)

Teinture d'assa fœtida..... 15 gr.
  »   de castoreum... 12 gr.
  »   d'extrait d'opium 4 gr.

Mêlez 1 à 2 grammes de ce mélange, en potion ou en lavement, deux ou trois fois dans les 24 heures, pour combattre certains accidents qui s'observent chez les hystériques.

MALADIES NERVEUSES

De la paraldéhyde dans l'aliénation mentale.

1° ingestion buccale.

Paraldéhyde.................. 4 gr.

Eau distillée.............. 30 gr.

Sirop de framboise et de

groseille................. 30 gr.

Dans certains cas, on peut élever la dose du liquide ou de la paraldéhyde à 5 ou 6 grammes.

2° Voie rectale.

Paraldéhyde.............. 4 gr.

Eau de guimauve........ 450 gr.

Jaune d'œuf............... n°1

3° Injections sous-cutanées.

Eau distillée.............. 16 gr.

Eau de laurier cerise..... 4 gr.

Paraldéhyde................ 4 gr.

Il faut avoir soin, avant de se servir de cette solution, de la plonger dans l'eau tiède pour la ternir et l'empêcher de se cristalliser.

La paraldéhyde donne de bons résultats en potion comme agent hypnotique à la dose suivante :

Paraldéhyde............ 1 à 4 gr.

Eau distillée bouillante.. 30 gr.

Sirop simple........... 70 gr.

Teinture de vanille..... Q. S.

A prendre en une fois.

—

Curare dans l'épilepsie.

Curare................. 50 cent.

Eau distillée .... 5 gram.

Acide hydrochlorique, une goutte

Laissez digérer 24 heures et filtrez.

Il faut injecter tous les cinq jours un tiers de la solution. L'injection n'est pas douloureuse, elle ne produit aucun symptôme réflexe jamais elle n'a donné lieu au moindre phénomène d'intoxication.

—

De l'apomorphine dans l'épilepsie.

(VALLENDER).

M. Vallender a constaté que la formule suivante peut être employée avec avantage dans l'arrêt d'attaques énergiques d'épilepsie.

Chlorhydrate d'apomorphine. 1 c.

Eau distillée................ 10 g.

Pour faire des injections sous-cutanées.

Pour avoir des vomissements, il faut injecter de la moitié aux trois quarts d'une seringue de Pravaz.

Comme expectorant, les doses sont :

Chlorhydrate d'apomorphine................ 1 à 3 c.

Acide hydrochlorique. 5 gout.

Eau distillée.......... 120 g.

Sirop de sucre........ 30 gr.

Une cuillerée à bouche toutes les deux heures. Les recherches faites sur l'apomorphine ont démontré qu'elle agit en excitant avec énergie le centre placé dans la moelle allongée qui préside aux vomissements ; cette substance introduite dans l'estomac agit beaucoup plus lentement que lorsqu'on l'introduit en injections sous la peau.

—

Epilepsie goutteuse.

(GRANVILLE.)

Nitrite de soude......... 1 gr. 80

Hippurate de soude.... 12 gr. 00
Infusion de serpentané. 350 gr. 00

Prendre deux cuillerées à potage trois fois par jour, avant les repas. On peut augmenter la dose de nitrite de soude de 5 centigrammes après chaque attaque d'épilepsie, jusqu'à ce qu'on soit arrivé à une augmentation de 75 centigrammes!

Ce traitement doit durer de trois à quatre mois.

MALADIES DES FEMMES ET DES ENFANTS

—

Nouvel hémostatique.

(ROTH.)

Le docteur Roth recommande, comme hémostatique, l'extrait alcoolique de l'ortie, *urtica dioïca*. Au printemps, on récolte les jeunes plantes (tiges, feuilles et fleurs), on les divise et les fait macérer pendant une semaine dans l'alcool à 60°, on presse et l'on filtre. Le liquide vert brun foncé sert à imbiber du coton à pansement préalablement dégraissé, ou de la ouate imprégnée d'acide phénique ou d'acide salicylique ; on l'applique sur les plaies sanguinolentes ; quand les gros vaisseaux ne sont pas ouverts, l'écoulement du sang cesse. On s'en est servi avec succès dans des cas de métrorrhagie. Le sang forme un caillot mou, bien cohé-

rent, non friable comme celui que l'on obtient avec le perchlorure de fer. (*Archiv. der Pharmacie*, XXIII 1885, 757.) M. B.

—

Pansement désinfectant dans le cas de cancer du col utérin.

GILLETTE

Iodoforme.......... 18 grammes
Sulfate de quinine... 3 —
Charbon pulvérisé.. 15 —
Essence de menthe.. 14 gouttes.

On emploiera ce mélange à l'état pulvérulent plutôt que dilué dans un excipient liquide quelconque afin d'éviter la diffusion du liquide sur les parois vaginales saines. Pour appliquer le pansement, on saupoudre un tampon de coton de quelques pincées d'iodoforme, on en ajoute une certaine quantité dans l'intérieur du tampon et on le porte directement sur la surface ulcérée.

On en obtiendra les meilleurs effets, à condition de ne pas déterger l'ulcération, c'est-à-dire de ne pas faire le nettoyage de la plaie avant l'application du pansement. Le nettoyage se fait par la seule action de l'iodoforme.

Les pansements seront rares, on ne devra les renouveler que tous les quatre jours au plus et tous dix jours au moins. (GASTRÉ. *Thèse de Paris*, 1885.

Paul RODET

—

Lotion contre le prurit des organes génitaux.

Bichlorure de mercure.. 0 gr. 25
Chlorhydrate d'ammonia-
que....................... 0 gr. 25
Lait d'amandes.......... 500 gr.

Faites dissoudre — à employer en lotions.

En cas d'échec de cette préparation, on pourra recourir à la solution suivante préconisée par le D' VIDAL.

Hydrat. de chloral..... 5 gram.
Hydrolat de rose....... 100 gr.
Eau distillée.......... 150 gr.

—

Traitement de la Coqueluche

Jusqu'au moment où on aura vraiment trouvé un spécifique pour guérir de la coqueluche, nous croyons devoir donner tous les procédés que proposent les médecins. Nous donnons donc la formule de M. Averalo, de Guatemala ; il en prescrit l'usage dans la période catarrhale.

Infusion de polygala. 120 g.
Cochenille............. 0 g. 60 c
Bitartrate de potasse
et de soude......... 1 g. 30 c
Sirop d'ipécacuahna. 20 g.

A prendre par cuillerée d'heure en heure, dans la période spasmodique; il fait pratiquer des pulvérisations d'eau phéniquée, avec un pulvérisateur, à vingt pas de distance, surtout pendant la nuit, toutes les fois que les accès arrivent.

A cette époque, il préconise la potion suivante, donnée par M. Dujardin-Beaumetz :

Bromure de potassium..... 2 gr.
Bromure de sodium........ 4 gr.
Bromure d'ammonium.... 2 gr.
Hydrate de chloral........ 3 gr.
Sirop d'écorce d'oranges
amères.................. 60 gr.

Une cuillerée à café, à dessert ou à bouche, selon l'usage, délayée dans un verre de lait additionné d'eau.

Stanislas MARTIN.

—

Traitement de l'aménorrhée fonctionnelle.

Julien POLLAK recommande le traitement suivant qui lui a toujours réussi. Il consiste dans l'emploi longtemps continué d'une infusion de trèfle d'eau (Mempanthis trifoliata) bue chaude tous les matins une demi-heure avant de déjeuner, et cela pendant plusieurs semaines s'il y a nécessité. Le moyen de faire cette infusion est de prendre la moitié d'un grand verre de la plante sèche et de verser dessus cinq ou six onces d'eau bouillante et faire infuser pendant une nuit. Cela constitue une et quelquefois deux doses. Pour éviter cette manière de procéder, on peut employer l'extrait liquide de cette plante à la dose d'une cuillerée à soupe dans un demi-verre d'eau chaude. (*The Lancet*, 17 janv. 1885.)

G. YVON

Arrêt de la sécrétion du lait

(TERRAL.)

Pour arrêter la sécrétion du lait, l'auteur administre trois fois par jour des doses de 0 gr. 50 d'iodure de potassium avec 0 gr. 003 de sulfate de quinine, *Deutsch. med. Zeitung*, 9, 84, *et Archiv der Pharmacie*, XXII, 1884, 240).

M. B

Influence de la Pilocarpine et de l'atropine sur la production du lait.

(HAMMERBACHER.)

L'auteur a pratiqué des injections sous-cutanées, sur une chèvre, avec du chlorhydrate de pilocarpine (jusqu'à quinze centigrammes) et du sulfate d'atropine jusqu'à dix-huit centigrammes).
La pilocarpine n'est pas un *lactagogue*, comme Kœhrig, Mariné et Stumpf l'avaient annoncé, après avoir employé de petites doses de ces médicaments. Au contraire, la pilocarpine diminue la production du lait et la quantité de matières solides. L'atropine diminue également cette production, mais elle augmente la quantité de matières solides, surtout le beurre.
(*Archiv. für die gesammte Physiologie*, XXXIII, 228, *et Berichte d. d. chem. Geseilschaft*, XVII, 1884, 934.

M. BOYMOND.

Diarrhée des enfants (de six semaines à trois ans).

Quelle que soit la nature de la diarrhée, son origine, son intensité et même l'époque reculée de son début, voici un traitement qui m'a constamment réussi en le modifiant suivant les cas :

1º Diminution de la nourriture ; lavements appropriés répétés suivant les besoins et cataplasme sur le ventre en permanence.

2º Faire prendre chaque matin pendant trois, quatre ou cinq jours de suite une *petite* cuillerée à café du mélange :

Huile de Ricin............. 10 gr.
Sirop de gomme........... 10 gr.
Eau de fl. d'oranger...... 4 gr.
M. S. A.

Avoir soin d'agiter le flacon au moment de donner le médicament. Il est évident qu'en disant que la dose moyenne du mélange purgatif est une cuillerée à café, il faut, suivant qu'on a affaire à un enfant de six semaines ou à un enfant de deux ans, proportionner la dose. Si nous cherchons à préciser plus exactement la dose comme huile de ricin, nous dirons qu'un gramme suffit avant six mois et deux ou trois grammes jusqu'à deux ans.

Dr R. BLACHE.

—

Antipyrine dans les maladies des enfants.

PENZOLD et SARTORIUS ont traité par l'antipyrine quelques enfants atteints de maladies diverses et sont arrivés aux conclusions suivantes :

1o L'antipyrine est un agent assez efficace dans les affections fébriles des enfants ;

2o A doses convenables, elle abaisse de quelques degrés la température, et cet effet se maintient quelques heures ;

3o Les pulsations diminuent proportionnellement à la température ;

4o Généralement les effets généraux du remède sont peu marqués ;

5o L'unique inconvénient qui se produit quelquefois est le vomissement ; dans ce cas, on peut administrer le médicament par la voie rectale ;

7o L'antipyrine doit être administrée en trois doses distantes d'une heure, et chaque dose doit être d'autant de décigrammes que l'enfant a d'années. Si cette dose est insuffisante, comme cela arrive quelquefois pour un enfant d'un âge très tendre, on ajoutera quelques décigrammes jusqu'à ce qu'on obtienne l'effet désiré. En administrant le médicament par la voie rectale, on le prescrira à une dose de 3 à 6 fois plus forte que par la voie buccale ;

7o Il semble que les enfants s'habituent à l'emploi de l'antipyrine et qu'on peut dans la suite augmenter la dose selon la nécessité. (*Il Morgagni*, 1885, p. 15, et *Presse médicale belge*, 8 mars 1885.)

G. YVON.

—

Sirop de dentition.

Sirop de menthe....... 10 gr.
Sirop diacode......... 5 —
Borax................. 0 — 50
Cocaïne.............. 0 — 50

Frotter les gencives quatre fois par jour.

—

Potion contre l'éclampsie des enfants.

(J. Simon.)

Bromure de potassium..... 1 gr.
Musc de 0 gr. 05 à 0 gr. 10 c.
Sirop de codéine.......... 5 gr.
Sirop de fleur d'oranger... 30 gr.
Hydrolat de tilleul........ 100 gr.

Mêlez. Une potion, à donner par cuillerée à un enfant de 2 ans atteint de convulsions. On commence avant tout par administrer, en lavement, un verre et demi d'eau tiède additionnée d'une cuillerée à dessert de sel, ou de trois à quatre cuillerées à bouche d'huile à manger, ou bien encore de glycérine ou de miel. Si la bouche peut s'ouvrir, on débarrasse l'estomac à l'aide d'un vomitif.

Traitement rationnel de la chorée.

Van Bibber a essayé un traitement rationnel de la chorée qui lui a réussi. Il a, dans l'espace d'un an, essayé sur 86 enfants chez lesquels le traitement ordinaire n'avait donné que peu de résultats. Le moyen qu'il emploie consiste à maintenir le malade au lit et à placer les muscles dans la meilleure position pour leur repos et pour éviter celles des causes d'excitation qui amènent leur contraction. Le massage est consciencieusement fait trois fois par jour. Sous son influence, on voit s'arrêter l'agitation survenant l'après-midi, et cela plus rapi-dement et d'une façon plus permanente qu'avec les autres moyens. Le régime diététique doit être nutritif et abondant. On peut en même temps donner les médicaments ordinaires, le malade étant dans la meilleure condition possible pour leur réussite. Le maintien au lit dépasse rarement un mois. (*Amer. Journal of Neurology and Psychiatry*, mai 1884, et *Archives of Pediatrics*, 15 octobre 1884.)

G. Yvon.

Chlorure de fer dans la diphthérie.

(Jacoby, de Magdebourg.)

Dix années d'expérience ont corroboré la confiance de l'auteur dans l'emploi de cette substance lors de diphthérie. Il emploie communément une solution à 3 p. 100 qu'il administre par cuillerées à café toutes les deux heures, rien n'étant introduit dans l'estomac au moins dix minutes après l'ingestion du médicament. Des compresses froides sont appliquées d'une apophyse mastoïde à l'autre fréquemment, de même que sur l'abdomen, et si la fièvre est élevée le corps est plongé dans de l'eau froide et des morceaux de glace placés souvent dans la bouche. Une solution à 2 p. 100 de nitrate d'argent est appliquée localement sur les parties qui n'ont pas été atteintes par le chlorure de fer au moment où il a été avalé. Les résultats de ce traitement ont été favorables et dans ces deux dernières années l'auteur n'a pas perdu un malade atteint de diphthérie pharyngienne. *D. Med. Wochen.*, 41, 1884; *Jarhb. f. Kinderh.*, B. XXII, H. 4, et *Archives of Pediatrics*, 15 juin 1885.)

G. YVON.

Santonate de chaux.

(E. BOMBELON.)

L'auteur recommande l'emploi de cette combinaison jusqu'à présent peu étudiée, et la signale comme devant mériter l'attention des thérapeutistes. Elle se présente sous forme de poudre blanche, complètement insoluble dans l'eau et sans saveur. On l'obtient en traitant, à l'aide de la chaleur, la santonine par un lait de chaux jusqu'à saturation et faisant sécher le produit résultant de ce traitement. Son insolubilité est, d'après Bombelon, la raison de son absorption plus lente et de son action plus efficace contre les vers. Selon lui, le santonate de chaux est plus actif que la santonine. L'absence complète de saveur permet de confectionner des trochisques ou des pastilles d'un emploi commode et certain dans la médecine des enfants. (*Pharm. Zeitung* et *Pharm. Centralhalle*, XXVI, 1885, 553.)

M. BOYMOND.

SYPHILIS & MALADIES CUTANÉES

Injections hypodermiques de cyanure de mercure dans la syphilis.

(PROCHORON.)

L'auteur a employé une solution, au centième, de cyanure de mercure, par la méthode hypodermique, dans le traitement de la syphilis. Après 20 injections, de 25 à 30 gouttes chacune, les symptômes avaient généralement disparu. Il a employé cette médication chez un très grand nombre de malades et n'a observé que deux cas avec production d'abcès. (*Schweizer.*) *Wochenschrift für Pharmacie*, XXIII, 1885, 16.)

M. B.

Pommade contre l'Ecthyma.

M. BESNIER conseille de pratiquer des onctions sur tout le corps pour combattre l'ecthyma occasionné par la présence de parasites avec la pommade suivante :

Acide phénique............. 2 gr.
Vaseline................}
Amidon.............}à à 100 gr.

On ne doit pas oublier de passer les vêtements du malade dans un jour, et de lui faire prendre un bain savonneux.

—

Traitement du lupus par l'acide salicylique.

Le Dr MARSHALL, à l'hôpital de Doncaster, recommande, dans le traitement du lupus, une pommade ainsi préparée.

Vaseline .... 30 gr.
Acide salicylique ..... 5 gr. 50

Dans un cas rebelle, grâce à l'emploi de cette pommade, les ulcérations commencèrent à se cicatriser et la guérison eut lieu rapidement
S. M.

—

Traitement de l'alopécie.
(LASSAR.)

L'auteur indique le traitement qu'il a employé dans l'alopécie prématurée furfuracée ou pityriasique. Il s'agit ici vraisemblablement de la séborrhée sèche, qu'il est important de ne pas confondre avec l'eczéma sec, lequel ne doit pas être irrité par les topiques.

Cette alopécie ne serait aussi répandue que par ce qu'elle est contagieuse. Dans de nombreuses expériences, Lassar et Bishop l'ont, au moyen de peignes empruntés à des individus atteints de l'affection, transmise à volonté à des cobayes, à des lapins et à des souris blanches. Si l'alopécie pityriasique est beaucoup plus rare chez les femmes, c'est qu'elles recourent moins aux coiffeurs. Les peignes et brosses qui servent à tous les clients sont de puissants moyens de transmission.

Le traitement suivant a réussi à Lassar dans plus de cinquante cas; il doit être continué avec persévérance au moins pendant deux mois, malgré l'amélioration.

Chaque jour : 1° On frictionne vigoureusement la tête pendant un quart d'heure avec du savon goudronneux ou glycériné ; 2° on pratique des affusions d'abord chaudes, puis froides ; 3° on fait une lotion avec une solution de sublimé à 2 grammes par mille ; 4° on essuie le cuir chevelu et on le frictionne avec une solution de naphthol à 0 gr. 50 pour cent ; 5° enfin, on termine en répandant sur la tête 25 grammes d'huile phéniquée ou salycilée à deux pour cent.
(*Berliner Klinische Wochenschrift* 1885.)
M. B.

—

Ulcères variqueux et Eczéma.
(UNNA.)

Le docteur Unna recommande l'application de pâtes sans corps gras; il propose la formule suivante:

Oxyde de zinc............} ââ 10 gr.
Gélatine................}
Glycérine..............} ââ 40 gr.
Eau....................}

On met tremper la gélatine dans les 3[4 de la quantité d'eau indiquée, on ajoute ensuite les 3[4 de la glycérine, et l'on complète la dissolution au bain-marie ; l'oxyde de zinc, ou toute autre poudre médicamenteuse est mélangée avec soin dans un mortier au quart restant de glycérine; on ajoute le reste de l'eau et on mêle le tout à la solution gélatineuse.

Cette mixture est étendue sur la partie malade et l'on applique un bandage par-dessus.

—

CHIRURGIE

—

Emploi externe du nitrate d'argent.

Krug recommande l'application locale d'une solution faible de nitrate d'argent contre l'irritation spinale de préférence au crayon ou à la poudre.

Il prescrit une solution à 1 p. 100 dans l'alcool et l'applique non seulement au point douloureux mais aussi dans le voisinage, et cela deux fois par jour. La solution alcoolique a l'avantage de permettre une pénétration plus profonde de l'argent dans les tissus et de produire ainsi une sorte d'anesthésie locale en causant la coagulation de l'albumine et en soustrayant du liquide. Krug loue les effets bienfaisants et rafraîchissants de ce procédé qui amène rarement une inflammation irritative. Il insiste, toutefois, pour que le traitement soit continué pendant des semaines et des mois. Des compresses froides appliquées pendant la nuit augmenteront l'effet de l'emploi de l'argent. Ce traitement local peut être regardé comme complémentaire de la médication interne. (*Schmidt's Jahrb.*, IX, 203.)

G. Yvon.

—

Emploi thérapeutique de l'acide borique

(Rosenthal.)

Rosenthal recommande l'emploi de l'acide borique en dissolution, dans 5 parties de glycérine, préparée à chaud, qui se conserve indéfiniment sans altération et sans formation de végétaux microscopiques. Il a employé l'acide borique sous cette forme et en a obtenu les meilleurs résultats dans la cystite chronique, alors que l'acide salicylique, le chlorate de potasse et l'essence de térébenthine n'avaient été d'aucun effet. L'acide borique s'élimine très facilement par l'urine et peut être employé très longtemps en solution à la dose de 2 pour cent. Cette même solution peut aussi être employée au lavage de l'esttomac et de la vessie et en injections sous-cutanées. (*Deutsche Medizin. Zeitung.*) M. BOYMOND.

La teinture de cannabis indica comme anesthésique dentaire.

D'après A. Aarousin, la teinture de *cannabis indica* est très utile comme anesthésique local. Il dilue la teinture à 3 ou 5, suivant la durée de l'opération. La teinture diluée est introduite par des tampons de coton dans les cavités, en même temps qu'on badigeonne les gencives aux environs de la dent malade. Les mâchoires des instruments sont aussi trempées dans la teinture après qu'on les a fait chauffer. En hiver, il est bon de faire la dilution de la teinture avec de l'eau chaude. (*British Journal of central Science.*)

M. B.

PHARMACOLOGIE

Nouveau mode de préparation de la liqueur de Fehling.

(SCHMIEDEBERG).

Dans une des séances du congrès des Naturalistes, à Strasbourg (septembre 1885), l'auteur a proposé la formule suivante pour la préparation d'une liqueur saccharimétrique analogue à la liqueur de Fehling.

On fait dissoudre 34 gr. 632 de sulfate de cuivre dans 200 centimètres cubes d'eau ; d'autre part, on prépare une solution de 15 grammes de mannite très pure dans 100 cent. cubes d'eau ; puis on réunit les deux liquides et on ajoute au mélange 480 centim. cube de lessive de soude (D = 1,145) et quantité suffisante d'eau pour compléter le volume d'un litre.

Schmiedeberg remplace le sel de seignette par la mannite qui a l'avantage, d'après lui, d'assurer au réactif une conservation plus sûre. (*Schweizer, Wochenschrift für Pharmacie*, XXIII, 1885, 400).

M. BOYMOND.

Caractères du sang dans l'urine.

(A LUCHINI.)

A 10 cent. cubes d'urine, dans un verre à expérience, on ajoute 1 goutte d'acide acétique et 3 cent. cubes de chloroforme, puis on agite vivement. Si l'urine contient du sang, le chloroforme déposé prend une teinte rouge sang plus ou moins marquée, en raison de la quantité de sang. La réaction donne, dit-on, de bons résultats avec une urine qui renferme 3 gouttes de sang dans 250 cent. cubes. (*L'Orosi* et *American Journal of Pharmacy*, XV, 1885, 503.)

—

Iodoforme inodore

Pour masquer l'odeur de l'iodoforme, Moleschott a proposé le tannin, Gutscher l'essence de menthe, Paul l'essence d'amandes amères, Lindemann le baume du Pérou, Mosetig la fève Tonka, Kobert la coumarine, plus récemment, le Dr Oppler, un mélange avec 50 pour cent de café pulvérisé. Quand le mélange contient 30 pour 100 de café, l'odeur de l'iodoforme est peu marquée ; le café jouit d'ailleurs de propriétés antiseptiques.

On a aussi recommandé l'essence de sassafras. (*Archiv der Pharmacie*, XXIII, 1885, 717.)   M. B.

—

Sur la ditana digitifolia.

Les fleurs de cette plante, indigène du Mexique, possèdent des propriétés sudorifiques. D'après le Professeur Rota-Giurleo, de Naples, l'infusion ou la teinture éthérée de ces fleurs, augmente considérablement la sécrétion des glandes lactifères. Au contraire, l'*alaterne* (Rhamnus alaternus) et le *troène* (Ligustrum vulgare), infusion des feuilles : 3 pour 150, suppriment cette sécrétion. (*Pharmac. Post*, 48, 1885, et *Deutsche Med. Zeitung*, VI, 1885, 1128.)

—

Influence de l'allantoïne dans le dosage de l'urée par l'hypobromite de soude.

(MALERBA.)

L'auteur, dans une série d'essais qu'il a faits avec l'allantoïne et l'hypobromite de soude, a constaté que cette substance abandonne, à l'état gazeux, la moitié de l'azote qu'elle renferme. Comme, d'après l'auteur l'allantoïne se rencontre fréquemment dans l'urine de l'homme et des animaux, il faudra tenir compte de la présence de cette substance, dans le dosage de l'urée, comme on le fait pour l'acide urique et la créatinine. (*Gazzetta chimica*, XV, 1885, 531.)   M. BOYMOND.

—

Sur la scopoléine.

La scopoléine est un alcaloïde extrait des *scopolia japonica* et *lucida*, de la famille des solanées. Elle se présente sous la forme d'un extrait brun, épais, transparent. Elle est presque insoluble dans l'eau, peu soluble dans l'eau acidulée, dans l'éther et l'alcool, mais par contre très soluble dans le chloroforme. La solution acide est précipitée par les réactifs des alcaloïdes. La composition de cet alcaloïde n'est pas encore connue.

D'après le Dr Pierd'houy, oculiste à Milan, la scopoléine présente des propriétés analogues à celles de l'atropine, avec l'avantage, sur cette dernière, de ne produire ni rougeur, ni irritation. (*Schweiz. Wochenschrift für Pharmacie*, XXIV, 1886, 75.)   M. BOYMOND.

LE
FORMULAIRE

REVUE DES MÉDICAMENTS NOUVEAUX

REVUE DES MÉDICAMENTS NOUVEAUX

—

LES ANTITHERMIQUES

Par Paul RODET, médecin consultant à Vittel.

La kairine. — La kairoline. — La KAIRINE, découverte par Fischer, en 1882, fut introduite en thérapeutique par Filehne. Au point de vue chimique, c'est un méthylure d'oxyquinoléine. On n'emploie que le chlorhydrate, qui se présente sous la forme d'une poudre cristalline d'un jaune paille, soluble dans l'eau.

Doses et mode d'emploi. — On l'administre habituellement sous forme de cachets ou de capsules de gélatine. On formule généralement :

Cachets

Chlorhydrate de kairine..... 50 centigrammes

pour un cachet.

Filehne recommande d'en administrer un cachet toutes les deux heures et demie, sinon la fièvre remonte rapidement au chiffre qu'elle avait atteint précédemment, et cette ascension s'accompagne d'un frisson.

Cependant, on peut éviter cet accident en abaissant les dernières doses et en les donnant à de plus courts intervalles. Ainsi, au lieu de 50 centigrammes toutes les heures, on ne donne plus que 25 centigrammes tous les trois quarts d'heure. La température remonte graduellement, et, quand elle a atteint le chiffre où elle était avant l'intervention thérapeutique,

on peut suspendre la médication, le frisson n'est plus à redouter. Dans le cas où la fièvre est intermittente, le frisson ne se
produit pas, si l'on continue le médicament jusqu'à la fin de
l'accès. M. Hallopeau a pu éviter le frisson terminal en donnant 75 centigrammes de sulfate de quinine une demi-heure
après la dernière dose de kairine.

Chez les sujets de constitution débile ou affaiblis par la fièvre, on peut obtenir l'apyrexie avec des doses plus faibles : 25,
12 et même 6 centigrammes peuvent suffire ; d'autres fois, il
faut une dose plus élevée pour produire l'abaissement de température, mais on le maintient malgré cela avec des doses
moindres que chez les sujets robustes.

Il est indispensable de prendre la température toutes les
deux heures pour élever ou diminuer les doses selon l'effet
produit.

Action physiologique. — Quand on a administré une première dose de 50 centigrammes, la température s'abaisse de
0°5 à 2°. Après la troisième ou quatrième dose, elle descend à
la normale ou au-dessous. La chute est d'autant plus rapide
que la dose est plus élevée.

Dans chaque cas, la cessation de la fièvre est suivie d'une
transpiration abondante qui dure tant que la température
baisse et pas davantage. Dès que la température est revenue à
la normale ou même est descendue au-dessous, ou en général
quand elle a atteint sa limite la plus basse, on voit cesser la
transpiration, et la température se maintient à son niveau le
plus bas, sans qu'il y ait de sueurs aussi longtemps qu'on veut,
c'est-à-dire aussi longtemps qu'on administre le médicament.
Cela prouve que la transpiration n'est pas l'effet primitif du
médicament et l'abaissement de température l'effet secondaire,
mais bien que la sueur apparaît parce que, dans une médication dirigée en vue d'abaisser la température, l'organisme es-
saie, à l'aide de sueurs critiques, de réagir contre l'excès de
chaleur qui existe par le fait même de la fièvre ; aussi la
sueur disparaît-elle dès que l'abaissement de température est
atteint. Les malades éprouvent une sensation de bien-être

inexprimable résultant de l'abaissement de température déjà pendant la période de sueurs, mais surtout quand la transpiration a cessé.

Quand on cesse de l'administrer, la température remonte très vite au degré qu'elle avait atteint avant l'intervention thérapeutique.

Les urines présentent une coloration noire ou vert-foncé.

Généralement, le médicament est assez bien toléré. Filehne ne l'a vu produire des vomissements que très rarement. Certains malades accusent une sensation de picotement dans la région frontale. Mais on n'a jamais signalé de vertiges ni d'étourdissements comme cela se produit avec les doses élevées de sulfate de quinine et de salicylate de soude.

M. Hallopeau, qui a expérimenté ce médicament chez plusieurs malades atteints d'affections fébriles, a vu, dans un cas, le thermomètre descendre à 35°8, sans que le malade présentât aucun symptôme de collapsus algide. Pour éviter la production de cette hypothermie, il recommande de suivre avec attention l'action du médicament, en prenant la température toutes les deux heures, et en abaissant les doses quand le thermomètre introduit dans le rectum ne s'élève plus qu'au chiffre normal, pour les augmenter quand la fièvre tend à se rallumer. Il en résulte que la présence constante d'un aide intelligent et l'intervention fréquente du médecin doivent être considérées comme indispensables et que c'est là une obligation qui, à elle seule, empêchera singulièrement l'emploi du médicament dans la pratique courante.

Inconvénients. — M. Dujardin-Beaumetz insiste avec raison sur les inconvénients de ce médicament, qui sont les suivants. D'abord son action antithermique dure peu et est suivie d'un frisson très désagréable quand la température revient au degré où elle était avant qu'on n'administrât le médicament. Ensuite il a une action très funeste sur le sang, car MM. Hallopeau et Girat ont constaté des modifications dans la coloration du sang, qui prend une couleur noire comme de la sépia. MM. Brouardel et Loze sont venus confirmer ce fait en montrant que la kairine détruisait l'hémoglobine. On peut donc dire que son action antithermique s'exerce en diminuant le pouvoir respiratoire du sang et en détruisant l'hémoglobine.

Par conséquent, c'est un médicament dangereux qu'on doit supprimer de la thérapeutique, puisqu'il n'agit qu'en altérant considérablement le sang, ce qu'on doit éviter avant tout dans les maladies fébriles.

Kairoline. — Ce corps, qui est un méthylhydrure de quinoline, diffère de la kairine en ce qu'il est sans action, quand on le donne aux doses de 30 centigrammes à 1 gramme en une seule fois, tandis que la kairine agit toujours à cette dose.

Si l'on donne une dose de 1 gr. 50 à 2 grammes, les effets sont plus lents à se manifester, mais aussi ils durent plus longtemps, six heures environ, et sont plus lents à disparaître. L'effet total est comparable à celui de trois ou quatre doses de 50 centigrammes de kairine. Lors de la période de disparition de la fièvre, la sueur est un peu plus abondante qu'avec la kairine ; mais, quand la température s'élève à nouveau, le frisson fait complètement défaut ou est insignifiant.

Si l'on voulait chercher à expliquer la différence d'action de la kairoline et de la kairine, on pourrait peut-être invoquer les résultats de l'expérience chimique qui a établi que les composés oxygénés de la kairoline et de la benzine sont plus oxydables que les corps analogues non oxygénés. On pourrait ainsi se rendre compte de l'action plus prompte et plus légère de la kairine, qui produit tout de suite son effet total, qui serait épuisé plus vite que celui de la kairoline, substance non oxygénée qui résiste moins et qui ne s'oxyde que peu à peu dans l'organisme.

LE SALOL
Par le Professeur Lépine

C'est au docteur Sahli, privat-docent à Berne, que nous sommes redevables de l'introduction du salol dans la thérapeutique. La littérature de cet agent médicamenteux se borne, pour le moment, à son travail, paru très récemment dans le *Correspondenz Blatt für Schweizer Aerzte* (15 juin et 1er juillet), mais dont j'ai eu connaissance il y a environ trois mois, grâce à l'obligeante communication de l'auteur.

D'après ce médecin distingué, le salol peut être employé dans tous les cas où l'on prescrit d'habitude le salicylate de soude. Il a sur ce dernier l'avantage d'être insipide et mieux toléré par l'estomac, vu son peu de solubilité dans la cavité stomacale. Bien qu'il ait besoin du suc pancréatique pour être dédoublé, c'est-à-dire transformé en substances actives et absorbables et qu'il doive, par conséquent, parvenir jusque dans le duodénum, l'apparition de l'acide salicylurique dans l'urine n'est pas en général fort tardive. M. Sahli ajoute qu'à certains égards ce dédoublement du salol dans l'intestin à l'exclusion de l'estomac est avantageux. Aussi en recommande-t-il l'emploi non seulement dans le rhumatisme, dans les pyrexies, les névralgies, le diabète, etc., mais dans l'entérite, dans le choléra et dans la fièvre typhoïde (à cause des lésions intestinales). « Son indication se présenterait surtout dans les catarrhes intestinaux qui s'accompagnent d'un processus intense de décomposition et où l'existence d'ictère permet de supposer la participation du duodénum... Dans un cas de dysenterie l'administration de quelques doses de salol a suffi pour faire disparaître la fièvre et pour ramener des selles solides. » M. Sahli ajoute, d'ailleurs, qu'il s'est agi peut-être dans ce cas d'une coïncidence, attendu que la facile résorption de l'acide salicylique et du phénol rend peu admissible que ces agents aient pu agir topiquement à la partie inférieure de l'intestin.

MM. von Nencki et Sieber ont trouvé qu'à l'état pulvérulent ou en solution huileuse le salol est un aussi bon antiseptique que l'acide salicylique. Sa non causticité le rend précieux à cet égard. Aussi M. Sahli l'a-t-il expérimenté dans le chancre syphilitique et non syphilitique, dans l'ozène, dans l'otorrhée, etc. Émulsionné dans l'eau, il l'a injecté dans l'urèthre pour combattre la blennorrhagie, et dans l'épaisseur du derme contre le lupus. Il recommande la même émulsion pour l'hygiène de la bouche.

Voici maintenant ce que j'ai personnellement observé depuis trois mois que je prescris journellement le salol (1) :

(1) Le salol que j'ai employé provenait de la fabrique de produits chimiques de MM. Louis Durand et Huguenin (de Lyon-Bâle).

A la dose quotidienne de 4 à 8 grammes, ce médicament est parfaitement supporté par tous les malades. Il fait disparaître la fièvre et les douleurs des rhumatisants mieux que ne le ferait la quantité d'acide salicylique qu'il renferme. Chez les sujets apyrétiques atteints de douleurs névralgiques, il réussit également, au moins autant que l'acide salicylique.

Deux typhiques, après avoir ingéré du salol pendant plusieurs jours (et notamment la dose *énorme* de 20 grammes pendant deux jours), ont eu un certain abaissement de température, mais certainement moindre que celui qu'on obtient avec une dose modérée d'antipyrine. D'autre part, ils n'ont éprouvé aucun symptôme fâcheux. J'affirme, notamment, qu'ils n'ont pas présenté le moindre signe d'intoxication phénique. Quant aux bourdonnements d'oreilles (qui, selon la remarque fort juste de M. Sahli, s'observent à un degré *beaucoup moindre* après l'administration du salol qu'après celle du salicylate de soude), ils ont fait absolument défaut chez mes deux typhiques. Chez eux le seul effet du médicament a consisté en un abaissement de la température, des sueurs assez profuses et l'élimination par l'urine des produits de décomposition du salol. Je puis invoquer, à cet égard, le témoignage de mon chef de clinique, le Dr Leclerc, et de M. Mouisset, interne du service, qui ont examiné les malades plusieurs fois dans la journée.

Parmi les explications que l'on peut donner de cette tolérance si singulière, la plus simple consiste à supposer que la résorption de l'acide salicylique et du phénol n'est pas en rapport avec la dose de ces agents *ingérés à l'état de salol*. Cette hypothèse est fondée en partie sur le fait que l'urine de mes typhiques n'était pas fort noire et elle s'accorde avec la notion que nous avons du défaut de sécrétion du suc pancréatique dans l'état de fièvre. Si mon hypothèse est exacte, l'action du salol, au moins chez les fébricitants, serait limitée par l'impuissance du suc pancréatique à dédoubler une grande quantité de salol.

Mon observation n'est pas assez étendue pour que je puisse juger définitivement l'action antiseptique du salol sur les selles des typhiques. Jusqu'ici elle nous a paru médiocre, mais il est fort possible que dans d'autres conditions, dans les plaies, etc., le salol comme agent antiseptique pulvérulent rende des services thérapeutiques et hygiéniques de premier ordre.

THÉRAPEUTIQUE MÉDICALE

Traitement de la typhlite. Le D⁻ Huchzeymerer condamne dans tous les cas le traitement évacuant et recommande depuis le commencement l'emploi des opiacés en même temps que l'usage de la glace, ou du moins des applications de compresses froides fréquemment renouvelées sur les parties malades. Aussi longtemps que dure l'état fébrile, il ne permet à ses malades que l'usage d'eau et de vin avec de petits morceaux de glace : ceux-ci se rétablissent promptement à l'aide de ce traitement. Il administre toutes les deux ou trois heures une dose d'opium de 8 cent. Ce mode de traitement paraît supérieur à la méthode habituelle consistant tout d'abord à produire une évacuation. Le point important dans l'inflammation de toute membrane séreuse est la localisation et l'isolement du foyer inflammatoire qui ne peut être obtenu que par un repos fonctionnel complet dudit foyer. L'évacuation des fèces, quoique désirable, nécessite des efforts violents plus dangereux en eux-mêmes que la présence des matières fécales. Toute espèce de nourriture, comme le lait et les soupes amylacées, sont plus préjudiciables qu'utiles pendant la période d'inflammation aiguë à cause de l'irritation qu'elle produit sur les membranes muqueuses. L'opium produit un repos fonctionnel complet des parties malades, cause une anémie locale, tous deux concourant au même but d'isolement du foyer d'inflammation. (*Therap. Gazette*, 1885, p. 260, et *Presse médicale belge*, 17 mai 1885.)

G. Yvon.

Traitement de la névralgie par la méthode de Neuber. — Le D⁻ Schapiro a lu récemment, à la Société médicale de St-Pétersbourg, un travail sur les recherches au sujet du traitement de la névralgie par la méthode de Neuber consistant en injections d'une solution d'acide osmique. Les observations renferment huit cas de névralgie du trijumeau (trois hommes et cinq femmes). L'âge des malades varie de 28 à 60 ans. Dans chacun de ces cas, la maladie durait depuis un certain temps. Le résultat du traitement fut une guérison complète dans cinq cas (trois femmes et deux hommes) ; un grand soulagement dans deux cas et un insuccès dans un (femme). Le nombre des injections pratiquées dans chaque cas était de 1 à 11 (20 dans une observation) en injectant à chaque fois de cinq à dix gouttes. La durée du traitement variait de 1 à 60 jours. Le Dr Schapiro adopte une modification à la solution aqueuse de 1 % d'acide osmique, l'acide se décomposant dans une solution aqueuse. Après plusieurs essais, il conclut en ajoutant de la glycérine à la solution aqueuse, ce qui, pendant un temps assez long, empêche la décomposition de l'acide. Dans aucun des cas traités par l'auteur, les injections n'ont amené des inconvénients. Les malades sont encore observés par l'auteur de deux à six mois après le commencement du traitement. (*The Lancet*, 13 juin 1885.)

G. Yvon.

—

Remèdes contre les aphtes.

Le collutoire antiseptique de l'hôpital de Brompton est recommandé dans les stomatites aphteuses.

Sulfate d'alumine et de potasse .... 1 gr. 25
Teinture de myrrhe.... 6 gr.
Eau distillée............ 120 gr.

On peut l'employer également en gargarismes.

Si les aphtes sont rebelles et ne cèdent ni à l'emploi du borax, ni au collutoire précédent, Tommasi conseille la poudre suivante :

Calomel.................
Amidon pur............. } ââ 2 gr.

Appliquer une très petite quantité de cette poudre à la surface de l'aphte. Thompson conseille dans les mêmes conditions la composition suivante :

Eau distillée de rose...... 100 gr.
Acide sulfurique dilué.... 3 gr.
Teinture de cachou....... 10 gr.
Teinture d'opium......... 3gr.
avec laquelle on touchera les points affectés.

—

Emploi du phosphore dans le rachitisme.

Il y a quelques années, Wegner décrivit les modifications présentées sur les os des animaux par l'ingestion du phosphore et présuma que ce corps pouvait peut-être jouer un rôle dans la thérapeutique du rachitisme. Kossowitz, de Vienne, reprit l'idée de Wegner et ne répéta pas seulement les expériences sur les animaux, mais essaya le remède sur les enfants rachitiques. Il obtint d'excellents résultats ainsi qu'il l'établit à la Réunion des Physiciens de Fribourg en 1883. L'année suivante, à Magdebourg, il était à même d'annoncer avec la plus grande certitude que le phosphore, pris à la dose de 1/2 milligramme par jour, fait disparaître tous les symptômes du rachitisme. Beaucoup de médecins experts dans les maladies des enfants sont d'accord avec Kossewitz ; mais il s'est rencontré également des contradicteurs. BAGINSKY, de Berlin, employant le phosphore contre le rachitisme, a observé 8 cas sur 72 ayant présenté une légère amélioration : dans 4 cas, même, il y a eu des inconvénients. LEREY, à Francfort-sur-Mein, a observé 25 cas parmi lesquels 7 ont été heureux ; quant aux 18 autres, le résultat du phosphore a été douteux ou nul. Le professeur WEISS, à Prague, a eu, dans 7 cas, un résultat nul et un seul positif. Schwetchen a observé sur 41 cas, 4 guérisons, 24 améliorations ; 11 fois le phosphore n'a rien produit et 5 fois il a causé des résultats fâcheux. C'est également l'opinion du professeur MONTI, de Vienne. (*The Lancet*, 6 juin 1885.)

G. YVON.

Traitement de la fièvre intermittente.

Le lactate de quinine est de tous les sels quiniques le plus soluble et le plus riche en alcaloïde, ainsi que le prouve le tableau suivant dressé d'après les chiffres incrits au Codex :

	Composition en quinine pour 100	Solubilité dans l'eau à 15°
Sulfate de quinine......	74.31	755 gr.
— — acide..	59.12	10.9
Bromhdr. de quinine acide	76.60	60 —
— — acide	60.00	7 —
Valérianate de quinine...	76.06	110 —
Lactate — ...	78.26	3 j —

Le lactate de quinine, outre sa plus grande solubilité, a l'avantage de se prêter à toutes les formes pharmaceutiques, sans courir le risque de ne pas être absorbé ; au contraire, son action est même très rapide.

D'après M. P. Vigier, l'auteur de l'article que nous analysons, la pommade au lactate de quinine, bien qu'incertaine dans ses effets, est encore préférable à celle au sulfate de quinine.

Voici la formule qu'il recommande :

Lactate de quinine... 1 gr.
Axonge........ 9 —
F. s. a. pour faire des frictions prolongées sous les aisselles.

Mais là où le lactate de quinine triomphe véritablement, c'est dans les injections hypodermiques.

Voici une formule qui a été appliquée avec succès :
Lactate de quinine.. 1 gr.
Eau distillée...... 4 —
Faites dissoudre en chauffant légèrement et filtrez. La solution doit être neutre.

Chaque seringue contient 20 centigr. de lactate de quinine. C'est une dose déjà raisonnable. A la rigueur, on pourrait la doubler en dévissant le corps de pompe sans toucher à l'aiguille et en donnant à la même place une deuxième injection. On n'a jamais à craindre ni douleur, ni inflammation, ni abcès.

C'est la seule injection qui soit d'une activité et d'une innocuité aussi parfaites. A. L.

—

Nouvelle potion de Rivière.

M. le docteur Geneuil a apporté à la potion de Rivière la modification suivante :

Dans les vomissements ayant pour cause des douleurs gastralgiques, entéralgiques et hépatiques, il prescrit :

N° 1 Bicarbonate de potasse...................... 4 gr.
Chlorhydr. de morphine 0 gr. 25 c
Eau commune............. 95 gr.
Eau de laurier cerise.. 5 gr.
Ether sulfurique....... 0 gr. 50 c
Sirop de fleurs d'orang. 30 gr.
N° 2. Acide citrique... 4 gr.
Chlorhydr. de morph. 0 gr.25m
Eau commune.......... 95 gr.
Eau de laurier cerise... 5 gr.
Ether sulfurique....... 0 gr. 50 c
Sirop d'acide citrique
   aromatique au citron................. 30 gr.

Dans les vomissements avec douleurs moins violentes, chez les sujets nerveux, il remplace les 5 centigr. de chlorhydr. de morphine par 10 centigr. de codéine.

Prendre successivement toutes les cinq minutes une cuillerée de chacune des deux potions jusqu'à soulagement en commençant par la potion n° 1. S'arrêter ensuite pour reprendre s'il y a lieu. (*Le Praticien*, n° 22, 1886.) Dᴿ OGER.

Mixture contre les douleurs stomacales.

(LASÈGUE et REGNAULT.)

Eau chloroformée saturée. 150 gr.
Hydrolat de fleur d'oranger 50 gr.
Eau distillée.............. 100 gr.

Mêlez. Une cuillerée à dessert de quart en quart d'heure jusqu'à ce que le calme se produise, pour obvier aux nausées et aux douleurs qui s'observent pendant la digestion.

Chez les personnes atteintes de dilatation de l'estomac, on peut remplacer l'eau de fleur d'oranger par la badiane de la manière suivante :

Eau chloroformée saturée. 150 gr.
Teinture de badiane...... 5 gr.
Eau distillée............. 145 gr.

La solution saturée de chloroforme renferme 0 gr. 90 centigr. de chloroforme pour 100 gr. de liqueur.

Après la lotion, on saupoudre avec de l'amidon. Dᴿ A. OGER.

—

Poudres contre le coryza

(RABOW.)

Poudre de sucre........ 5 gr.
   » de café torréfié. 5 gr.
Menthol................ 0 gr. 20

—

Poudre de sucre........ 5 gr.
   » de café torréfié. 5 gr.
Chlorhydrate de cocaïne. 0 gr. 10

(*Deutsche med. Wochenschrift,* 1886, nº 5.)

—

Gargarisme contre la pharyngite chronique.
(BAMBERGER.)

Chlorhydrate d'ammoniaque   5 g.
Mellite de rose............   50 g.
Eau commune.... ....   400 g.

Se gargariser plusieurs fois par jour, dans les inflammations chroniques de l'œsophage et du pharynx. Bains de pieds sinapisés, interdire l'usage du tabac.

—

Liniment antirhumatismal
(LENOBLE.)

Essence de térében-
  thine ....   200 gram.
Salicylate de soude
  pulv............
Gomme-gutte pulv..   } àà 0 gr.
Myrrhe pulv........
Cannelle pulv......

M...

Frictions trois fois par jour, puis recouvrir d'ouate.

—

Sur l'action hypnotique de l'uréthane
(Dr HUCHARD).

Nous complétons les renseignements sur l'*uréthane* (voyez p. 7). Nous pouvons aujourd'hui les compléter au point de vue thérapeutique d'après l'étude que vient d'en faire le Dr Huchard (Soc. de thérapeutique, 27 janvier).

Voici le résumé des observations du savant médecin de l'hôpital Bichat :

L'uréthane a été administrée à des malades souffrant tous d'insomnie à des degrés différents et atteints d'affections diverses (maladie de Hogdson avec angine de poitrine, maladie de Basedow avec insuffisance aortique et tuberculose pulmonaire, néphrite parenchymateuse et interstitielle, affections mitrales, hypertrophie cardiaque avec adhérence du péricarde, tuberculose pulmonaire chronique, bronchite chronique, phthisie galopante, dyspepsie avec ectasie gastrique, excitation maniaque dans un cas de démence paralytique).

Tous les malades, sauf deux atteints de tuberculose avec infiltration granuleuse généralisée, avec toux incessante et dyspnée très accusée, ont paru éprouver les bienfaits de cette médication qui se sont manifestés par un sommeil calme, paisible, sans rêves ni cauchemars, sans troubles digestifs ou céphaliques consécutifs. Le sommeil est survenu de dix minutes à une heure après l'administration du médicament ; il a eu une durée de quatre à dix heures.

La dose employée par le Dr Huchard a été de 3 à 4 grammes, pris en une seule fois, dans un julep gommeux. Cette dose est donc supérieure à celle de 1 à 2 grammes indiquée par les auteurs allemands.

Le Dr Huchard insiste spécialement sur le point important que *cette dose de 3 à 4 grammes d'uréthane doit toujours être prise en une fois*, si l'on veut obtenir un effet hypnotique salutaire et, à ce sujet, il recommande de ne pas oublier cette règle de thérapeutique, en vertu de laquelle les médicaments hypnotiques doivent toujours être administrés à des doses massives et non à doses fractionnées.

Potion :

Eau dist. de tilleul. . 40 gram.
Sirop de fleurs d'or. . 20
Uréthane. . . . . . . 3 à 4 gr.

A prendre en une seule fois le soir.

Lorsque le médicament doit être ordonné pendant plusieurs jours de suite, le Dr Huchard formule une évolution renfermant 1 gramme par cuillerée à café ou 4 grammes par cuillerée à bouche.

Solution :

Eau distillée . . . . . 100 gr.
Uréthane . . . . 20 gr.

Chez un enfant de deux mois, atteint de bronchite légère avec insomnie, agitation et cris, il a ordonné avec succès et sans aucun inconvénient la potion suivante :

Eau de tilleul. . . . . . 20 gr.
Eau de fleur d'oranger. . 20 gr.
Sirop simple. . . . . . . 20 gr.
Uréthane. . . . . . Vingt centigr.

Par cuillerées à dessert, toutes les deux heures, dans l'espace de deux jours.

Dans ses observations, le Dr Huchard n'a jamais vu l'uréthane produire aucun accident du côté de l'estomac, du cœur ou du système nerveux. Il en résulte que ce médicament peut être administré avec avantage dans l'agrypnie des dyspeptiques, des cardiaques, des débilités et des névropathes. Chez les phthisiques, l'uréthane a paru supérieure aux préparations d'opium et de morphine. La dyspnée et la toux des tuberculeux deviennent moindres.

L'uréthane est inférieure à la morphine pour combattre l'insomnie provoquée par des douleurs, par des névralgies diverses.

Pour l'observateur, il en est ainsi, puisque l'uréthane est un hypnotique pur, presque dépourvu de propriétés anesthésiques.

Le Dr Huchard, à l'égard de l'uréthane, exclut toute conclusion prématurée, surtout lorsqu'il s'agit de médicaments de provenance étrangère. Mais, avec raison, il fait remarquer que l'uréthane est un produit bien défini, qui, à la dose de 3 à 4 grammes, a presque toujours donné lieu à la production du sommeil se *rapprochant du sommeil physiologique*. Les avantages de ce produit sont : faible pouvoir toxique (démontré par les expériences du Dr Eloy), grande solubilité dans l'eau, saveur non désagréable, facile administration chez les enfants, absence d'accidents consécutifs à son emploi, excellents effets produits chez les cardiaques et les phthisiques.

—

Acide sulfanilique contre l'iodisme.

(EHRLICH.)

L'auteur emploie l'acide sulfanilique pour combattre les accidents de l'iodisme. Lorsqu'il est nécessaire de prolonger l'administration de l'iode pendant un certain temps et lorsque le malade paraît prédisposé à l'iodisme, on lui fait prendre 3 à 4 grammes d'acide sulfanilique par jour. Aussitôt que les symptômes de l'iodisme se manifestent, on en fait prendre 6 à 7 grammes en une seule fois. L'acide sulfanilique est administré en solution aqueuse avec du bicarbonate de soude, dans la proportion de 2 parties de bicarbonate pour 3 parties d'acide.

BOYMOND.

—

Sur le principe actif du séné.

(STOCKMANN.)

La recherche du principe actif du séné a été l'objet des études de divers chimistes. Lassaigne et Feneulle avaient trouvé la *cathartine* ; Martius, *l'acide chrysophanique* ; Savicky, un acide organique ; ce dernier acide a été appelé *acide cathartique* par Baumbach et étudié de nouveau par Hubly, qui le considérait comme un glycoside (à cause de sa décomposition en sucre et en acide *cathartogénique*), renfermant de l'azote et du soufre. Stockman a préparé cet acide d'une façon différente de celles de ses prédécesseurs. Les feuilles de séné ont été traitées par l'alcool acidulé par l'acide sulfurique étendu, puis par l'alcool chaud, et le résultat de ce traitement a été précipité par l'hydrate de baryte. Dans le précipité et dans la liqueur filtrée se trouve l'acide cathartique, dont la solution est agitée avec l'éther ; l'acide est ensuite combiné à la baryte ou au plomb. Les liqueurs contenant la substance active sont évaporées et traitées par l'hydrogène sulfuré. Le produit résultant est desséché au-dessus de l'acide sulfurique.

—

Le cannabis indica comme narcotique.

(LEWIS JONES.)

Pour obtenir une véritable action narcotique avec le chanvre indien, il faut administrer l'extrait à la dose de 50 à 75 centigrammes dans les 24 heures, que l'on fractionne en 6 ou 8 pilules. Par ce procédé, on obtient généralement un sommeil réparateur chez les sujets atteints de delirium tremens. Cependant ce médicament donne lieu parfois à des hallucinations qui obligent à en suspendre l'emploi, et l'auteur pense que cet accident se montre plus fréquemment chez les malades appartenant à un milieu plus élevé au point de vue de l'activité intellectuelle. (*The Practitioner.*) M. B.

—

Remède contre le mal de mer.

(BÉDARD.)

Bromure de sodium.....   5 gr.00
Bromure d'ammonium. .   2 gr.50
Eau distillée de menthe. 200 gr.00

Prendre une cuillerée de cette solution avant les repas et avant de se coucher. On doit l'employer trois jours avant de monter à bord. (*Archiv. der Pharmacie.*)

—

Sur le salol.

Le salol ou *salicylate de phénol* vient d'être proposé par le professeur de Vencki pour remplacer le salicylate de soude en évitant les inconvénients de ce dernier médicament. Il se présente sous la forme d'une poudre blanche, d'odeur très faible, sans saveur, insoluble dans l'eau, mais soluble dans l'alcool et autres dissolvants. On l'administre à la dose de 4 à 8 grammes par jour, comme antirhumatismal, antipyrétique et antiseptique. Il a été employé, avec succès, paraît-il, dans les affections rhumatismales aiguës et chroniques, l'urticaire, le diabète, les catarrhes intestinaux, la fièvre typhoïde, le choléra, les parasites intestinaux, le catarrhe de la vessie, l'ozène, l'otorrhée et autres affections. On propose aussi d'appliquer le salol dans tous les cas où l'on emploie le sublimé et l'iodoforme, comme antiseptique.

M. BOYMOND,

SYPHILIS & MALADIES CUTANÉES

—

De l'emploi des savons médicinaux.

Le Dr UNNA appelle l'attention sur l'emploi des savons médicinaux. Étant rapidement absorbés par la peau, ils constituent un des moyens les plus efficaces pour faire pénétrer des substances médicamenteuses à travers l'épiderme. A ce point de vue, ils surpassent de beaucoup la vaseline, la glycérine et les bases emplastiques et sont les meilleurs véhicules pour tous les agents de la nature des sels. Ils ont en outre les avantages suivants : le bon marché, les propriétés antiphlogistiques et ils nettoient la peau.

Indications : Les dermatoses générales mais légères que l'on veut traiter sans action violente sur la peau ;

2° Quand on est obligé de suspendre un traitement énergique et de le remplacer par un plus doux ;

3° Quand, après la guérison d'une affection grave de la peau, il faut exercer encore sur elle une action douce mais prolongée ;

4° Chez les malades qui présentent une prédisposition particulière pour la récidive de certaines affections telles que l'eczéma prurigineux, le psoriasis, etc.

La grande perméabilité que la couche supérieure de la peau offre à l'égard des savons est le plus grand avantage de cette forme de médicaments.

Unna affirme que l'emploi prolongé des savons médicinaux exerce une action énergique, non seulement sur la peau mais sur l'organisme tout entier.

Mode de préparation : 1° Se servir exclusivement de la graisse de bœuf comme excipient.

2° Comme alcalis, de la lessive de soude et de potasse fraîche.

3° Surcharger les savons de graisse, c'est-à-dire qu'ils doivent en contenir trois à quatre pour cent en plus que la quantité nécessaire pour la saponification, afin d'empêcher la congestion et la desquamation de l'épiderme qui surviennent après l'emploi prolongé d'un savon médicinal neutre.

4° Cette surcharge de graisse doit consister en huile d'olive (on en ajoute une partie pour huit parties de graisse de bœuf).

5° Cette surcharge de graisse permet une conservation plus longue et une concentration plus grande des acides et des sels facilement décomposables tels que l'acide salicylique et le sublimé.

6° Le savon ne doit pas contenir plus de six à sept pour cent d'eau.

7° Ne jamais y ajouter de glycérine ni de vaseline.

8° Ne pas le parfumer.

Mode d'emploi : Trois procédés : 1° Le moins énergique, c'est le lavage ordinaire.

2° Si l'on cherche un effet plus actif, on recouvre la peau avec la mousse et on frictionne avec une serviette sèche.

3° La méthode la plus énergique consiste à appliquer une couche épaisse de mousse sur la peau et à l'y laisser sécher, sans se servir d'eau ni de serviette.

Différents savons médicinaux.

1° *Savon basique extra-gras,* composé de lessive, de potasse et de soude.

Emploi : surtout chez les enfants comme préventif des fissures et des gerçures de la peau.

2° *Savon de marbre extra-gras.*
Savon basique............ 4 part.
Poudre de marbre très fine. 1 part.

Emploi : acné et les parakeratoses

3° *Savon à l'ichthyol extra-gras.*
Savon basique............ 9 part.
Sulfo-ichthyolate de soude. 1 part.

Emploi : dans toutes les formes de rosacea.

4° *Savon salicylé extra-gras.*
Savon basique.......... 95 part.
Acide salicylique........ 5 —

Emploi : eczéma subaigu et chronique, — acné, — affections parasitaires.

5° *Savon de zinc salicylé extra-gras.*
Savon basique.......... 88 part.
Oxyde de zinc.......... 2 —
Acide salicylique .... 10 —

Emploi : eczéma, — séborrhée, hyperhydrose, — bromhydrose.

6° *Savon de rhubarbe extra-gras.*
Savon basique.......... 95 part.
Extrait alcoolique de rhubarbe .... 5 —

Emploi : affections parasitaires légères, — intertrigo.

7° *Savons tanniques extra-gras.*
On en fait de trois sortes : 1° avec la soude ; 2° avec du zinc ; 3° avec de la soude et de l'oxyde de zinc.

Emploi : eczéma, — pemphigus.

Toutes ces préparations ont reçu la sanction de l'expérience clinique. Unna propose les formules suivantes, mais ne les a pas expérimentées :

Savon de goudron extra-gras, contenant 5 pour 100 de goudron liquide.

Savon sulfureux extra-gras, contenant 10 pour 100 de soufre sublimé.

Savon de goudron sulfureux extra-gras, contenant 5 pour 100 de goudron liquide et une égale quantité de soufre sublimé.

Savon sulfureux camphré extra-gras, contenant 5 pour 100 de camphre et 10 pour 100 de soufre sublimé.

Savon camphré extra-gras, contenant 5 pour 100 de camphre.

Savon boraté extra-gras, contenant 5 pour 100 de borax.

Savon ioduré extra-gras, contenant 5 pour 100 d'iodure de potassium.

Savon de naphthal extra-gras, contenant 5 pour 100 de naphthol.

Savon de naphthol sulfureux extra-gras, contenant 5 pour 100 de naphthol et autant de soufre sublimé.

Les savons phéniqués sont tout à fait inutiles.

Ceux qui contiennent des sels de plomb, d'arsenic et du précipité blanc, n'ont pas donné de résultats satisfaisants.

Le savon au sublimé est très utile dans le pytiriasis capitis, l'acné, le lichen ruber, le lupus, la syphilis, mais on n'est pas encore arrivé à lui donner un état de stabilité suffisante. (*Sammlung Klinischer Vortrage,* n° 252.)

P. R.

Gélatine salicylée contre l'eczéma.

(SCHWIMMER.)

Acide salicylique............ 10
Glycérine................... 10
Gélatine.................... 30
Eau......................... 30

Faire dissoudre à l'aide de la chaleur.

L'auteur recommande la gélatine salicylée contre l'eczéma vésiculaire. (*Wien. med. Presse.*)

—

Pommade contre les ulcères syphilitiques.

(TERRILLON.)

Acide pyrogallique........ 20 gr.
Amidon.................... 20 »
Vaseline.................. 60 »

Mêlez et conservez dans un flacon bouché à l'émeri. On étend cette pommade sur de la charpie et on l'applique, une fois par jour, sur les ulcères vénériens. On ne fait deux applications que quand l'ulcère est très étendu. Dès le second pansement, les chancres ont perdu leur virulence.

On peut remplacer la pommade par une poudre, composée à parties égales d'acide pyrogallique et d'amidon. On la répand sur l'ulcère au moyen d'un petit soufflet.

Stanislas MARTIN.

—

Usage de la lanoline,

Par LASSAR.

Les expériences de l'auteur faites avec du vermillon mêlé à la lanoline, sur la peau de porc et celle de cadavres humains lui permirent de constater, au moyen du microscope, que cette graisse pénètre facilement dans les couches les plus profondes du derme et dans le réseau lymphatique. Ni la vaseline, ni aucun autre corps gras ne jouit, d'après lui, du même degré de pénétration. Son emploi lui paraît surtout indiqué quand les couches superficielles sont indurées comme par exemple dans la gale et le sycosis ; elle est encore très avantageuse quand on veut atteindre les couches profondes irritées comme dans le psoriasis ; dans cette dernière affection il recommande vivement l'usage de la lanoline qui lui a donné des succès définitifs. Lassar ajoute que la lanoline est un excipient incomparable pour préparer des pommades mercurielles et iodurées qui rendent de grands services dans le traitement des tumeurs ganglionnaires. (*Wien. Medizin. Wochens.*, nº 25, 19 juin 1886.) A. C.

MALADIES DES FEMMES

Pansement désinfectant du cancer utérin.

(GILLETTE.)

Iodoforme............... 18 gram.
Sulfate de quinine..... 8 —
Charbon pulvérisé..... 15 —
Essence de menthe...... 40 gout.

Mêlez.

On saupoudre un tampon de coton avec quelques pincées de cette poudre ; on en introduit une certaine quantité dans l'intérieur, et on le porte directement sur la surface ulcérée du col de l'utérus, à l'aide du spéculum. Si on n'a pas recours à ce dernier instrument, on enrobe le tampon de vaseline avant de l'introduire; en tout cas, on ne déterge pas l'ulcère au moment d'appliquer le tampon, on renouvelle les pansements de quatre en quatre jours au plus tôt, et dix en dix jours au plus tard.

Stanislas MARTIN.

Suppositoire d'iodoforme utérin.

(BOGDAN.)

D'après des observations recueillies dans le service de M. Porack, M. Bogdan a rédigé sa thèse, dont voici les conclusions :

» 1º L'iodoforme est un puissant antiseptique ; il peut être employé comme tel chez les femmes en couches.

» 2º On doit s'en servir de préférence sous forme de suppositoires, que l'on obtient en mélangeant 5 grammes d'iodoforme avec 5 grammes de beurre de cacao ou d'un autre corps gras, mais ayant la même consistance ; pour que l'introduction soit plus facile, il faut qu'ils aient une forme conique et une longueur de 5 1|2 à 6 centimètres.

» 3º Le suppositoire iodoformé est indiqué toutes les fois que les lochies venant de l'utérus sont fétides, et que l'accouchée présente des symptômes plus ou moins sérieux.

» 4º Le suppositoire peut être employé chez toutes les accouchées en général, comme médicament préventif ; dans ce cas, il doit être introduit dans l'utérus immédiatement après la délivrance, une injection intra-utérine ayant été faite au préalable.

» 5º Les suppositoires utérins ne présentent aucun des dangers, ni aucun des inconvénients dont sont susceptibles les injections intra-utérines.

La narcéine chez les enfants

Depuis longtemps M. Laborde prescrit chez les enfants la narcéine dont les effets sont très supérieurs à ceux de la morphine. Elle procure le sommeil et diminue notablement les sécrétions bronchiques. M. Laborde en a obtenu de très bons effets dans la coqueluche surtout contre les quintes nocturnes. Comme analgésique la narcéine n'a pas la puissance de la morphine.

La codéine a quelquefois donné lieu à des accidents, tandis que la narcéine n'offre pas d'inconvénients.

M. Laborde recommande la narcéine en sirop.

Narcéine. . . . .   0.25 cent.
Sirop de sucre. . . . .   500 gr.
Acide acétique, quelques gouttes.

Si l'estomac ne tolère pas la nar-céine, on peut l'administrer par l'intestin, surtout en suppositoires. (*Société de biologie*, 29 mai 1886.)

Dr OGER.

Traitement du Lupus vulvaire.

(BŒCH.)

Huile d'olive. . . . .
Colophane. . . . . } à à 8 gr.
Cire jaune. . . . .
Gomme ammoniaque. . } à à 1 gr.
Térébenthine de Venise }
Acide pyrogallique. . . . . 4 gr.

Pour un emplâtre.

Poudre d'iodoforme pour pansement des ulcères utérins.

Iodoforme passé au tamis.
Poudre de quinquina. . . . . .
Poudre de benjoin. . . . . . . } Parties
Poudre de carbonate de } égales.
magnésie saturée d'essence d'eucalyptus. . . .

PHARMACOLOGIE

Formules de pommades à la Lanoline (1).

(M. BOYMOND.)

J'ai signalé à l'attention du public médical la « *lanoline* », excipient nouveau, où plutôt rénové, dérivé du suint de mouton. Ce produit, doué de propriétés assez curieuses au point de vue pharmaceutique, paraît devoir, d'après ce qui a été publié en Allemagne à son sujet, mériter une certaine

---

(1) Société de médecine pratique séance du 18 mars 1886.
Bull. et mém. de la Soc. de Thérapeutique, séance du 13 janvier 1886, p. 14.
Bulletin de Thérapeutique, 15 février 1886, p. 125.

Journal de Médecine de Paris, 31 janvier 1886, p. 183.
Archives de Pharmacie, 5 février 1886, p. 49.

attention de la part des thérapeutistes. La propriété caractéristique de la lanoline est *d'absorber son poids d'eau ou de solutions salines, même saturées*, et deux fois environ son poids de glycérine. Les observateurs allemands insistent surtout sur la rapide absorption, par la peau, de la lanoline et des médicaments qui lui sont adjoints. Elle présente néanmoins certains inconvénients, à cause de sa consistance et du peu de souplesse qu'elle communique à la peau. M. le Dr Gillet de Grandmond, qui l'a déjà essayée, trouve là un obstacle, peut-être momentané, à son emploi dans la thérapeutique oculaire. Pour remédier à ces inconvénients, en partie du moins, on lui adjoint presque toujours, en Allemagne, une certaine quantité d'axonge, 5,10 et même 25 par cent.

En attendant les essais qui pourront être faits avec cet excipient, je crois devoir traduire ici quelques formules usitées dans les cliniques et dans la pratique médicale de Berlin :

POMMADE BELLADONÉE.

Extrait de Belladone..... 5
Lanoline..................... 45

POMMADE A L'EXTRAIT DE CIGUE.

Extrait de Ciguë......... 5
Lanoline..................... 45

(Les pommades à base d'extraits peuvent être préparées sans addition d'axonge.) Cette observation, de même que celle qui a trait à l'addition plus ou moins grande d'eau, est laissée à l'examen du médecin.

POMMADE AU CARBONATE DE PLOMB.

Carbonate de plomb...... 30
Axonge...................... 10
Lanoline.................... 60

POMMADE AU PRÉCIPITÉ BLANC.

Précipité blanc 10
Axonge...................... 10
Lanoline.................... 80

POMMADE A L'OXYDE JAUNE DE MERCURE.

Oxyde jaune de mercure
(voie humide) 10
Axonge...................... 30
Lanoline.................... 60

POMMADE A L'IODURE DE POTASSIUM.

Iodure de potassium..... 10
Eau distillée............... 10
Axonge...................... 10
Lanoline.................... 70

POMMADE AU SOUS-ACÉTATE DE PLOMB.

Sous-acétate de plomb liquide..................... 8
Axonge...................... 10
Lanoline.................... 80

POMMADE A L'OXYDE DE ZINC.

Oxyde de zinc............. 10
Axonge benzoïnée........ 10
Lanoline.................... 80

POMMADE A L'ACIDE CHRYSOPHANIQUE.

Acide chrysophanique... 10 à 5
Axonge...................... 10
Lanoline.................... 80

POMMADE A L'IODOFORME.

Iodoforme.................. 10
Axonge.................... 10
Lanoline.................. 80

POMMADE AU CINABRE.

Cinabre................... 10
Axonge.................... 10
Lanoline.................. 80

POMMADE AU NITRATE D'ARGENT.

Nitrate d'argent........... 1
Lanoline.................. 9

Avec addition facultative d'un dixième d'axonge pour avoir une pommade plus molle.

POMMADE A L'ACIDE PYROGALLIQUE.

Acide pyrogallique........ 10
Axonge.................... 10
Lanoline.................. 80

POMMADE AU GOUDRON.

Goudron................... 20
Lanoline.................. 80

POMMADE AU BAUME DU PÉROU.

Baume du Pérou............ 10
Essence de Térébenthine. 20
Lanoline.................. 70

POMMADE A L'ACIDE BORIQUE

Acide borique............. 10
Axonge.................... 20
Lanoline.................. 70

POMMADE PHÉNIQUÉE.

Acide phénique............ 5
Axonge................. 5 à 10
Lanoline.................. 90

POMMADE SALICYLÉE.

Acide salicylique......... 10
Axonge.................... 20
Lanoline.................. 70

POMMADE A L'ICHTHYOL.

Ichthyol.................. 10
Lanoline.................. 90

POMMADE AU NAPHTOL.

Naphtol β.............. 5 à 10
Axonge.................... 10
Lanoline.................. 85

POMMADE CONTRE LES ENGELURES

Acide phénique............ 2
Lanoline.................. 40
Pommade au carbonate
  de plomb................ 40
Huile d'olives............ 20
Essence de Lavande..... XXX g.

POMMADE A L'EMPLATRE SIMPLE.

Emplâtre simple........... 45
Lanoline.................. 45
Axonge.................... 10

On chauffe jusqu'à évaporation d'eau.

Cette pommade s'emploie contre les eczémas.

POMMADE CONTRE LA RHINITE SCROFULEUSE.

Tannin.................... 4
Iodoforme................. 2
Lanoline.................. 30
Axonge.................... 3

POMMADE CONTRE L'ACNÉ NASAL INTERNE.

Précipité blanc........... 2
Lanoline.................. 30
Axonge.................... 3

Nous rappelons, en terminant, que, pour la préparation des pommades, il faut faire chauffer légèrement la lanoline, sans la faire fondre(1).

---

(1) *Pharmac. Centralhalle*, XXVI, 17 décembre 1885, p. 595. (*Neues pharm. Manual.*)

Dieterich a publié aussi une série de formules dans lesquelles la lanoline entre comme excipient de masses emplastiques diverses (*Salbenmull*), que l'on étend sur de la toile non apprêtée.

—

Sur la cannabine pure.

(E. Bombelon.)

Les combinaisons anniques sont le plus souvent très variables dans leur composition et la raison de leur emploi réside surtout dans leur peu de saveur, grâce à leur insolubilité. C'est ainsi que l'on emploie le tannate de quinine, le tannate de pelletiérine, le tannate de mercure. Pour l'auteur, qui ne trouve pas cette forme nécessaire pour l'emploi de la cannabine, il propose de traiter le tannate de cannabine par l'oxyde de zinc et d'extraire la cannabine par un dissolvant. Le produit obtenu ainsi est desséché à l'air, se présente sous forme de poudre brun-verdâtre, qui chauffée sur une lame de platine, fond, puis se volatilise sans résidu. La cannabine ne possède pas de saveur ; elle est insoluble dans l'eau, soluble dans l'alcool, l'éther et le chloroforme. A la dose de 0,05 à 0,10 centigrammes elle agit déjà comme calmant, soporifique, en procurant un sommeil calme, sans période d'excitation tandis que le tannate n'agit qu'à la dose de 0 gr. 30 à 1 gramme, c'est-à-dire très irrégulièrement et en donnant souvent des nausées. (*Pharm. Zeitung.*)   M. B.

—

Les peptones du commerce.

(Coeytaux.)

La série des peptones vient de s'enrichir d'une nouvelle préparation. Le Dr Weil a présenté à la Société médicale de Berlin une peptone improprement dénommée *peptone de lait*. Cette peptone est le produit de la digestion pepsique de la caséine.

Sous l'action d'une solution faible d'acide chlorhydrique, la caséine se dédouble en une matière albuminoïde, se peptonisant facilement avec la pepsine, et en nucléine, qui ne se digère pas.

La solution de caséine-peptone, évaporée à siccité, livre une poudre blanche d'une odeur particulière et d'un goût assez désagréable qu'on corrige facilement par l'addition d'une petite quantité d'extrait de viande.

Cette peptone offre l'avantage d'un dosage facile et celui de posséder une composition fixe.

Les peptones vendues sous forme de gelée, ou les peptones liquides, sont beaucoup plus variables dans leur composition et contiennent, outre 35 à 50 pour cent d'eau, des quantités considérables de parapeptone, de gélatine, d'albumine, etc. et il est évident que pour la préparation des peptonates, comme aussi pour les expériences physiologiques, les peptones sèches pures offrent des avantages incontestables.

Ces avantages se retrouvent aussi dans la pratique depuis qu'on a découvert le moyen de les rendre plus agréables au goût. Par la simple addition de quelque peu d'extrait de viande, le goût amer et désagréable de la peptone disparaît totalement. Cette propriété est connue depuis longtemps des Anglais et des Américains.

La caséine peptone n'est pas supérieure à l'albumine peptone ou à la fibrine peptone.

Ces peptones, quoique possédant à peu près la même composition chimique, ne sont pas identiques. Leur pouvoir rotatoire diffère notablement ; mais on peut néanmoins admettre que leur pouvoir nutritif est le même.

L'albumine et la caséine se peptonisent beaucoup plus lentement que la fibrine et, à cause de cela, l'avantage restera en faveur des peptones de viande ou de fibrine, car il est très important, dans la fabrication des peptones, de ne pas ouvrir les portes à la putréfaction

En soumettant à la digestion pepsique de la fibrine préalablement lavée avec de l'eau acidulée on obtient facilement une peptone pure d'une valeur nutritive égale à celle de la caséine peptone. La peptone de fibrine ne possède aucune odeur désagréable. (*Der Fortschritt*, 11, 886, 77.)

M. B.

—

Le Condurango et son glucoside.

Vulpius a isolé le glucoside du condurango de la même manière que Tanret a isolé la vincétoxine de l'Asclepias vincetoxicum ; il s'était basé sur le fait que le condurango appartient aussi aux asclépadiées. Il conclut des propriétés qui caractérisent ce glucoside, au point de vue de sa solubilité, que les meilleures préparations du condurango seront celles que l'on aura préparées avec l'alcool à 60°. Il est remarquable que bien avant que le glucoside du condurango ait été isolé et que l'on ait pu étudier sa solubilité dans l'eau, l'on ait déjà recommandé de faire précéder la décoction de condurango d'une macération de vingt-quatre heures. Ce modus faciendi est justifié par le fait que l'on connaît aujourd'hui que le glucoside du condurango se dissout beaucoup mieux dans l'eau froide que dans l'eau chaude, puisqu'une solution froide à 2 % de glucoside ne peut être chauffée, même modérément, sans que le glucoside se sépare et se prenne en gelée. Il faut conclure de ce fait qu'il ne faut jamais passer une décoction de condurango à chaud, mais qu'il faut toujours attendre son complet refroidissement ; ce fait ressort aussi des expériences qui ont été faites avec deux décoctions de condurango de 100 grammes chacune : celle qui avait été passée à chaud donnait par évaporation 17 % d'extrait sec, tandis que celle qui avait été passée à froid donnait 19 % d'extrait.

M. B.

Stérilisation des solutions de cocaïne.

Un médecin allemand a demandé que les pharmaciens stérilisent, autant qu'il est possible, les solutions de cocaïne. La *Pharmaceutische Zeitung* donne un procédé de stérilisation et d'examen des cocaïnes en général.

Pour stériliser, par exemple, 100 grammes d'une solution à 5 pour cent, l'auteur conseille de dissoudre les 5 gr. de cocaïne dans 150 gr. d'eau distillée, d'évaporer au bain-marie, pendant deux heures environ, jusqu'à ce que le liquide ait diminué d'un tiers ; on remplit de suite des flacons bouchés avec du coton stérilisé à 100° ; de cette manière, on obtient des solutions qui se gardent, sans se troubler, au moins un mois.

Quant à l'examen de la cocaïne, il faut qu'elle donne une solution incolore avec l'acide sulfurique ; qu'elle se volatilise complètement sur la lame de platine et ne laisse pas, comme c'est le cas avec le sel impur, un résidu de sulfate de chaux.

M. B.

L'arécane, nouvel alcaloïde liquide.

(BOMBELON.)

La noix d'arec ou bétel, fruit du palmier arec, est employée de temps immémorial en Asie et en Afrique comme masticatoire. L'auteur a pensé que l'arec devait renfermer une substance excitante ou narcotique. En effet, il a constaté la présence d'un alcaloïde liquide, analogue à la nicotine, doué de propriétés énergiques. Par l'évaporation de la solution éthérée, il se présente sous forme d'huile incolore, de très forte réaction alcaline. La solution étendue a une odeur analogue à celle du bouillon, une saveur prononcée et persistante ; elle ralentit le pouls et provoque des selles. Le chlorhydrate de cette base précipite le chlorure de platine en jaune, le chlorure d'or en jaune clair, le bichlorure de mercure en blanc et le tannin en blanchâtre. (*Pharm. Zeitung*, XXXI, 1886, 146.)

M. BOYMOND.

Conservation des solutions de cocaïne.

(SQUIBB.)

L'acide salicylique, ajouté aux solutions de chlorhydrate de cocaïne en quantité suffisante pour assurer leur conservation, exerce une action irritante sur les yeux, laquelle rend son emploi impossible. L'acide borique (0 gr. 50 centigr. pour 100) n'a pas le même inconvénient ; il préserve la solution de cocaïne de toute décomposition pendant plus de six mois. On peut sans danger en élever la proportion à 1 pour cent. L'eau camphrée a été proposée dans le même but : elle est moins sédative ou plus irritante sur les membranes muqueuses que l'acide borique.

M. B.

—

Sur la tulipine.

Cet alcaloïde, extrait pour la première fois, par Gerrard, de la tulipe des jardins, arrivée à complet développement, paraît exister dans toutes les parties de la plante, même dans les pétales de la fleur. Ringer considère cet alcaloïde comme un sialagogue très énergique, parce qu'il produit une salivation considérable. Il n'a aucune action sur la pupille. Les grenouilles auxquelles on a administré de la tulipine meurent avec le cœur en systole et présentent les mêmes phénomènes toxiques que ceux de la vératrine. Ce nouvel alcaloïde a été peu étudié jusqu'ici au *point* de vue chimique et thérapeutique ; mais on le considère comme un toxique musculaire, qui agit sur la moelle et les nerfs sensitifs. Il se rapproche de la colchicine et de la scillitine. (*Pharm Zeitschrift für Rusland*. XXV, 1886, 279.)

—

Solutions salines saturées pour bains-marie.

Avec les sels suivants, en solutions saturées, on obtient les températures suivantes à l'ébullition :

	Température.
Sulfate de soude	100°5
Acétate de plomb, 101°5	101°5
Sulfate de cuivre	102°
Chlorure de potassium	103°
Alun	104°
Borax	105°
Sulfate de magnésie	105°
Chlorure de sodium	106°
Chlorhydrate d'ammoniaque	112°
Azotate de potasse	113°
Azotate de soude	117°
Acétate de soude	122°
Chlorure de calcium	141°
Chlorure de zinc	160°

(*Zeitschrift desoest. Ap. Ver.* XXIV, 1886, 181.)

—

Le morrhuol, principe actif de l'huile de foie de morue.

Lorsqu'on agite de l'huile de foie de morue avec de l'alcool à 90° et qu'on distille ensuite l'alcool séparé de l'huile, on obtient, d'après M. Chapoteaut, un produit, le *morrhuol* âcre, amer, très aromatique, cristallisant en partie à la température ordinaire. Ce produit qui, d'après le même auteur, serait le principe actif de l'huile de foie de morue, renferme du phosphore, de l'iode et du brôme en quantité très notable; on en trouve de dix à douze fois plus que dans l'huile primitive. Ces divers corps se trouvent tellement unis entre eux qu'il est impossible de les isoler et de les doser séparément.

Le morrhuol administré, au moment du repas, en capsules à la dose de 0 gr. 20 (correspondant à 5 gr. d'huile de foie de morue) à 1 gr. 40 par jour, à des enfants de six à huit ans, et à une dose double et quadruple chez des enfants plus âgés et chez des adultes, n'a amené aucun trouble de la digestion et a donné de sérieux résultats sur des malades que l'huile de foie de morue eût certainement améliorés, mais pas avec la même rapidité. Chez tous les tuberculeux à la première période ainsi traités, l'état général devint meilleur, la toux se calma, et l'expectoration diminua rapidement.

M. B.

—

Dépôts formés par les teintures.

(Cripps.)

Depuis longtemps l'auteur a fait de nombreuses observations sur les dépôts qui se forment, à la longue, dans les flacons à teintures. Il communique les quatre suivantes :

Teinture de digitale : très faible dépôt constitué par de la digitaline.

Teinture éthérée de lobélie : Dépôt formé par une matière résineuse, sans lobéline.

Teinture de noix vomique : Précipité blanc de petites aiguilles cristallines constitué par un corps gras.

Teinture d'opium : Précipité formé par de la morphine et de l'acide méconique. (*Pharm. Journal and Transactions.*)

M. B.

—

Eau ferrugineuse artificielle à base de pyro-phosphate de fer.

La solution ferrugineuse, destinée à la confection de l'eau ferrugineuse phosphatée, se prépare en faisant réagir à froid, pendant 48 heures, 1 partie de pyrophosphate de fer et 2 parties de pyrophosphate de soude avec de l'eau. Les deux sels sont préalablement très finement broyés. La solution vert pâle est filtrée et introduite dans le cylindre de l'appareil à eaux gazeuses. Pour 200 gr. d'eau distillée, on emploie 0 gr. 10 de pyrophosphate de fer et 3 atmosphères d'acide carbonique. Pour une grande consommation, on précipite directement le perchlorure de fer par le pyrophosphate de soude finement pulvérisé, et on ajoute, peu à peu, l'eau nécessaire. On obtient ainsi rapidement une solution vert-foncé facilement altérable par la lumière, et qui, pour cette raison, doit être conservée en lieu obscur. L'eau ferrugineuse ainsi préparée a un goût franc et agréable, ne s'altère pas et peut supporter le transport dans les contrées tropicales. (*Zeitschrift für Mineralwasser fabrikation* et *Pharm. Zeitschrift für Russland*, XXV, 1886, 278.)

Nitrite d'amyle, antidote de la cocaïne.

Le D* Shilling, appelé auprès d'une personne ayant perdu connaissance à la suite d'une injection de cocaïne pour l'avulsion d'une dent, fit respirer 3 gouttes de nitrite d'amyle sur un mouchoir. En très peu de temps, la personne reprit ses sens. (*Pharm. Zeitung*, XXXI, 1885, 275.)

Glycérolé d'alun.

(PARKER.)

Alun....................... 1
Glycérine 5
Dissoudre à l'aide d'une douce chaleur.

Le D* R. W. Parker recommande l'emploi de ce glycérolé comme astringent énergique, moins désagréable que le tannin et tout à fait compatible avec les sels de fer. Cette préparation a été adoptée par la nouvelle pharmacopée britannique.

Action toxique de l'arum italicum.

(SPICA et BISCARO.)

Deux jeunes gens étant devenus très malades par suite de l'usage alimentaire de l'*arum italicum*, les auteurs ont recherché le principe actif de cette plante. Ils ont constaté la présence de la *saponine* et c'est à elle qu'ils attribuent les accidents observés. (*Annali di chimica e di farmacologia*, 1885, 92.)

M. B.

Sur la strophantine.

La strophantine, corps cristallisé analogue à la digitaline, est extraite du *strophantus hispidus*, plante grimpante de la Sénégambie, où les indigènes l'emploient comme poison pour les flèches.

Ce nouveau diurétique s'emploie en injections sous-cutanées à la dose de un demi-milligramme à un milligramme. (*Pharm. Centralhalle*, XXVII, 1886, 198.)

M. BOYMOND.

Le tribromure d'Allyle

(Armand de FLEURY).

Le tribomure d'Allyle obtenu par Wurtz, en faisant agir l'iodure d'Allyle sur une fois et demie son poids de brome, est un liquide incolore très soluble dans l'éther, bouillant à 217°, se solidifiant à — 10° et se cristallisant par solidification lente en beaux prismes fusibles à + 16° ; sa densité est 2.436.

M. Fleury a expérimenté ce corps sur la grenouille, le cobaye et le lapin ; il constate que, sous l'influence du tribomure d'Allyle, les convulsions produites par la picrotoxine et la strychnine sont notablement atténuées, sinon supprimées ; que la mort, à la suite de l'emploi de doses certainement mortelles de ces substances, est très retardée. Le tribomure d'Allyle, administré seul, produit une sorte d'ivresse avec résolution, mais, à moins de doses très considérables, n'amène pas la mort.

L'auteur a employé chez ses malades tantôt des injections souscutanées, tantôt des capsules contenant 5 gouttes de tribomure d'Allyle, c'est-à-dire 0 gr. 125 milligr. Les doses, en injections hypodermiques, ont été de 2 à 4 gouttes par injection, en solution dans l'éther (1 à 2 cent. cubes). La douleur qui accompagne la piqûre doit être attribuée à l'éther. Les capsules sont administrées par une ou par deux, à trois ou quatre reprises dans les 24 heures. M. de Fleury publie des observations qui établissent qu'il a obtenu de très bons effets dans l'hystérie (convulsions, contractures, crampes), l'asthme, la coqueluche, l'angine de poitrine, les convulsions du premier âge, la gastralgie, les névralgies : « Ces observations, conclut-il, me semblent pleinement justifier l'introduction dans la thérapeutique d'un médicament d'une action énergique, calmante, et surtout de propriétés anodines. »

H. Ch.

—

De la Yerba Santa comme véhicule des préparations de quinine.

(Hartz.)

Pour masquer la saveur amère des préparations de quinine, l'auteur emploie un véhicule qu'il appelle « sirop correctif » et qui est composé de la façon suivante :

Extrait fluide aqueux d'yerba santa............	4 gr.
Sirop simple............	30 »
Essence de citron....	q. s.
Chloroforme...........	1 gr.

Avec ce véhicule, on peut masquer l'amertume de 10 centigrammes de sulfate de quinine. (*The medical Record*, 27 mars 1885.)

P. R.

LE
FORMULAIRE
REVUE DES MÉDICAMENTS NOUVEAUX

REVUE DES MÉDICAMENTS NOUVEAUX

Par le Dr Paul Rodet.

—

L'ASEPTOL. — LE SACCHARIN. — LA QUINOLÉINE.

I. — Aseptol ou acide sozolique. — (ACIDE ORTHOXY-PHÉNYLSULFUREUX). — Cet acide, déjà connu en 1841, a été décrit successivement par Laurent, Schmith, Kékule, Somanoff, etc.., et a été récemment l'objet d'une étude très approfondie faite par M. Emile Serrant, dont nous allons présenter à nos lecteurs les parties qui intéressent la pratique médicale.

Préparation. L'acide sozolique (σοδω, je conserve) est le produit de la combinaison, à la température ordinaire, de l'acide phénique et de l'acide sulfurique concentré à équivalents égaux. Il se présente sous la forme d'un liquide sirupeux, de couleur rose ou rougeâtre ; son odeur n'est pas désagréable. Il est soluble dans l'eau en toutes proportions ; cristallise à 8° et distille à 130°.

Doses. — On l'emploie à différents degrés de concentration
Solution faible : 1 pour 100.
Solution forte : 10 pour 100.
Solution concentrée : 50 pour 100.

Action physiologique. — L'acide sozolique appliqué sur la main ne détermine pas un effet corrosif comme l'acide phé-

nique, il donne simplement une légère sensation de chaleur.
Mis en contact avec des liquides fermentescibles, il en empêche
la putréfaction ou l'arrête, quand elle est commencée. Les
expériences de M. Serrant ont pleinement confirmé ce fait. Ce
chimiste distingué a démontré que l'urine, additionnée d'une
solution d'acide sozolique à 1 pour 100 et exposée pendant cinquante jours à l'air et à toutes les variations de température,
conservait sa proportion d'urée intacte et que si l'on se servait, pour l'expérience, d'une urine en voie de décomposition,
cette dernière se trouvait immédiatement arrêtée avec une solution à 2 pour 100. Des débris animaux peuvent également
être conservés pendant plusieurs mois, dans une solution faible, sans présenter trace de décomposition. Des eaux d'égout,
de latrines ne laissent plus dégager aucune odeur ammoniacale ou sulfurique si l'on y verse une solution d'acide sozolique étendue.

L'acide sozolique possède en outre un pourvoir styptique et
astringent régulier, ce qui permet de l'employer dans tous les
cas où l'on se servirait du tannin, de l'alun, du perchlorure
de fer, etc. Il tonifie la peau et les muqueuses, resserre les
tissus, arrête les hémorrhagies.

Avantages. Cet acide présente sur l'acide phénique les avantages suivants : il est très soluble dans l'eau, très peu caustique, et, pour ainsi dire, aucunement toxique ; enfin, son degré d'antisepticité est supérieur à celui de l'acide phénique.

Applications thérapeutiques.

Dermatoses. — Lupus. — Ulcères cancéreux et syphilitiques.
— En solution de 2 à 5 pour 100, il agit comme substitutif et
désinfectant.

Eczéma. — Herpès. — Psoriasis. — Prurigo. — Solution à 5
pour 100 que l'on étend sur les parties avec un pinceau.

Abcès urineux. — Fistules urinaires. — Plaies baignées par
l'urine. — Solution à 2 pour 100 avec laquelle on imbibe de la
charpie qu'on applique sur les parties comme pansement.

Blennorrhagies. — Blennorrhées. — Leucorrhées. — Cattarrhe vésical.— Cystite. — Pyélite calculeuse. — Solutions à 2 pour 100 en injections.

Sueurs fétides. — Démangeaisons de toute nature. — Solution à 2 pour 100 appliquée pure ou mélangée à de la poudre de talc ou d'amidon.

Otite externes. — Catarrhe purulent de l'oreille. — Solution à 2 pour 100.

Stomatites. — Muguet. — Diphthérie. — Angines. — Solution de degré variable selon l'intensité du cas.

Cancer de l'estomac. — Il fait disparaître la fétidité des vomissements.

Rhumatisme articulaire aigu. — Goutte. — Son analogie avec l'acide salicylique l'a fait employer dans ces affections et il a, d'après M. Serrant, donné des résultats plus probants que ceux fournis par les salicylates. On donne l'acide sozolique par petites doses d'heure en heure de façon à en faire prendre cinq grammes dans les ving quatre heures, d'après la formule suivante :

Potion

Eau distillée............   120 grammes.
Sirop de menthe........   30
Acide sozolique..........   5

à prendre par cuillerées à potage toutes les heures.

On constate une diminution rapide des douleurs et de la fièvre. Les sueurs se modifient et la proportion d'acide urique et de sels augmente notablement dans les urines.

Fièvre typhoïde. — Dysenterie. — Administré en lavements à la dose de 2 à 3 grammes, il agit comme désinfectant et modificateur de la muqueuse du rectum et du gros intestin.

Pansement des plaies. — On se sert généralement d'une solution à 1 pour 250 ou 1 pour 100.

Pustule maligne. — Chancre. Angine couenneuse. En solution concentrée de 10 à 50 pour 100.

Piqûre vénéneuses — L'acide sozolique, à l'état pur, agira mieux que l'acide phénique, dont l'action styptique et coagulante est un obstacle à sa pénétration dans les plaies. Le premier, au contraire, pénètre assez loin pour neutraliser le virus.

II. — Le saccharin. — Le saccharin a été étudié pour la première fois par Fahlberg, en 1879, à peu près en même temps que le professeur Fra Remsen publiait un travail sur ce corps dans l'*American chemical Journal*, vol. 1.

Ce nouveau corps fait partie de la série aromatique qui a fourni déjà des produits si nombreux à la thérapeutique. Au point de vue chimique, ce n'est autre chose que l'acide anhydro-orthosulfaminbenzoïque.

Propriétés physiques. — Il se présente sous forme d'une poudre blanche, composée de cristaux irréguliers.

Il est peu soluble dans l'eau, dans la proportion d'un demi pour cent, à la température ordinaire ; dans l'eau chaude, au contraire, il se dissout en toute proportion très rapidement et laisse déposer des cristaux par refroidissement. Il est également très soluble dans l'alcool et dans l'éther. Les sels qu'il forme avec les oxydes et les carbonates alcalins sont très solubles ; mais si on leur ajoute des acides, on détermine immédiatement la précipitation du saccharin. Chauffé à 104°, il fond et se décompose en partie. Si on le fait fondre avec de la potasse, il forme de l'acide salicylique. Sa propriété la plus remarquable, et qui constitue pour lui un grand avantage en thérapeutique, est sa saveur sucrée qui est tellement développée qu'on peut l'apprécier en en faisant dissoudre seulement cinq centigrammes dans cinq litres d'eau, tandis que la même quantité de sucre perd complètement sa saveur quand elle est dissoute dans plus de quinze grammes d'eau, de sorte que le saccharin a une saveur trois cents fois plus sucrée que le sucre.

Propriétés physiologiques. — D'après les recherches du Dr Mosso, ce corps n'est pas éliminé par l'urine, comme les acides benzoïque ou salicylique, sous forme d'acide hippurique ou salicylurique, mais bien sous la même forme que celle d'après aquelle il a été ingéré. Des grenouilles peuvent vivre indéfini ment au milieu d'une solution aqueuse de saccharin. Quand on l'injecte sous la peau, l'urine accuse au bout de quinze minutes une saveur sucrée qui persiste pendant plusieurs jours.

Administré à haute dose chez le chien, le saccharin n'apporte aucun trouble à la nutrition et ne modifie en rien la quantité d'urine excrétée chaque jour. On constate aussi que, chez les animaux auxquels on donne du saccharin, l'urine a une tendance bien moins grande à la putréfaction. De plus, la proportion des chlorures est augmentée, tandis que celle des phosphates et des sulfates reste normale.

Les animaux soumis au régime du saccharin augmentent de poids.

Chez l'homme, des doses de 5 grammes ne produisent aucun effet anormal ; au contraire, l'appétit est augmenté. Les reins sont la seule voie de l'élimination du saccharin, qui manifeste sa présence dans l'urine une demi-heure après son ingestion. On peut donc en conclure que ce corps ne produit aucun effet toxique ou délétère sur l'organisme humain.

Applications thérapeutiques. — Cette nouvelle substance est destinée surtout à servir de correctif pour en faire tolérer d'autres qui auraient une saveur désagréable.

Ainsi, en ajoutant une partie de saccharin à deux parties de quinine, on arrive à masquer l'amertume de cette dernière. Comme c'est un acide, il se combine avec les bases pour former des sels, de sorte qu'on peut l'associer directement à la quinine et obtenir ainsi un sulfaminbenzoate de quinine.

Dans les fermentations gastro-intestinales, où le sucre et les hydrocarbures sont contre-indiqués, on peut l'employer pour dissimuler la saveur nauséeuse des autres remèdes, d'autant plus qu'il possède des propriétés antiseptiques.

On peut aussi l'utiliser comme condiment dans le lait et les autres aliments.

Il semble tout indiqué pour corriger le goût des vins, élixirs, etc., qui, sans cela, pourraient déterminer des troubles gastriques.

Comme condiment, il peut également servir aux individus

qui suivent un traitement contre l'obésité, ainsi qu'aux diabétiques. Chez ces derniers, on l'emploiera, en outre, pour sucrer le café ou le thé, car il n'en faut que cinq à dix centigrammes ; on pourra également l'ajouter aux gelées et autres aliments prescrits à ces malades.

III. — La quinoléine (1). — La relation clinique qui existe entre la quinoléine et les alcaloïdes de la quinine, confirmée par de récentes expériences, décida le Dr S. Donath à étudier les propriétés physiologiques et thérapeutiques de ce médicament. Les nombreuses expériences démontrèrent, en effet, que la quinoléine possède une action physiologique tout à fait analogue à celle de la quinine.

Donath tire de ces travaux les conclusions suivantes :

1o Introduite dans le courant sanguin, la quinoléine abaisse notablement la température.

2o Une solution de 0,2 pour 100 empêche la putréfaction des corps (urines, etc.), ainsi que le développement des bactéries et la fermentation lactique ; elle constitue un antiseptique plus énergique que l'acide salicylique, l'acide phénique, la quinine, l'acide borique, le sulfate de cuivre et l'alcool.

3o Une solution de 0,4 pour 100 arrête la putréfaction du sang et retarde pour quelque temps la coagulation du lait.

4o Une solution de 1 pour cent empêche la coagulation du sang, propriété très passagère de la quinine.

5o Comme la quinine, elle abaisse la température du sang en coagulant l'albumine.

Elle n'a aucune action sur la fermentation de la levure de bière, sur laquelle elle agit à la façon de la quinine.

La quinoléine a les mêmes propriétés antiseptiques et fébrifuges que la quinine, et présente, en outre, d'autres avantages.

(1) Cette note est extraite de l'étude thérapeutique des médicaments modernes par les docteurs Gomez et Delétrez.

Usages. — Les conclusions tirées des propriétés chimiques et physiologiques de la quinoléine ont été confirmées par les expériences cliniques. On a essayé le tartrate de quinoléine dans les fièvres intermittentes de différents types et toujours il a donné les résultats les plus favorables et les plus brillants. Il est indiqué dans les *névralgies intermittentes*, dans la coqueluche et la fièvre typhoïde à titre de défervescent.

Il est prouvé que la quinoléine peut remplacer la quinine sans produire des étourdissements, vertiges, surdité. Le Dr Lockroy l'a employée avec succès dans plus de 40 cas.

Le Dr Salkowsky a expérimenté ce médicament dans les hôpitaux militaires de St-Pétersbourg et a démontré qu'il abaissait la température comme la quinine et qu'il possédait une notable efficacité pour combattre les fièvres intermittentes.

Administration des doses. — Le sel employé est le tartrate ; on l'administre de la même façon et aux mêmes doses que le sulfate de quinine. Chez les adultes, on donne 50 centigrammes à 1 gramme en cachets.

Dans les fièvres intermittentes on fait prendre, trois heures vant l'accès, un gramme en 3 doses, en cachets ou en solution composée de 50 grammes d'eau distillée, 50 grammes de sirop de framboises et 1 à 3 grammes d'eau de laurier cerise.

Pour combattre les nausées qui surviennent parfois, on administre, immédiatement après la quinoléine, une cuillérée de jus de limon ou quelques morceaux de glace.

Son application la plus utile, vu son absence d'amertume, est dans les maladies des enfants ; de 4 à 8 ans, on donne la moitié de la dose indiquée pour les adultes, toujours en solution ; dans un âge moins avancé, on réduit la dose en proportion.

Voici une bonne formule pour les enfants :

> Tartrate de quinoléine. . . . 1 gramme.
> Eau distillée. . . . . } āā 50 grammes.
> Sirop simple. . . . . }

Diviser en 4 doses à prendre en deux jours.

Les dentistes l'emploient comme antiseptique et l'administrent en place de l'acide phénique dans le traitement de la carie.

La solution suivante est très recommandée en gargarisme dans les ulcérations de la bouche :

> Tartrate de quinoléine. . 1.50 cent.
> Eau distillée. . . . . 140 grammes.
> Alcool rectifié. . . . . 20 ,
> Essence de menthe. . . . 1 goutte.

On dilue dans 5, 6 ou 8 fois son poids d'eau. Une cuillerée de cette solution dans un peu d'eau constitue un bon dentifrice.

THÉRAPEUTIQUE MÉDICALE

—

Posologie de quelques médicaments nouveaux ou rénovés.

Acide Osmique (perosmique). À l'intérieur 0 gr. 001 milligr., plusieurs fois par jour, le mieux en pilules avec bol d'Arménie. En injections, solution au centième, à conserver dans des flacons en verre brun.

Agaricine : 0,005 milligr. à 0,01 centigr. en pilules avec la poudre de Dower.

Aloïne : 0,12 centigr. à 0,24 centigr., en pilules.

Antipyrine : 5 à 6 grammes en 3 doses, à des intervalles d'une heure. Chez les enfants, en trois fois, avec intervalle d'une heure, autant de décigrammes que l'enfant a d'années.

Salicylate de Bismuth : 0,30 à 0,50 centigr., en pilules. Dans le typhus 1 à 2 grammes en cachets, 10 à 12 gr. par jour.

Cannabinone : 0 gr. 05 à 0,10 centigr., en poudre avec café torréfié.

Caféine : Au début : 0 gr. 20 centigr., plusieurs fois par jour, soit 0. gr. 80 par jour, jusqu'à 1 gr. 50 et 2 gr. par jour.

Le *benzoate de soude et de caféine* renferme la moitié de son poids de caféine pure. *Pour le salicylate de soude et de caféine*, 16 parties correspondent à 10 parties de caféine pure.

Colocynthine : En injections sous-cutanées : 0 gr. 01 à 0 gr.02 centigr. A l'intérieur : 0 gr. 10 à 0 gr. 40 centigr., en pilules.

Convallamarine : A l'intérieur 0 gr. 05 à 0 gr. 06 centigr., à deux heures d'intervalle jusqu'à 1 gr. par jour.

Evonymine :0 gr. 10 à 0 gr. 20 et 0 gr. 40 en pilules avec extrait de belladone ou de jusquiame.

Elleboréine : 0 gr. 01 centigr. à 0 gr. 02 centigr. : 4 à 6 fois par jour en pilules ou en solution dans un véhicule mucilagineux.

Tannate de mercure (protoxyde): 0 gr. 10 centigr., trois fois par jour en cachets.

Nitroglycérine : 0 gr. 0002 à 0 gr. 001 milligramme, plusieurs fois par jour en solution alcoolique ou huileuse. D'après Rossbach, on dissout 0 gr. 10 c. de nitroglycérine dans l'éther, on ajoute à 200 grammes d'un mélange de 2 parties de poudre de chocolat et de 1 partie de poudre de gomme, on mélange exactement et on fait selon art 200 pastilles, dont chacune renferme 0 gr. 0005 dixièmes de milligramme de nitroglycérine.

Picrotoine : 0 gr. 008 milligr., à 0 gr. 01 centigr., en solution aqueuse.

Thalline (sulfate) : 0 gr. 25 à 0 gr. 50 centigr., en solution aqueuse avec un correctif, ou dans du vin. (*Pharm. Zeitung* et *Pharm. Rundschau*, IV, 1886, 69.)

M. Boymond.

—

Formules de la créosote.

(Bordet.)

Eau créosotée.

Créosote.............. 1 gr.
Eau.............. 100 —
Pansement des plaies.

Pommade créosotée.

Créosote.............. 1 gr.
Axonge.............. 15 —
Ulcères putrides.

Potion (Pécholier).

Créosote.............. 3 gouttes.
Eau.............. 90 gr.
Eau de fleur d'o-
ranger.............. 30 —
Essence de citron.... 2 gouttes.
Par cuillerée à bouche, toutes les 2 heures, dans la fièvre typhoïde.

Vin créosoté (Bouchard).

Créosote de gou-
dron de bois.... 1 gr. 50
Alcool de Mont-
pellier.............. 2 — 50
Vin de Malaga pour faire 1 litre.

1 ou 2 cuillerées à soupe dans un verre d'eau le matin, à jeun, et le soir.

Huile de foie de morue créosotée.

Créosote........ 1 et 2 gr.
Huile de foie de morue 150 —

1 ou 2 cuillerées à bouche par jour dans la phthisie pulmonaire.

Elixir.

Créosote........ 10 gr.
Alcool à 80°..... 300 —
Sirop de gentiane 700 —

Elixir (Dujardin-Beaumetz).

Créosote.......... 3 gr.
Alcool............ 100 —
Vin de Bagnols... 300 —
Sirop de sucre... 100 —

Matin et soir une cuillerée à bouche de cet élixir dans un verre d'eau édulcoré avec du sirop de groseille.

Capsules norvégiennes.

Créosote........ 0 gr. 050
Goudron de Nor-
vège............ 0,075
Baume de Tolu. 0,075

Pour 1 capsule 4 à 12 par jour.

Vin (Dujardin-Beaumetz).

Créosote.......... 6 gr.
Alcool de Montpel-
lier........... 12 —
Sirop de sucre..... 14 —

Malaga pour compléter 1 litre ; chaque cuillerée doit être donnée dans un verre d'eau sucrée. Elle contient 0,30 de créosote.

Glycerine créosotée.

Glycérine.......... 60 gr.
Alcool............ 4 —
Créosote pure..... 1 —

En attouchement dans la laryngite tuberculeuse.

—

Traitement de la vomique.

(TRASTOUR.)

Iode............... 1 gram.
Iodure de potassium. . 10 >
Eau distillée........ 300 >

Faites dissoudre une cuillerée à café chaque jour, dans deux tasses de lait, qu'on donne aux personnes atteintes de vomique, pour diminuer la tendance à faire du pus ; le malade prend un litre et demi de lait écrémé dans les vingt-quatre heures, et augmente sa ration d'un demi-litre tous les deux jours; on revient à l'alimentation ordinaire, à la viande, à la bière, au vin, dès que l'appétit le permet ; pour masquer la félidité de l'expectoration, on fait respirer l'essence de thym, l'eucalyptol, le camphre et l'acide phénique; on recommande au malade des inspirations profondes, méthodiques, afin que le poumon affaissé reprenne de l'amplitude. Si cela est indispensable, appliquer en permanence sur le point malade, soit des mouches de Milan, soit des cautères.

—

Formule contre la tympanite

(Maurice Raynaud.)

1º Poudre de noix vomique. 0,30 c.
— d'anis .... 0,15 c.
Mêlez et divisez en deux paquets.
Un matin et soir.

2º Charbon en poudre, deux cuillerées à bouche dans le courant de la journée.

—

Prises contre les crampes d'estomac.

Sous-nitrate de bismuth. 1 g.
Sucre pulvérisé .... 4 g.
Acétate de morphine.... 0 g. 05 c.

A prendre, un paquet avant chaque repas, deux fois par jour.

S. M.

—

Poudre contre l'atonie gastro-intestinale.

(G. Sée.)

Magnésie calc., craie lav. ââ 30 gr.
Colombo pulvérisé......... 2 gr.
Vanille pulvérisée........ 1 gr.

Mêlez. — Une demi-cuillerée à café avant chaque repas aux personnes atteintes d'atonie gastro-intestinale avec tympanisme. — On y ajoute, dans certains cas, 5 à 10 gouttes de teinture de noix vomique dans une cuillerée de café noir, à la fin du repas. Purgatif salin de temps en temps.

—

Poudre laxative et diurétique.

(Peter.)

Scille pulv.....
Digitale pulv.. } ââ 0 gr. 05 centig.
Calomel........

Mêlez avec soin et divisez en 3 prises.

On les administre, à une heure d'intervalle, aux personnes atteintes de maladies de cœur, afin de produire une action dérivative, résultant d'un triple effet sur le cœur, sur les reins et sur le foie. On peut y revenir au bout de deux ou trois jours, selon le résultat obtenu.

—

Potion contre la dyspepsie.

Acide salicylique } ââ 6 gram.
Borate de soude

Chauffez jusqu'à dissolution complète et ajoutez :
Eau distillée ...... 120 gr.
Sirop simple. ..... 30 »

Une ou deux cuillerées à bouche matin et soir.

—

Mixture apéritive.

Vin de gentiane........ 300 gram.
Vin de rhubarbe..... 100 »
Alcoolature de racine
d'aconit............ 4 »
Essence d'anis........ XX gouttes

Une cuillerée à bouche de ce mélange à la fin du principal repas quand l'anorexie coïncide avec de la constipation et du tympanisme.

—

Sur l'uréthane, nouvel hypnotique.

L'uréthane, $C^3 H^7 Az O^2$, est l'éther éthylique de l'acide carbonique. Elle se présente sous forme de cristaux blancs, d'une faible odeur, de goût particulier, très soluble dans l'eau, l'alcool et l'éther. A l'état de siccité, elle distille vers 180° sans décomposition. A l'état humide, elle se décompose à la distillation avec production d'ammoniaque. La solution de l'uréthane dans l'eau est complètement neutre et ne donne aucun précipité par le nitrate d'argent.

Schmiedeberg l'a essayée sur les animaux et Jolly sur l'homme. Ils lui ont trouvé des propriétés hypnotiques.

Von Jaksch a institué une série d'observations qui lui font assigner à l'uréthane une place choisie parmi les hypnotiques, qui pour la plupart présentent des inconvénients ou même des contre-indications. Son mode d'administration est des plus commodes, n'ayant pas besoin de correctif et étant très soluble dans les véhicules ordinaires. Les premières doses essayées ont été de 0 gr. 50 à 1 gramme, mais ces doses n'ont pas paru suffisantes et on peut même l'administrer jusqu'à 2 et 3 grammes. Elle est facilement supportée par les malades et le sommeil ne diffère pas du sommeil physiologique. Von Jaksch l'a employée contre l'insomnie dans la phthisie, les maladies du cœur, chez les alcooliques et les maniaques. Il la signale surtout comme donnant de bons effets dans la médecine des enfants.

M. BOYMOND,

THÉRAPEUTIQUE CHIRURGICALE

—

Traitement de l'ongle incarné.
(LUCAS-CHAMPIONNIÈRE.)

On lave le pied à l'eau de Panama, l'orteil et les parties voisines avec une solution d'acide phénique à 5 pour cent. On produit l'anesthésie locale à l'aide d'un mélange réfrigérant, puis on arrache l'ongle, et on excise les bourrelets. Cela fait, on lave de nouveau avec la solution phéniquée, et on applique sur l'orteil de la ouate salycilée imprégnée de vaseline, avec un cinquième d'acide borique. On saupoudre ce pansement avec de la poudre d'iodoforme, on entoure la tout d'un peu d'ouate salycilée, puis de ouate ordinaire, et enfin d'une bande bien serrée. — Ce pansement est ordinairement retiré au bout de trois semaines, époque à laquelle la cicatrisation est complète ou au moins très avancée. On peut à la rigueur le simplifier, en remplaçant la ouate salycilée par de la ouate trempée dans une solution phéniquée au 40°, et l'iodoforme, par un mélange de colophane et de charbon. L'opéré, après guérison, doit toujours porter des chaussures larges, dans lesquelles l'orteil se trouve bien matelassé. (*Union médicale*.)

Mixture contre la périostite dentaire.

(ROBIN.)

Teinture d'iode............. 4 gr.
Alcoolature d'aconit....... 1 —

Mêlez. Deux fois par jour, à l'aide d'un pinceau on étend cette teinture sur le rebord gingival, dans les cas de périostite chronique, et surtout dans les caries non pénétrantes, lorsqu'après une obturation prématurée, la pulpe reste sensible aux pressions de température ; l'inflammation s'arrête ordinairement après 3 à 4 jours de traitement.

Pommade contre les scrofulides chroniques.

(Bzin.)

Iodure de plomb.. de 1 à 3 gr.
Extrait de ciguë... de 1 à 3 gr.
Axonge.......... 30 gr.

Mêlez. Pour une pommade pour frictions sur les ganglions enflammés, dans le cas de scrofulide chronique. — On peut remplacer l'iodure de plomb, par de l'iodure de potassium ou de sodium, à l'intérieur, on prescrit de l'huile de foie de morue, et le sirop d'iodure.

Pansement au bismuth.

Rocher et Biedel prescrivent la solution suivante dans le pansement des plaies :
Sous-nitrate de bismuth. 2 gr.
Eau distillée............ 100 —

On fait avec cette solution des attouchements légers sur toute la plaie saignante, on panse le fond de la plaie avec de la tarlatane imbibée de la même liqueur ; une solution plus concentrée peut occasionner des phénomènes d'intoxication.

Poudre de café comme antiseptique de campagne.

(Dr OPPLER.)

L'emploi de la poudre de café, facile à trouver dans des approvisionnements, consisterait à appliquer cette poudre sur la plaie, à la recouvrir d'un peu de terre, et à maintenir le tout de façon à former un pansement antiseptique occlusif. Les expériences de l'auteur lui permettent d'affirmer les propriétés aseptiques de la poudre de café. (*Deutsche milit. Zeitung,* 1885.)

A. B.

Gaze à l'iodol.

La gaze à l'iodol est préparée en plongeant de la gaze dans le mélange suivant :

Iodol .... 1 partie
Résine .... 1 »
Glycérine .... 1 »
Alcool .... 10 »

L'iodol est inodore, non toxique et par conséquent préférable à l'iodoforme.

BOYMOND.

Pâte de Lister.

Acide phénique .... 20 gr.
Huile de lin ou d'olive .. 100 —
Craie blanche pulvérisée : quantité suffisante pour obtenir une pâte molle.

On étend cette pâte sur une feuille de gutta-percha ou sur une feuille d'étain, et on l'applique soit sur une articulation ouverte, soit sur un abcès profond, soit sur une plaie chirurgicale.

Traitement local de l'odontalgie.

Blanc de baleine ou cire 2
Hydrate de chloral 2
Acide phénique 1

On fait fondre le blanc de baleine ou la cire et on ajoute, en remuant, le chloral et l'acide phénique, puis on plonge dans le mélange de petits morceaux de ouate phéniquée, qui, par refroidissement, deviennent solides. Pour l'emploi, on expose un de ces fragments de coton à une douce chaleur, pour le ramollir, et on l'introduit dans le creux de la dent. (*Pharm. Zeitung*, XXIX, 1884, 231).

M. BOYMOND.

Traitement des verrues.

Appliquer chaque jour deux fois et maintenir le plus possible en contact un morceau de papier brouillard enduit de savon noir. La verrue disparaîtra peu à peu par le grattage.

Ce traitement, très ancien, est également applicable aux cors aux pieds.

SYPHILIS & MALADIES CUTANÉES

Traitement du psoriasis par la traumaticine chrysophanique.

(Auspitz.)

Pour éviter certains inconvénients qui résultent de l'emploi de l'acide chrysophanique sous forme de pommade, l'auteur propose la préparation suivante :

Acide chrysophanique...... 10 g.

Traumaticine { Gutta percha pulvérisé... 10 g. Chloroforme . 90 g.

À appliquer au moyen d'un pinceau exclusivement sur les parties atteintes de psoriasis ; le chloroforme s'évapore rapidement et la gutta-percha se déposant peu à peu, forme une pellicule mince et adhérente à la surface de ces parties.

On renouvelle cette application une fois ou même deux fois dans les vingt-quatre heures.

La guérison demande 7 jours en moyenne.

M. Besnier a expérimenté ce traitement ; il applique d'abord au moyen d'un pinceau la solution suivante :

Acide chrysophanique. 10 à 15 gr.
Chloroforme. . . . . . 80 à 85 gr.

Cet acide est employé à l'état de frictions assez énergiques au moyen d'un pinceau de soie pure.

Ensuite au moyen d'un pinceau plat à vernis on applique la traumaticine.

Gutta-percha purifiée. . 10 gram.
Chloroforme. . . . . . 90 gram.

Ces applications sont répétées trois à quatre fois par semaine ; le traitement dure trois semaines environ.

Traitement des taches pigmentaires.

(Unna).

On lave la peau à l'alcool et l'on applique sur les taches de petites plaques d'*emplâtre au précipité blanc*, que l'on garde toute la nuit.

Pendant le jour, on applique avec un pinceau la mixture suivante, que l'on laisse sécher :

Amidon de riz........ } āā 2 gr.
Oxyde de bismuth.... }
Craie préparée.........   4 —
Onguent de glycérine..   10 —
Eau de roses...........   90 gou.
M. S. A.

Quand les taches sont très rebelles, on peut employer aussi le remède énergique d'Hebra, consistant en applications de collodion élastique renfermant 1 p.1000 de sublimé.

Pommade contre la séborrhée.

(VIDAL.)

Soufre précipité................ 15 gr.
Huile de ricin................. 50 —
Beurre de cacao............... 12 —
Baume du Pérou............... 2 —

Faites selon l'art.

Onctions matin et soir, sur le cuir chevelu, dans le cas de séborrhée sèche, qu'on confond à tort avec le pityriasis.

—

Pommade contre le sycosis.

Oléate de zinc............ } āā 4 gr.
Oléate de bismuth .... }
Oléate de plomb.......... 8 —
Axonge.................... 16 —

Cette pommade est employée en onctions deux fois par jour, contre le sycosis non parasitaire ; chaque jour la peau est bien nettoyée à l'eau chaude.

—

Pommade sans graisse, pour le pansement des ulcères variqueux et de l'eczéma.

Dr UNNA.

Oxyde de zinc......... } āā 10 gr.
Gélatine.............. }
Glycérine............. } āā 40 gr.
Eau.................... }

On met tremper la gélatine dans les 3/4 de la quantité d'eau indiquée ; on ajoute ensuite les 3/4 de la glycérine et l'on complète la dissolution au bain-marie ; l'oxyde de zinc, ou toute autre poudre médicamenteuse, est mélangé avec soin dans un mortier ; au quart restant de glycérine on ajoute le reste de l'eau, et on mêle le tout à la solution gélatineuse. Cette mixture est étendue chaude sur la partie malade, et l'on applique un bandage dessus. Stanislas MARTIN.

—

Sirop contre les dermatoses herpétiques.

(BAZIN.)

Bicarbonate de soude. 0 gr. 10 ct.
Arséniate de soude.. 0 gr. 10 ct
Sirop de saponaine., 500 gr.

Faites dissoudre.

Une cuillerée, matin et soir, dans une tasse de tisane de houblon ou bardane ; dans les cas de dermatoses herpétiques, on prescrit, en outre, les tisanes amères, les laxatifs et les diurétiques ; l'arséniate de fer convient surtout aux jeunes filles chlorotiques, atteintes d'aménorrhée ou de dysménorrhée, aux sujets faibles et débiles. Parmi les eaux minérales, l'eau de la Bourboule est celle à laquelle l'auteur donne la préférence, en raison de la richesse en arsenic, auquel s'allient du chlorhydrate et du bicarbonate de soude.

—

Le naphtol dans les maladies de la peau.

Le docteur Kaposi préconise la formule suivante dans la gale :

Naphtol............. 15 gram.

Axonge   100   »
Craie blanche pulv. . .   10   »

Faire sur les points où siègent les acores, une friction énergique; on saupoudre ensuite avec de l'amidon et on enveloppe les malades dans une couverture de laine.

—

Alopécie syphilitique.

Axonge . . . .   30 gr.
Turbith minéral. . . . . |
Sulfate de quinine . . . | áá 50 cent.

Pour faire disparaître les squames pityriasiques qui accompagnent souvent cette alopécie, on peut faire faire en outre des lotions avec la préparation suivante :

Eau distillée. . . . .   300 gr.
Carbonate de soude. . .   1 —
Borax. . . . .   0,50 cent.

—

Pilules antisyphilitiques.

M. Laboulbène fait prendre une pilule matin et soir ainsi composée :
Onguent mercuriel double.   4 gr.
Savon amygdalin. . . . .   2 —
Extrait de quinquina. . . . . .   1 —
Extrait gommeux d'opium.   1 —
Guimauve et sirop simple.   q. s.
Pour 40 pilules de 25 centigr. chaque.

—

GYNÉCOLOGIE ET PÉDIATRIE

—

Solution contre les syphilides vulvaires.

Hydrate de chloral. .   5 gram.
Teinture d'eucalyptus   10 —
Eau distillée. . . . .   50 —

F. S. A. une solution, pour le pansement des plaques muqueuses et des syphilides ulcéreuses.
S. M.

—

Coton salicylé pour les pansements utérins.

Acide salicylique pur. . .   10 gr.
Alcool concentré. . . . . . .   100 »
Glycérine . . . .   1 »
Coton purifié. . . . .   100 »

On fait dissoudre de l'acide salicylique dans l'alcool; on ajoute la glycérine, on sature de cette solution le coton purifié, on l'exprime, on le sèche, puis on le détire et on le conserve dans des flacons bouchés.

—

Poudre contre le chancre phagédénique de la vulve.

(TERRILLON.)

Acide pyrogallique. . . . . .   20 gr.
Poudre d'amidon. . . . .   80 —

Mêlez. Dans les chancres phagédéniques anfractueux avec prolongements multiples, on insuffle cette poudre au moyen d'un soufflet ; dans les profondeurs de la plaie, les pansements sont renouvelés deux fois par jour ; la préparation doit être fraîche, et conservée dans un flacon bien bouché.

—

Pommade astringente (pour la muqueuse vaginale).

(MONIN).

Vaseline blanche...... 30 gr.
Extrait de ratanhia..... 4 —
Teint. de roses de Provins................. }
Teinture de vanille..., } àà 5 —
— de capsicum... 50 cent.
M. S. A.

On peut alterner cette préparation avec des lavages de macération de quinquina gris (*corticem virginatis, kinam Peruvianæ appellant.*)

—

Traitement des taches pigmentaires et du masque de la grossesse.

(MONIN.)

Kaolin........... 4 grammes.
Pétréoline........ 10 —
Glycerine........, 4 —

—

Poudre pour les seins.

(MONIN).

Farine de riz........ }
— de marrons d'Inde.................. } àà 100 gr.

Poudre d'amandes amères............ }
Poudre d'iris......., } àà 50 —
Magnésie calcinée.... 10 —
Essence de bois de
Rhodes ....,. 5 —

—

Emploi de la cocaïne dans la coqueluche,

Par le Dr LABRIE.

Eau........ .... 10 gr.
Chlorhydrate de cocaïne 0,50 c,

A l'aide d'un pinceau de martre, on badigeonne pendant quelques secondes le pharynx, l'isthme du gosier, les amygdales, la base de la langue, on tâche de porter le pinceau le plus bas possible, afin d'avoir plus de chance de laisser quelques gouttes de la solution dans le larynx.

Trois badigeonnages dans les vingt-quatre heures ; la première application amène souvent une quinte ; cela ne continue pas à la seconde.

Café noir à la dose de 60 à 125 gr., suivant l'âge. Pas d'autre médicament,

—

Contre la constipation chez les nourrissons.

(ELLIS.)

Prendre toutes les trois heures un des paquets suivants :
Magnésie calcinée... 1 g. 20 à 2 g. 50
Extrait de jusquiame 20 à 30 cent.
Poudre d'ipécacuanha 10 à 15 cent,
Pour 12 paquets.

Traitement de certaines maladies de la peau chez les enfants.

Les observations suivantes sont prises dans le rapport annuel de l'hôpital infantile Saint-Joseph de Vienne, de 1883 :

L'eczéma humide des enfants a cédé promptement à un emplâtre de savon contenant de 5 à 20 p. 100 d'acide salicylique. Des cas légers ont été guéris dans huit jours, des cas plus sévères ont cédé dans l'espace de deux à trois semaines. Dans des cas d'eczéma généralisé à la fois papuleux et squammeux et dans l'intertrigo, on obtient de bons résultats de l'emploi de la pâte salicylique de Lassus dont voici la formule :

Acide salicylique......... 2 à 4 gr.
Vaseline.................. 50 gr.
Oxyde de zinc......... \
Amidon .... / āā 25 gr.

M. et faites une pâte.

On frictionne avec cette pâte les parties malades on et les recouvre avec du coton ; il se forme alors une enveloppe protective et non irritante. On a remarqué qu'elle était moins irritante que la préparation d'axonge. La gale a cédé à l'emploi de l'onguent modifié de Wilkinson, employé deux fois en frictions le malade étant maintenu au lit pendant 36 heures et l'eczéma, s'il existe, est traité par l'emplâtre de savon salicylé, la gélatine ou la pâte salicylée.

Dans le prurigo, des bains très savonneux réussissent dans quelques cas ; dans d'autres, l'onguent de naphthol de Kaposi à 5 p. 100. Dans quelques cas de cette affection, on peut administrer une très faible solution de pilocarpine que l'on continue jusqu'à intolérance.

Dans le lupus ordinaire, on obtient de bons résultats par l'emploi d'un mélange à 10 p. 100 d'acide pyrogallique dans une pommade de glycérine iodée. Dans un cas de lupus papillaire hypertrophique, une solution de sublimé de 0,10 cent, p. 100 d'eau a été employée 5 semaines sans résultat appréciable. (*Archiv. f. Kinderh.*, B. VI, H. 27, et *Archives of Pédiatrics*, 15 juin 1885.)

PHARMACOLOGIE

Sur l'Ethoxycaféine.

L'éthoxycaféine est un dérivé de la caféine déjà étudié par le Dr Filehne, d'Erlangen, et dont les propriétés thérapeutiques ont été reprises et confirmées par le Dr Dujardin-Beaumetz.

La caféine a pour formule C

H¹⁰ Az⁴ O⁸. Si on la traite par le brome, on obtient la *bromocaféine* C⁸ H⁹ Br Az⁴ O⁸. En traitant le composé par l'éthylate de potassium, le chimiste allemand Fischer a obtenu le produit suivant de décomposition C⁸ H⁹ (C² H⁵) Az⁴ O⁸ : c'est l'*héloxycaféine*. En faisant varier les radicaux, on peut préparer une diversité de composés organiques, tels que l'*hydroxycaféine*, la *méthoxycaféine*, etc.

L'éthoxycaféine se présente sous la forme de cristaux blancs, fusibles à 140 degrés ; elle est insoluble dans l'eau et peu soluble dans l'alcool et l'éther ; elle est basique. Comme la caféine, c'est un agent susceptible de congestionner le cerveau et la face, mais d'une manière plus énergique. Son action narcotique la rapproche de la trinitrine et du nitrite d'amyle. La dose moyenne est de 25 centigrammes. Elle donne d'excellents résultats dans le traitement de la migraine ; à la dose de 1 gramme, elle est toxique chez l'homme ; à la dose de 0 gr. 55, elle amène du vertige, de l'ivresse et des nausées.

Au contact du salicylate de soude, l'éthoxycaféine redevient soluble dans l'eau, ce qui explique la formule suivante conseillée par le Dr Dujardin-Beaumetz :

Solution :

Éthoxycaféine	80 cent.
Salicylate de soude	1 gr.
Eau distillée. Q. s. p. f.	10 c. c.

1 cent. cube de cette solution renferme 10 centigrammes de salicylate de soude et 8 centigrammes d'éthoxycaféine. Dose maximum : 1 cuillerée à café.

Comme l'éthoxycaféine amène souvent des troubles du côté de l'estomac, on peut lui adjoindre quelques centigrammes de cocaïne. La formule peut alors être avantageusement employée :

Éthoxycaféine	0 gr. 25
Salicylate de soude	0 gr. 10
Chlorhydrate de cocaïne	0 gr. 10
Eau de tilleul	60 gr.
Sirop de capillaire	20 gr

A prendre en une fois.

M. BOYMOND.

Poudre laxative.

Séné pulvérisé	4 gram.
Réglisse pulvérisée	4 —
Fenouil pulvérisé	2 —
Soufre sublimé et lavé	2 —
Sucre pulvérisé	12 —

Mêlez. A prendre depuis un gramme 80 centig. jusqu'à 3 grammes 60 centig. le matin à jeun, plusieurs jours de suite, pour un effet laxatif.

LE
FORMULAIRE

REVUE DES MÉDICAMENTS NOUVEAUX

REVUE DES MÉDICAMENTS NOUVEAUX

—

L'ICHTHYOL. — LE PICHI.

I. — De l'ichthyol. — L'ichthyol ou huile de poisson a été étudié pour la première fois par Schroeter, de Hambourg. Il est le produit de la distillation de minéraux bitumino-sulfureux provenant des dépôts de poissons fossiles.

Propriétés physiques et chimiques. — L'ichthyol ou sulfo-ich-thyolate de soude se prépare en traitant par l'acide sulfurique concentré le produit de la distillation des minéraux précédents qu'on neutralise ensuite avec la soude. Il a l'aspect et l'odeur du goudron, une réaction alcaline et la consistance de la vaseline. Il est très soluble dans l'eau, en partie seulement dans l'éther ou dans l'alcool, mais complétement dans un mélange d'éther et d'alcool. On peut l'incorporer en toute proportion dans les graisses et dans la vaseline.

Préparation. — On emploie les différentes préparations sui-vantes :

Sulfo-ichthyolate de soude.
    —   — potasse.
    —   — d'ammoniaque.
Solution éthéro-alcoolique d'ichthyol à 5 pour 100.
Ouate à l'ichthyol.
Emplâtre d'ichthyol.

Savon d'ichthyol.

Vaseline à l'ichthyol.

Pour l'emploi interne, on peut masquer son odeur et sa saveur désagréables en ajoutant quelques gouttes d'alcool dans une solution à parties égales de coumarine et de vanilline. Au point de vue de l'usage interne, les expériences sont encore trop peu nombreuses pour qu'on puisse donner des indications précises ; nous nous bornerons donc à indiquer simplement les cas dans lesquels on l'a employé.

APPLICATIONS THÉRAPEUTIQUES.

Lèpre. — Même quand cette affection existe depuis plusieurs années, on peut arriver à la guérir dans un temps relativement court à l'aide d'applications externes et de l'administration interne d'agents réducteurs tel que l'ichthyol. On doit employer à l'extérieur les sels d'ichthyol sous une forme très concentrée. A l'intérieur il suffit d'une dose quotidienne de 75 centigrammes. Comme les sels d'ichthyol peuvent être pris à l'intérieur *ad infinitum*, ils sont très précieux pour le traitement des manifestations internes de la lèpre (yeux, scrotum, foie, ganglions). A l'extérieur, ils sont surtout indiqués chez les individus de constitution faible, dont la peau est très sensible, quand il y a contre-indication à l'emploi d'agents plus actifs tels que la chrysorabine, le pyrogallol.

Acné, de toutes formes. On donne à l'intérieur la préparation suivante :

Sulfoichthyolate d'ammoniaque liquide. . . 4 à 8 gr.

Eau distillée. . . . . 20 —

15 à 50 gouttes dans de l'eau matin et soir.

On obtient ainsi d'excellents résultats même dans l'acné rosacea.

Eczéma, surtout la forme nerveuse. Unna insiste beaucoup sur l'emploi interne et externe de l'ichthyol pour combattre cette affection.

Intertrigo. Les liniments à l'ichthyol en amènent rapidement la guérison.

Erysipèle. Ainsi que dans les états érysipélateux récemment décrits par Rosenbach, l'ichthyol sous une forme quelconque donne d'excellents résultats.

Dans le cas d'érysipèle du cuir chevelu, on se sert habituellement d'un liniment contenant de 20 à 50 pour cent d'ichthyol, en même temps que d'applications de glace sur la tête s'il y a beaucoup de fièvre, bien que ces dernières arrêtent l'absorption du remède. Il serait préférable, dans ce cas, de commencer par faire des pulvérisations d'une solution éthéréo-alcoolique d'ichthyol.

Quand l'érysipèle siège sur les extrémités, Unna conseille la formule suivante :

    Sulfo-ichthyolate d'ammoniaque liquide.   } ää 10 gr.
    Sirop d'éther. . . . .   }
    Collodion . . . .   20 —

Lichen, urticaire, prurigo, ichthyose, érythèmes, herpès, dermatite herpétiforme : l'ichthyol donne les mêmes résultats que dans l'eczéma.

Lupus, sykose : l'ichthyol n'est dans ces cas qu'un remède auxiliaire.

Condylomes larges, kéloïde : employé sous forme de savons, il donne des résultats assez satisfaisants.

Cicatrices étendues et profondes de la peau, telles que celles de la face à la suite de l'acné et de la variole. Des badigeonnages quotidiens avec un liniment concentré d'ichthyol ou avec du collodion à l'ichthyol déterminent la formation d'une croûte, en forme de masque, qui, lors de sa chute, laisse la plaie plus molle et plus superficielle. Schlossberger a obtenu dans un cas de cicatrice de variole à la face, un résultat tout à fait inattendu.

Brûlures. — L'emploi de l'ichthyol mérite d'attirer l'attention de tous les médecins car son action principale, dans ce cas, c'est d'empêcher la vésication, (à condition qu'il soit appliqué de suite) et de calmer la douleur. Dans les brûlures au premier degré, tous les symptômes peuvent se dissiper très rapidement, si on l'applique immédiatement. Si, dans les brûlures plus étendues, on applique de l'ichthyol seulement sur une partie de la plaie, on verra que cette partie ne présente aucune vésication, tandis que les autres parties affectent l'aspect ordinaire des brûlures au second degré. Les applications d'ichthyol font disparaître tous les symptômes ou ramènent une brûlure du second degré à une du premier, mais invariablement la douleur disparaît peu de temps après l'application du médicament.

Gonflement d'origine traumatique ou rhumatismale. — On commence par laver la partie atteinte avec de l'eau tiède, puis on applique la solution sur un morceau d'ouate avec lequel on frictionne la peau, puis on fait un pansement en entourant les parties d'ouate. Il suffit en général d'une seule application par jour, à condition que la partie lésée soit bien frictionnée. Sous l'influence du médicament, la douleur et le gonflement disparaissent et, au bout d'un ou deux jours, il ne reste plus rien.

On prétend que ce médicament jouit de propriétés antirhumatismales très énergiques quand on l'emploie à l'intérieur et à l'extérieur.

L'ichthyol est en outre un styptique et pourra par conséquent rendre des services dans les hémorrhagies et les plaies. L'emplâtre d'ichthyol donne les meilleurs résultats comme pansements dans le cas de coupures.

L'odontalgie elle-même est justiciable de ce médicament. On fait un mélange d'ichthyol et de chloroforme à 1 pour 3 et on en verse une ou deux gouttes sur du coton qu'on introduit dans la cavité de la dent cariée ou avec lequel on frictionne les gencives et on obtient un soulagement immédiat.

II. Le Pichi. — Le Pichi ou Piché du Chili a été introduit en

France, pour la première fois, par le Dr Lucien Boyer, ancien président de la Société de Médecine pratique.

A la séance du 19 février 1885 il a montré à la Société de Médecine pratique des échantillons qui lui avaient été adressés par un de ses amis de Valparaiso, vers la fin de 1884. En même temps, il a donné communication d'une observation curieuse relative à un vieux général péruvien qui aurait évité l'opération de la taille dont il était menacé par son chirurgien qui voulait le débarrasser d'un volumineux calcul de la vessie.

La décoction du bois de Pichi, prise pendant plusieurs semaines, aurait fait disparaître les phénomènes inflammatoires et rendu à son urine sa physionomie normale, en même temps que le calcul aurait été réduit à l'état de bouillie et expulsé par les voies urinaires.

Aucun renseignement au point de vue botanique, ni au point de vue pharmacologique n'avait été transmis sur cette plante au Dr Boyer qui m'en remit des échantillons pour l'examiner.

Grâce à la présence de quelques fleurs qui restaient attachées à la tige d'un des rameaux, mon ami Mussat, professeur à l'Ecole de Grignon et préparateur du cours de botanique à la Faculté, put arriver à déterminer son espèce. Il reconnut que cette plante était le *Fabiana imbricata* de la famille des *Solanées*, tribu des *Nicotianées*.

L'opinion de M. Mussat a été, du reste, confirmée par le professeur Planchon, qui nous a montré, à la Société de Pharmacie, à la séance où j'ai présenté un pied complet de cette plante, la planche de l'ouvrage de Ruiz et Pavon où l'arbuste est dessiné en grandeur naturelle et où on constate que déjà vers la fin du siècle dernier il était désigné sous son nom vulgaire de pichi.

A la séance suivante, M. Planchon nous a montré également un pied de cette plante cultivé depuis de longues années dans les serres de l'Ecole de pharmacie et où il fleurit souvent, mais sans arriver jamais à la fructification.

A la fin de l'année dernière, le Dr Fort, notre compatriote qui habite maintenant Buenos-Ayres, de passage à Paris, entretint de nouveau la Société de médecine pratique de cette plante, dont il avait pu constater les effets dans sa clientèle au Brésil.

C'est alors que, sollicité par plusieurs médecins désireux d'étudier les propriétés thérapeutiques du pichi, j'en ai fait venir une balle par l'intermédiaire d'un de mes confrères de l'Uruguay, M. Rey Azopardo, qui a bien voulu en même temps accompagner son envoi de quelques renseignements sur cette plante.

Je dois à l'obligeance de mon ami, le Dr Murcet, la traduction de la note en langue espagnole de M. Rey Azopardo et je la reproduis ici textuellement : « Le pichi est un arbuste appartenant à la

« famille des solanées, à tige droite, rameuse ; branches abondantes,
« disposées sans ordre ; les petits rameaux sont recouverts par des
« feuilles petites, imbriquées, squamiformes, à face interne concave
« et couverte du côté opposé.

« Les *fleurs* terminales, solitaires, se composent d'un *calice* gamo-
« sépale, petit, persistant, terminé par cinq dents. *Corolle* infundi-
« buliforme, à tube large rétréci à la partie inférieure, de couleur
« blanc violet. *Androcée* de cinq *étamines*, deux grandes et trois pe-
« tites, insérées à la partie inférieure ou interne de la corolle, avec
» *anthères* ovoïdes jumelles. *Pistil* prolongé en style, avec stigma-
« tes aplatis.

« *Fruit* capsulaire subovoïde, biloculaire avec graines nombreuses.

« Cette plante habite la république du Chili, dans les champs sa-
« blonneux de la province de Rere et Itatae, principalement sur les
« bords des fleuves la Laja et le Biobio. »

Le pichi était déjà employé au siècle dernier pour le traitement
de certaines maladies des chèvres et des moutons, d'après une mention de Ruiz et Paron, citée par le professeur Planchon dans la séance de mars de la Société de pharmacie.

Depuis longtemps, les paysans du Chili l'employaient empirique-
ment pour combattre les inflammations des voies urinaires et ils
la considéraient comme souveraine pour dissoudre et désagréger les
calculs de la vessie.

Ce n'est que depuis peu de temps que l'attention des médecins du
pays a été appelée sur ces propriétés particulières du pichi. Plusieurs
observations semblent confirmer son efficacité dans les cas mention-
nés plus haut (1).

C'est la partie ligneuse de la plante qui possède les propriétés
thérapeutiques, à l'exclusion des feuilles qui, paraît-il, n'en renferment pas les principes actifs.

Le mode d'administration est des plus simples. Il suffit de faire
une décoction prolongée de bois de pichi réduit en poudre grossière.
La dose est de 30 grammes pour un litre d'eau.

On prend dans la journée le litre en décoction en quatre fois, un
verre le matin à jeun, un autre avant le déjeuner, le troisième avant
le dîner et le dernier, le soir en se couchant.

Le bois de pichi est excessivement dur ; il a une contexture très
serrée et très résistante due à une certaine proportion de résine qu'il
contient, aussi faut-il le diviser et le soumettre à une décoction prolongée pour lui enlever ses principes actifs.

(1) Voir *American Journal of Pharmacy*, article du Dr Lyons, intitulé :
Fabiana imbricata ou pichi, n° de février 1886.

Dans le but de faciliter son administration aux malades, j'ai préparé un extrait liquide concentré de façon à ce que quatre cuillerées à soupe de cette liqueur reproduisent exactement les 30 grammes de plante qu'on doit employer pour un litre d'eau.

100 grammes de plante réduite en poudre m'ont donné un rendement de 90 grammes d'extrait mou et de 60 grammes d'extrait sec évaporé dans le vide. Cet extrait possède une odeur très aromatique rappelant celle de l'extrait de gayac.

Par le traitement de la plante par l'alcool, j'ai obtenu une résine très amère, insoluble dans l'eau, dans la proportion de 6 gr. 50 cent. par kilogr.

J'ai constaté aussi dans cette plante la présence d'une certaine proportion de tannin et d'amidon.

Le réactif de Winckler y dénote la présence d'un alcaloïde, mais ce qui caractérise surtout le pichi, c'est l'abondante proportion d'un *glucoside* analogue à l'*esculine* et jouissant comme cette substance d'un pouvoir réfringent considérable. En effet, la plante épuisée par l'eau de sa matière extractive, contient encore une assez forte proportion de ce corps fluorescent pour donner une liqueur incolore bleuâtre par réfraction analogue à une solution de sulfate de quinine.

Cette fluorescence, qui disparaît par l'addition de quelques gouttes d'acide chlorhydrique, persiste pendant plusieurs semaines. Cependant, à la longue, elle se détruit en même temps que la solution s'altère. Une légère couche d'éther maintenue à la surface du liquide m'a permis de conserver pendant plus de deux mois le liquide inaltéré et avec une fluorescence persistante.

Que cette substance soit ou non un des principes actifs du pichi, sa présence n'en constitue pas moins un caractère précieux pour déterminer la nature de ses préparations, car la décoction elle-même, malgré la teinte foncée due à la présence de la matière extractive, possède également une teinte bleuâtre bien caractérisée.

MÉDECINE ET THÉRAPEUTIQUE MÉDICALE

—

Pilules contre la tuberculose.
(M. POTAIN.)

Créosote de goudron de hètre.............. 3 gr.	Extrait thébaïque...... 0.25 cen.
	Iodoforme... .... 0.50 —
	Baume de tolu........
	Térébenthine de mélèze. } aa 2 gr.

*

Gomme adragante.... 1.50 cen.
Gomme arabique...... 3 gr.
Magnésie environ...... 6 —

Faites 100 pilules, dont chacune contient 8 centigr. de créosote, 5 milligrammes d'extrait d'opium. On les prescrit à la dose de 6, 8, et 10 par jour, à l'heure des repas ou dans les intervalles.

Stanislas MARTIN.

—

Chute des cheveux chez les convalescents.

(BARRÉ.)

Alcoolé de citron........ 150 gr.
Acide chlorhydrique.... 4 —
  M.S.A.
en lotion matin et soir.

—

Lotion contre la fétidité de l'haleine.

(MONNIN.)

Infusion de sauge....... 250 gr.
Glycérine pure.......... 30 —
Teinture de myrrhe.... } âà 15 —
  — de lavande..... }
Liqueur de Labarraque. 30 —
  M.S.A.
pour lavages de la bouche.

—

Pastilles contre la mauvaise haleine.

(CAZENAVE.)

Café en poudre........... 45 gr.
Charbon végétal......... 15 —
Sucre en poudre........ 15 —
Vanille................. 15 —
Mucilage de gomme du Sénégal............... Q. S.

M. pour faire des pastilles de 1 gramme (5 à 6 par jour).

—

Du traitement de l'érysipèle par la créosote,
Par J. Fox.

Des compresses imbibées d'une solution de 6 à 20 gouttes de créosote par 30 grammes d'eau sont appliquées sur les plaques érysipélateuses, ou sur les ulcérations et les plaies. On peut encore ajouter ce même médicament aux cataplasmes et graduer ses doses en raison de la violence de la maladie. Sous l'influence de ces applications, l'inflammation diminue rapidement, la suppuration s'atténue et les dangers de septicémie disparaissent. Dans une série de 100 cas, M. Fox n'a enregistré qu'une seule fois le décès d'un des malades qui était âgé et très débilité. Il combine d'ailleurs cette médication externe avec le régime et l'emploi méthodique des toniques. (*Saint-Louis Medical journal*, mai 1886.)

THÉRAPEUTIQUE CHIRURGICALE

—

Le nitrate d'argent à l'extérieur dans les irritations spinales.

Dans l'irritation spinale, on a différents moyens pour combattre cette affection, entre autres la cautérisation avec le nitrate d'argent, soit en poudre, soit en crayon, en tenant compte de l'étendue et de la durée de l'irritation spinale ; ce dernier a l'inconvénient d'ajouter une douleur à une autre, de telle sorte que les malades se refusent à prolonger le traitement suffisamment longtemps ; les injections sous-cutanées de nitrate d'argent n'ont également qu'un emploi restreint ; le docteur Betz préfère faire les cautérisations avec la solution faible dont voici la formule :

Nitrate d'argent......... 1 gr.
Alcool................ 100 »

Cautérisations, non pas sur le point douloureux, mais sur une large surface au-dessous et au-dessus. Ce liquide est facilement étendu sur la peau et sèche sans difficulté, le malade éprouve presque aussitôt une impression agréable ; il est rare qu'il se produise des excoriations de la peau, qui exigent la suspension temporaire du traitement ; il se produit également une sorte d'anesthésie locale ; on peut continuer les badigeonnages pendant des semaines et des mois, surtout quand il existe de l'ostéomalacie ou des accidents du côté des vertèbres.

Lorsque l'irritation spinale se manifeste lors d'une pression exercée sur le dos, l'auteur fait porter un corset ayant en arrière deux petites attelles en bois épaisses d'un doigt, de telle sorte que les apophyses épineuses se trouvent entre elles et qu'aucune pression ne puisse être exercée sur elles.

Stanislas Martin.

—

Pommade contre les gerçures des lèvres

Huile d'amandes douces. 125 gr.
Blanc de baleine....... ⎫
Cire blanche.......... ⎬ ââ 25 —
Racine d'orcanette..... ⎭
Essence de laurier...... ⎫ ââ 2 —
— d'amandes...... ⎭
    M.S.A.
Fondez et filtrez.

—

Poudre désinfectante pour pansement.

(Sigmund).

Goudron de hêtre
ou huile de cade. 20 à 40 g.
Sulfate de chaux

pulvérisé. . . . . 200 gram.
Mêlez intimement, séchez et pulvérisez.

Cette poudre est recommandée pour saupoudrer les plaies et les ulcérations syphilitiques gangréneuses, après qu'elles ont été nettoyées avec soin.

SYPHILIS & MALADIES CUTANÉES

—

Traitement de l'alopécie syphilitique.
(Mauriac.)

Moelle de bœuf. . . . . 30 gr.
Sulfate de quinine. . . . . } àà 50 gr.
Turbith minéral. . . . . . }
    M.

Tous les deux jours, alterner avec des lotions de.

Eau distillée. . . . . 300 gr.
Carbonate de soude. . . . } àà 1 —
Borax . . . . }
    M.

—

Traitement de l'acné syphilitique.
(Hébra.)

Lotions fréquemment répétées avec :

Émulsion d'amandes amères. . . . . 400 gr.
Teinture d'ambre gris. . 20 —

—

Traitement du pityriasis rebelle.
(Bronsson.)

Pétrole. . . . . 30 gram.

Chlorure ammoniaco-mercuriel . . . . 1 gr. 20
Calomel . . . . 60 centig.
    M. S. A. pour oindre la tête tous les soirs.

—

Traitement de l'eczéma sec du cuir chevelu.
(Traitement du Dr Jackson.)

Pour faire tomber les croûtes ou écailles, le sujet fera tous les soirs, avant de se coucher, des onctions abondantes d'huile d'amande douce et se couvrira, pour la nuit, la tête d'une calotte de flanelle imbibée d'huile, et, par-dessus le tout, d'un bonnet de soie huilé intérieurement.

Le lendemain, laver le cuir chevelu à l'eau savonneuse, le rincer à l'eau fraîche et le sécher soigneusement.

Si, dès la première onction, les croûtes ne sont pas tombées, continuer l'emploi de l'huile pendant un ou deux jours encore, avant de pratiquer le lavage.

Si, après le lavage, le cuir chevelu est rouge et congestionné, appliquer de la vaseline jusqu'à disparition de la rougeur. Alors appliquer la pommade suivante tous les matins :

Axonge benzoïnée...... 100 gr.
Fleur de soufre......... 4 —

M. et laver tous les cinq jours la tête avec deux jaunes d'œufs battus dans un litre d'eau de chaux additionnée de 20 grammes d'alcool.

—

Traitement de l'alopécie
(LASSER).

Alcool.................. 100 gr.
Naphtol................ 50 —

M.

Se frotter avec ce liquide le cuir chevelu, préalablement passé au savon de goudron, puis lavé avec la liqueur de van Swieten.

—

Autre formule.
(FÈVRE.)

Baume de Fioraventi.... 50 gr.
Teinture de pyrèthre.... } ÂÂ 15 —
— de savon .... }
— de vanille....... 4 —
Essence de musc .... 3 gtt
M.S.A. pour frictions.

—

Traitement de la calvitie
par herpès tonsurant
(LEWIN.)

Huile d'olive........... 24 gr.

Chloroforme............. 8 —
Thymol................. 3 —
M. pour frictions.

—

Traitement de l'alopécie
en plaques.
(TILBURY FOX.)

Eau distillée de rose..... 180 gr.
Vinaigre aromatique.... 20 —
Glycérine de Price...... 10 —
Teinture de noix vomique .... 15 —
— de cantharides... 10 —
M.S.A. pour frictions.

—

Traitement de la pelade.
(LAILLER.)

Alcool à 80°............ 100 gr.
Essence de térébenthine. 20 gr.
Ammoniaque .... 5 —

M. pour frictions tous les jours avec une flanelle, raser le cuir chevelu.

—

Autre formule.
(LAILLER.)

Alcool à 90°............ 100 gr.
Sulfate de quinine...... 1 —
Essence de bergamote... 10 —
— de winter-green.. 2 —
M.

Autre formule.

(Monin.)

Fausse essence d'aspic...   40 gr.
Acide salicylique........   5 —
    M.
pour badigeonnages matin et soir (très actif).

—

Traitement des pellicules.

(Martineau.)

Eau distillée de rose.....   500 gr.
Liqueur de Van Swieten.   100 —
Hydrate de chloral......   25 —
    M.S.A.
Frictionner tous les jours le cuir chevelu, avec une ou deux cuillerées de cette solution chauffée.

—

Traitement de la gale en ville.

(Professeur Fournier.)

1° Lotions sur tout le corps avec du savon de toilette, poudre de savon, avec ou sans parfum ;

2° Un bain d'eau de son, immédiatement après ;

3° Frictions avec la pommade suivante :

Glycérine..........   200 gram.
Gomme adragante..   1 —
Fleur de soufre.....   100 —
Carbonate de soude.   50 gram.
Parfum *ad libitum.*

4° Prendre un second bain ;

5° Changer son linge de corps, ses draps de lit et brûler ses gants. Les jours suivants, prendre quelques bains émollients et se servir de poudre d'amidon ou de glycérolé d'amidon.

HYGIÈNE

—

Du choix d'un désinfectant.

La commission nommée par l'association d'hygiène publique américaine est arrivée aux conclusions suivantes :

A. *Destruction des matières infectieuses contenant des spores.*

1° Destruction complète par le feu ;

2° Exposition pendant dix minutes à la vapeur sous pression à 110°.

3° Ebullition dans l'eau pendant une heure ;

4° Chlorure de chaux à 4 pour 100 ;

5° Solutions de sublimé à 1 pour 500.

B. *Destruction des matières in-*

fectieuses contenant des micro-organismes, mais pas de spores.

1° Destruction complète par le feu ;

2° Ebullition dans l'eau pendant une demi-heure ;

3° Etuve sèche à 110° pendant deux heures ;

4° Solution de chlorure de chaux de 1 à 4 pour 100 ;

5° Solution d'hypochlorite de soude de 5 à 20 pour 100 ;

6° Solution de sublimé de 1/1000 à 1/4000 ;

7° Acide sulfureux. — Exposition pendant douze heures dans une atmosphère contenant au moins quatre volumes pour cent de ce gaz ;

8° Solution d'acide phénique de 2 à 5 pour 100 ;

9° Solution de chlorure de zinc de 4 à 10 pour 100.

On appliquera ces différents agents de la manière suivante, dans les cas particuliers que nous allons énumérer.

Déjections et excreta de toute nature :

a. Dans la chambre du malade :

1° Si les matières contiennent des spores (1).

(1) La commission propose une solution concentrée de 120 grammes de sublimé et de 500 grammes de sulfate de cuivre pour quatre litres d'eau. En versant 250 grammes de cette solution dans quatre litres d'eau on obtient une solution diluée contenant 1/500 de sublimé et 1/125 de sulfate de cuivre.

Solution de chlorure de chaux à 4 pour 100.

Solution de sublimé à 1/500.

2° En l'absence de spores :

Solution phéniquée à 5 pour 100 ;

Solution de sulfate de cuivre à 5 pour 100 ;

Solution de chlorure de zinc à 10 pour 100.

b. Dans les lieux d'aisances :

Solution de sublimé à 1 pour 500 ;

Chlorure de chaux en poudre.

Vêtements, pièces de literie, etc.

Destruction par le feu des objets de peu de valeur ;

Ebullition pendant au moins une demi-heure ;

Immersion dans une solution de sublimé à 1/2000 ou dans une solution phéniquée à 2 pour 100 pendant quatre heures.

Objets de soie, de laine, etc., qui seraient détériorés par les agents précédents :

Etuve sèche à 110° pendant deux heures ;

Exposition aux vapeurs d'acide sulfureux dans une atmosphère en contenant au moins quatre volumes pour cent.

Objets en bois, cuir, porcelaine.

Lavages répétés avec :

Solutions de sublimé à 1/1000.

— — chlorure de chaux à 1/1000 ;

— — acide phénique à 2/100.

Pour les personnes. — Les mains et toute la surface du corps des aides et des malades seront lavées avec :

Solution d'hypochlorite de soude à 1/10;

Solution d'acide phénique à 2/100;

Solution de sublimé à 1/1000, seulement pour les mains, ou pour enlever les matières infectieuses sur une partie limitée du corps, mais non en lavages généraux.

Cadavres.—Envelopper le corps dans un linceul saturé de :

Chlorure de chaux en solution à 4/100;

Sublimé en solution à 1/500.

Acide phénique en solution à 5/100.

Pour la chambre du malade et les salles d'hôpital :

a. Si elle est occupée on lavera toute la surface avec ;

Solution de sublimé à 1/1000.

— — chlorure de chaux à 1/100;

Solution d'acide phénique à 2/100.

b. Si elle est évacuée :

Faire des fumigations d'acide sulfureux pendant douze heures, en brûlant trois livres de soufre par 330 mètres cubes, puis en laver toute la surface avec une des solutions désinfectantes ci-dessus mentionnées, puis avec du savon et de l'eau chaude ; enfin, laisser les portes et les fenêtres ouvertes et ventiler librement.

*Pour les marchandises et les co-*lis *de poste.* — Leur désinfection n'est exigée que dans des cas exceptionnels ; en général, l'aération à l'air libre suffit. S'il faut les désinfecter, on les soumettra à des fumigations sulfureuses, comme pour les vêtements de laine.

Chiffons.

a. Ceux qui ont servi pour éponger les excreta devront être brûlés.

b. Ceux qui sont ramassés par les chiffonniers pendant le cours d'une épidémie, devront être désinfectés, avant d'être emballés, par :

Exposition à la vapeur surchauffée, pendant dix minutes ;

Immersion dans l'eau bouillante pendant une heure.

c. Les chiffons, contenus dans des balles, ne peuvent être désinfectés que par jets de vapeur surchauffée (à 25 kilogs de pression) dans l'intérieur de la balle.

Vaisseaux.

a. Les bâtiments infectés en mer doivent être lavés dans tous les endroits accessibles, surtout dans les endroits où ont séjourné les malades, avec:

Solution de sublimé à 1 pour 1000 ;

Solution de chlorure de chaux à 1 pour 100 ;

Solution d'acide phénique, à 2 pour 100.

b. A l'arrivée dans une station de quarantaine, un vaisseau infecté doit être soumis à des fumigations sulfureuses, en employant trois livres de soufre pour 830 mètres cubes d'air. On recommencera la fumigation après qu'on aura déchargé les marchandises. On lavera toutes les surfaces accessibles avec une des solutions désinfectantes ci-dessus mentionnées et ensuite avec du savon et de l'eau.

—

Recherche de l'alun dans le pain.
(A. Cohen.)

Un morceau de gélatine est mis à tremper, pendant 24 heures, dans une bouillie faite avec de l'eau distillée et le pain à essayer, puis rincé avec de l'eau distillée à laquelle on a ajouté quelques gouttes de teinture de bois de campêche, au dixième, et d'une solution de carbonate d'ammoniaque, au dixième. D'après l'auteur, la production d'une coloration bleue décèle la présence de l'alun. Il sera bon, avant cet essai, de s'assurer que la gélatine ne renferme pas elle-même de l'alun, que l'on emploie très souvent comme agent clarificateur.

(*Chemiker Zeitung*, 1886, 73.)

M. Boymond.

—

Filtration de grandes quantités d'eau.
(Coccone.)

L'auteur propose de filtrer l'eau à travers une couche (de 25 à 35 centimètres d'épaisseur) d'un mélange de 1 partie d'oxyde de fer et 2 parties de sable.

M. Boymond.

—

Désinfection au sublimé des appartements, prisons, hôpitaux,
Par le Dr Koenig, de Goettingue.

L'auteur habitait à Hanau, un appartement infesté de punaises, et ne parvint à s'en débarrasser qu'au moyen de fumigations de sublimé. Le moyen était efficace : mouches et punaises avaient immédiatement trouvé la mort. Il eut l'idée, peu après, de l'appliquer à la désinfection de chambres d'enfants qui avaient contracté la rougeole et la scarlatine ; les locaux furent parfaitement assainis sans aucun retour offensif de la maladie contagieuse. Encouragé par ces résultats, il est passé à la désinfection des salles d'hôpitaux, et la pyémie et l'érysipèle ont disparu de son service.

Le procédé est des plus simples. 50 grammes de sublimé pour une salle ordinaire, contenus dans un récipient quelconque, sont portés rapidement sur un réchaud bien allumé, et l'opérateur gagne la porte. On a d'ailleurs soigneusement fermé toutes les fenêtres, bouché les ouvertures, et la chambre reste close de trois à quatre heures. Au bout de ce temps, on rentre pour aller ouvrir les fenêtres ; il faut alors porter un mouchoir sur le nez et la bouche, cette précaution suffit. Après quelques heures d'aération, on peut procéder à une petite fumigation soufrée pour neutraliser ce qui pourrait rester de mercure, et la pièce est rendue à sa destination.

Cette désinfection n'a jamais entraîné d'accidents pour l'opérateur, ni par la suite, pour les habitants. (*Centralblatt für Kliniche Chirurgie*, 1885, n° 12.)

PHARMACOLOGIE

Proportions de quinine contenues dans les différents sels de cet alcaloïde.

Les dernières recherches sur la quinine ont donné, comme valeur en quinine pure et sèche, des divers sels de cette base, les chiffres suivants :

Acétate	75.0 %
Hydrate (alcaloïde précipité et desséché).	85.7
Chlorhydrate basique	81.6
Lactate	78.2
Bromhydrate basique	73.5
Valérianate	72.9
Sulfate basique	74.3
Sulfovinate	72.0
Bromhydrate neutre	60.0
Sulfate neutre	59.1
Tannate	20.6

(*Bollettino farmaceutico*, XXV, 1886, 139.)

M. BOYMOND.

Recherche des acides minéraux dans le vinaigre.

(Foehring).

L'auteur emploie comme réactif le sulfure de zinc qui n'est pas attaqué par l'acide acétique concentré ou étendu, et qui, par conséquent, ne produit pas de dégagement d'hydrogène sulfuré. Les acides sulfurique et chlorhydrique, même très étendus, décomposent promptement le sulfure de zinc et donnent lieu à un dégagement de gaz sulfhydrique :

$$Zn\,S + H^2\,S\,O^4 = Zn\,S\,O^4 + H^2S$$

Il sera bien facile de constater la présence des acides minéraux dans un vinaigre en chauffant ce dernier dans un tube d'essai, après addition d'une petite quantité de sulfure de zinc. Si l'on ne perçoit pas l'odeur caractéristique, on pourra conclure à la pureté du vinaigre. (*Pharm. Centralhalle*, XXVII, 1886, 285).

M. Boymond.

—

Réactif auro-potassique pour la recherche du glucose

(C. Agostini).

L'auteur, étudiant en médecine à l'Université de Pérouse, propose l'emploi d'un nouveau réactif, qu'il appelle auro-potassique, pour la recherche du glucose dans les solutions aqueuses et dans l'urine.

Ce réactif comporte deux solutions, l'une de chlorure d'or, au millième, l'autre de potasse caustique, au vingtième. Dans un tube d'essai, on mélange 5 gouttes du liquide à essayer, 5 gouttes de solution aurique et 2 gouttes de solution de potasse, puis on chauffe à l'ébullition. Après refroidissement, si le glucose est à solution aqueuse, on voit apparaître une magnifique teinte violacée, plus ou moins intense, suivant la proportion de glucose. La sensibilité de la réaction est telle, d'après l'auteur, que l'on peut reconnaître un cent-millième de glucose. Dans l'urine, la coloration sera d'un rouge vineux, également proportionnelle à la quantité de glucose. La sensibilité est d'un millième, c'est-à-dire suffisante pour les besoins cliniques. D'après l'examen d'environ cent urines, tant normales que pathologiques, l'auteur conclut que, à

part l'albumine, aucun des composants normaux ou anormaux de l'urine ne peut masquer ou empêcher cette réaction. Dans le cas de la présence de l'albumine, on précipitera par la chaleur et on opérera sur le liquide filtré. (*Annali di Chimica e di Farmacologia*, Aprile, 1886, 228.)

M. Boymond.

—

Pilules de sirop de spartéine

(Houdé)

1° Sulfate de spartéine . 0.50 cent.

Excipient q. s. pour faire 50 pilules de 1 centigr.: 2 à 10 par jour.

2° Sulfate de spartéine . 0.30 cent

Sirop d'écorces d'o-
ranges amères. ... 300 gr.

Faites dissoudre et mélangez. 20 gr. de ce sirop renfermant 2 centigr. de spartéine.

Les travaux de M. Germain Sée et de M. Laborde établissent que le sulfate de spartéine, prescrit en solution aqueuse à la dose de 0 gr. 10 centigr. produit des effets remarquables sur le cœur, sans troubler la digestion, ni le système nerveux.

Il est indiqué chaque fois que le myocarde, infléchi, est devenu insuffisant pour compenser les obstacles de la circulation.

—

Santonate d'atropine.

(Bombelon.)

La conservation difficile des solutions d'atropine, par suite de la formation des mucédinées, faisait désirer, pour les applications de l'oculistique, la préparation d'un produit stable. C'est ce que l'auteur a cherché à réaliser en préconisant l'emploi du *santonate d'atropine*, dont la solution ne possède aucune action irritante sur l'œil. La puissance mydriatique est la même que celle du sulfate d'atropine. Une goutte de solution de santonate d'atropine à 0 gr. 01 centigramme par 20 grammes d'eau, dilate la pupille en 10 minutes et conserve l'action de 10 à 24 heures.

Le santonate d'atropine n'a pas été obtenu jusqu'à présent à l'état cristallisé ; il se présente sous forme de poudre blanche, non hydrométrique.

Ce produit et ses solutions doivent être conservés dans des flacons en verre jaune, pour éviter l'action de la lumière et la formation d'acide photosantonique.

(*Pharm. Zeitung* 1886, 230.)

M. BOYMOND.

Sur une nouvelle réaction de l'albumine.
(AXENFELD.)

En chauffant une solution albumineuse avec une solution de chlorure d'or dans l'acide formique, on obtient les réactions suivantes : Une solution à 1 pour mille de chlorure d'or donne une coloration rose ; un peu plus de chlorure d'or, rouge pourpre, puis bleu, enfin bleu foncé ; et enfin un excès de chlorure d'or donne un précipité bleu floconneux, et la solution qui surnage resté incolore. (*Centralbl. für med. Wissensch.*, 1885, 209, et *Rev. Sc. Méd.*, XXVI, 1885, 443).

Succédané non vénéneux de l'acide oxalique.
(HAGER)

L'auteur propose de substituer à l'acide oxalique un mélange de parties égales d'alun desséché et d'acide citrique. Ce mélange doit être réduit en poudre fine et peut être délivré au lieu de l'acide oxalique lorsque l'on a des doutes sur les intentions du demandeur.

M. BOYMOND.

Sur l'ichthyol.

Les recherches nouvelles faites avec l'ichthyol ont amené quelques médecins à l'administrer, non sans succès, par les voies digestives. Les préparations les plus usitées sont les *sulfoichthyolates d'ammoniaque, de soude et de zinc*. Toutes ces préparations renferment une quantité considérable de soufre et sont très solubles dans l'eau.

Le Dr Klony a traité avec succès les engelures au moyen d'un mélange, à parties égales, d'ichthyolate d'ammoniaque et d'essence de térébenthine. Les parties malades, préalablement lavées, ont été enduites de ce mélange, puis entourées d'une couche de ouate. Les démangeaisons et la cuisson cessèrent presque instantanément. Dans l'odontalgie des dents cariées, le même auteur a réussi à calmer rapidement les douleurs au moyen du sulfo-ichthyolate d'ammoniaque et du chloroforme. L'ichthyol pur, appliqué sur les brulures du premier et du deuxième degré, calme les douleurs, ordinairement si intenses, et prévient la suppuration des régions enflammées. Enfin, dans le psoriasis et le prurigo, l'ichthyol a également fourni d'excellents résultats.

M. BOYMOND.

Sur l'iodoforme.

(DACCOMO)

L'auteur a constaté que l'iodoforme est complètement décomposé par la lumière solaire en présence de l'oxygène. Cette décomposition ne s'effectue pas lorsque l'iodoforme est renfermé dans le vide ou dans une atmosphère de gaz indifférent. La réaction est la suivante:

$$2\,CH\,I^3 + 5\,O = 3\,I^2 + 2\,C\,O^2 + H^2\,O.$$

(*Pharm. Zeitung*, XXXI, 1886, 19.)

M. BOYMOND.

FORMULES DIVERSES

Emploi du chloral contre l'odontalgie et l'otorrhée.

(RABBAGLIETTI.)

L'auteur, médecin vétérinaire, a employé avec beaucoup de succès le chloral contre les maux de dents, sur lui-même, et contre l'otorrhée chez les chiens.

A cet effet, il se sert d'une dissolution de 15 parties de chloral dans 100 parties de glycérine, dont il imbibe un petit tampon de coton et qu'il introduit dans la dent cariée. La douleur cesse comme par enchantement et deux ou trois applications, au plus, suffisent pour longtemps.

Dans l'otorrhée, chez les chiens, il se sert de la même solution, mais additionnée de quelques gouttes d'acide phénique. Le succès a toujours été constant. (*Bollettino farmaceutico*, XXV, 1886, 144.)

M. BOYMOND.

—

Méthode pour enlever les taches produites sur les dents par les préparations ferrugineuses.

(A. COMBE.)

Frotter légèrement les dents jusqu'à leur collet (mais une seule fois) à l'aide d'une tige enroulée d'ouate et trempée dans la solution suivante :

Eau distillée.................. } āā 5 gr.
Acide chlorhydr. fumant. }

M.S.A.

Faire ensuite usage, durant 15 jours, de la poudre :

Craie lavée.................. 10 gr.
Poudre d'iris.................. 20 —
Chlorate de potasse.......... 5 —
Essence de menthe et carmin.................. Q.s

M.

—

Inflammation de la bouche et salivation abondante.

(ZEISSL.)

Eau distillée.............. 250 gr.
Hydrolat de cannelle.... 50 —
Sirop de cannelle........ 20 gr.
Teinture d'iode......... 4 —

M.

pour rincer la bouche une fois par jour.

—

Pommade contre la surdité.

(GUBER.)

Vératrine...... 0 gr. 10 cent.
Iode........... 0 gr. 025 milligr.
Iodure de potassium..... 1 gr.
Cérat de Galien......... 10 gr.

Porphyrisez cette pommade pour qu'elle soit bien mêlée. Trois fois par jour, pendant dix minutes environ, on frictionne avec gros comme un pois de cette pommade, la région de l'apophyse malade, dans le cas de surdité provenant d'exsudation du labyrinthe ; lorsque la peau rougit, on interrompt la friction un jour ou deux.

Stanislas MARTIN.

REVUE DES MÉDICAMENTS NOUVEAUX

I. — Sur le coto et la cotoïne, par M. Boymond. — Le *coto*, originaire de la Bolivie, fut importé pour la première fois en Europe, en 1873, sous le nom de *china-coto*, nom impropre, puisque cette écorce ne présente aucune analogie avec celle du quinquina. Dans le pays d'origine, on l'avait employé dans la goutte, le rhumatisme et surtout dans les diarrhées. Von Gielt (de Munich), qui expérimenta le premier, en Europe, le coto sous forme de poudre, à la dose de 10 gouttes toutes les deux heures, reconnut cette dernière action thérapeutique. Mais bientôt, Burkart (de Stuttgart), tout en confirmant les observations précédentes, déclara que cette substance avait quelques inconvénients, puisqu'elle provoquait, à la longue, une véritable répugnance de la part du malade, des douleurs gastriques et des vomissements, dus à la présence d'une résine âcre et d'huiles essentielles. La découverte de J. Jobst, qui parvint, en 1875, à isoler le principe actif, la cotoïne, du *coto verum*, et la paracotoïne, d'une espèce voisine, le paracoto, fit entrer ce produit dans le domaine de la pratique.

La cotoïne ($C^{22} H^{18} O^{6}$) cristallise en aiguilles quadratiques jaunes, ressemblant à l'acide gallique du commerce, fusibles à 130 degrés, solubles dans l'eau chaude, le chloroforme, le sulfure de carbone, l'éther et l'alcool ; peu solubles dans l'eau froide, le pétrole et la benzine. Elle est dissoute par les alcalis avec une coloration jaune, par l'acide sulfurique avec une coloration jaune brun, par l'acide nitrique concentré avec une coloration rouge sang, qui permet de reconnaître l'élimination du produit dans les urines, sept à dix heures après l'ingestion du médicament.

La paracotoïne ($G^{19} H^{12} O^{6}$), bien moins active que la cotoïne, se présente sous la forme de cristaux d'un bleu jaunâtre ; elle est à peine soluble dans l'eau et n'offre pas la réaction caractéristique de la cotoïne à l'acide nitrique.

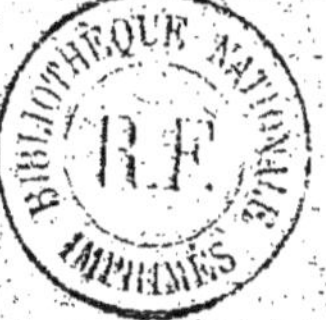

L'écorce de coto renferme encore, d'après Jobst et Hesse, d'autres principes actifs : l'oxyleucotoïne et l'hydrocotoïne, etc., dont les effets thérapeutiques seraient beaucoup plus faibles. C'est pour cette raison, du reste, que la cotoïne a été et doit être plus souvent employée.

Les propriétés physiologiques de ce principe ont été étudiées par divers auteurs. Elle serait douée de propriétés antiputrides et antiseptiques, puisque de petites doses sont capables de suspendre la fermentation du suc pancréatique ; à la dose de 1 gramme, elle n'exerce aucune action toxique sur le lapin ; à celle de 15 à 20 centigrammes, elle stimule l'appétit chez l'homme, sans produire de constipation ; insoluble dans le suc gastrique, elle arrive à l'état pur dans l'intestin, où elle se dissout et où elle agit en provoquant une dilatation active de ses vaisseaux et en activant la nutrition de la muqueuse. Son action thérapeutique la plus importante est celle qui s'exerce contre les diarrhées de toutes provenances, contre les diarrhées chroniques d'origine arthritique, contre celles de la tuberculose, de la fièvre typhoïde, de la pellagre, contre les diarrhées infantiles.

Les préparations pharmaceutiques sont : la poudre de coto et la teinture alcoolique ; cette dernière avec 1 partie d'écorce pulvérisée et 9 parties d'alcool à 85 degrés. M. J. Laborde a préparé un extrait alcoolique et le vin de coto, celui-ci préparé de la façon suivante :

    Ecorce de coto concassée.   30   gram.
    Vin de Malaga à 16° . . . .   1.000   —

Faire macérer dix jours, en agitant de temps à autre, et filtrer. Mais, pour les raisons que j'ai mentionnées plus haut, il est préférable d'employer le principe actif du coto, de la cotoïne à la dose de 20 à 60 centigrammes par jour, dans des cachets de 20 centigrammes. On a même administré ce médicament par la voie sous-cutanée, d'après cette formule :

    Cotoïne pure. . . . .   1 gramme.
    Ether acétique   4   —

Injecter par une seringue de Pravaz, deux ou trois fois par jour. Cette injection doit être pratiquée profondément dans l'hypoderme.

M. le Dr Huchard qui a repris l'étude de ce médicament, repousse les injections hypodermiques, et préfère la formule suivante, qui réussit fort bien par la voie stomacale :

Cotoïne. . . . . 4 grammes.

pour vingt cachets. Prendre deux à trois cachets par jour.

Les expériences de M. Huchard ont porté sur 21 cas de diarrhée se répartissant de la façon suivante : 10 cas de diarrhée dans la tuberculose, dont 3 avec ulcérations intestinales probables, à la dernière période de la maladie, et ayant résisté à tous les moyens employés (bismuth, cachou, thériaque, diascordium, sulfate de quinine, etc.) ; 8 cas de diarrhée catarrhale, 3 diarrhées arthritiques datant de quatre mois.

A ce point de vue, le succès a été complet. M. Huchard résume ainsi ses observations : « Un jeune homme, âgé de dix-huit ans, atteint de diarrhée arthritique datant du mois de novembre dernier, vint me consulter. Tout avait été mis en œuvre pour combattre et vaincre cette diarrhée rebelle, persistant depuis près de cinq mois. Je lui ordonnai par jour trois cachets de 20 centigrammes, et dès le quatrième jour, la diarrhée s'arrêta complètement, car, depuis le mois d'avril, elle ne s'est pas reproduite.

Un autre malade de la ville, souffrant d'un catarrhe intestinal arthritique depuis trois mois, a été guéri par le même moyen.

Sur les 6 cas de diarrhée chez les tuberculeux, dont 3 extrêmement rebelles, je n'ai noté que deux insuccès. A l'hôpital Bichat, un malade atteint d'aliénation mentale et de diarrhée, a été guéri en deux jours, à trois reprises différentes, par l'emploi de la cotoïne.

Tous ces résultats, quelque incomplets qu'ils puissent paraître encore, confirment ceux qui ont été obtenus par de nombreux auteurs à l'étranger, par Frohnmüller, qui, sur 93 cas de diarrhée abondante, survenus dans la fièvre typhoïde, n'a noté que neuf insuccès ; de Parsons, Burney Yeo, dans les diarrhées infantiles ; de Rohrer, qui n'eut que quelques insuccès dans 100 cas. Ils sont certainement suffisants pour permettre d'affirmer que la cotoïne a sa place désormais marquée dans la thérapeutique.

II. — Sur l'eulyptol. — Le Dr Schmeltz, de Nice, emploie, sous le nom d'*eulyptol*, un mélange composé de :

Acide salicylique.................... 6
Acide phénique..................... 1
Essence d'eucalyptus.............. 1

Ce mélange doit être, d'après l'auteur, une combinaison, car à l'analyse chimique, on ne retrouve plus l'acide phénique.

L'eulyptol est très bien supporté par les malades, même à des doses relativement élevées (jusqu'à 8 et 10 grammes par jour). Dans le rhumatisme articulaire, notamment, et dans la fièvre typhoïde, la température semble baisser assez vite, en même temps que les gonflements et les douleurs disparaissent rapidement dans le rhumatisme. On observe la désinfection et la modification des selles quand on donne l'eulyptol pour combattre le typhus abdominal. Il paraît réussir également bien dans les affections catarrhales de l'appareil respiratoire et dans les maladies des voies urinaires ; il a été employé avec avantage par le docteur Schmeltz pour l'antisepsie vésicale préalable avant de pratiquer une opération sur la vessie. L'eulyptol est un agent médicamenteux d'une odeur aromatique assez forte et d'une saveur âcre et brûlante. Presque insoluble dans l'eau, il est très soluble, au contraire, dans l'alcool absolu, dans l'éther et le chloroforme, ainsi que dans parties égales d'alcool et de glycérine. L'eulyptol se dissout aussi dans l'ammoniaque et les solutions alcalines. Mis en présence de matières fermentescibles, il met un complet obstacle à leur décomposition et arrête la putréfaction. Ni la viande, ni l'urine, mise à son contact, ne se putréfient. De l'urine, additionnée d'une très petite quantité d'eulyptol, mise à l'étuve, au soleil ou en plein air, reste intacte pendant des mois.

III. — Sur l'antifébrine, par M. Boymond. — Les antipyrétiques connus jusqu'à ce jour appartiennent au groupe des phénols (*acide phénique, hydroquinone, résorcine, acide salicylique*), ou à la série quinolique (*quinoline, kairine, antipyrine, thalline, quinine*). Pour la première fois, on vient de constater des propriétés fébrifuges chez un corps indifférent, très éloigné des précédents par sa composition.

Ce corps est *l'antifébrine* : acétanilide ou phénylacétamide, $C^6 H^5 Az H^2 C^2 H^3 O$, produit connu depuis très longtemps, mais dont l'étude chimique vient d'être reprise par le Dr E. Hepp, de Biebrich, et dont l'étude thérapeutique est poursuivie en ce moment par les Drs A. Cahn et S. Hepp, assistants de la clinique de Kussmaul, à Strasbourg.

L'antifébrine se prépare en chauffant l'aniline avec l'acide acétique cristallisable, dans un appareil spécial ; on distille et on purifie par cristallisations successives.

Elle se présente sous forme de poudre blanche cristalline, sans odeur, d'une saveur légèrement piquante, presque insoluble dans l'eau froide, facilement soluble dans l'eau chaude, très soluble dans l'alcool et les liquides, le vin par exemple. Elle fond à 113° et distille à 292° sans décomposition. Elle est neutre et résiste à la plupart des réactifs.

L'action de l'antifébrine est quatre fois plus énergique que celle de l'antipyrine. Elle a été essayée par les observateurs dans la fièvre typhoïde, l'érysipèle, le rhumatisme articulaire aigu, la phthisie, les abcès du poumon, la fièvre (leucémie, pyémie, septicémie) et la pneumonie.

Les doses administrées étaient de 0 gr. 25 à 1 gramme dans de l'eau ou du vin, ou en cachets. La dose de 2 grammes n'a pas été dépassée par Cahn et S. Hepp ; mais elle peut être élevée, sans inconvénients, suivant la nature, l'acuité, la période de la maladie et les conditions individuelles.

L'action du médicament se manifeste après 1 heure, atteint son maximum après 4 heures, et cesse, suivant la dose, dans l'espace de 3 à 10 heures. L'antifébrine abaisse la température fébrile sans exercer d'influence sur la température normale et elle ne présente, d'après les auteurs, aucun des inconvénients des divers antipyrétiques. Cependant, il se produit de la rougeur à la face et une transpiration abondante. Après élévation des doses, on n'a pas observé de frissons ; mais dans quelques cas, comme avec l'antipyrine, les malades éprouvent une sensation de froid.

A l'abaissement de température succède une notable diminution de la fréquence du pouls jointe à une augmentation de la tension artérielle démontrée par l'observation sphygmographique.

Dans quelques cas, les malades éprouvaient une soif extraordinaire et la diurèse était considérablement augmentée (2,500 à 5,500 cent. cubes).

Dans un cas de rhumatisme articulaire, l'antifébrine à produit une diminution très prompte des phénomènes douloureux et de la fièvre.

Le seul symptôme qui ait embarrassé les auteurs au début de leurs observations est la cyanose constatée à la face et aux extrémités chez quelques malades, phénomène disparaissant graduellement et qui depuis n'a inspiré aucune inquiétude.

D'après Cahn et S. Hepp, l'antifébrine se recommande à l'attention des cliniciens par son action énergique à petites doses, son innocuité sur l'estomac et par son bas prix.

Les mêmes auteurs étudient aussi, en ce moment, les propriétés des corps homologues ou analogues, tels que les dérivés acétyliques de la toluïdine et de la naphtylamine, le benzilanalide et le salicylanilide. Les résultats de leurs recherches seront publiés plus tard.

THÉRAPEUTIQUE MÉDICALE

—

Purgatifs nouveaux.

(DESNOS.)

« Le baptisin est une matière résineuse obtenue en précipitant par l'eau la teinture alcoolique du *Baptisin tinctoria* ou indigo sauvage. Extrait résineux aussi, le sanguinarin tiré de la *Sanguinaria canadensis* appartenant aux papavéracées.

» Le *Juglans cinorea* ou noyer de l'Amérique du Nord, de la famille des Juglandées, fournit le juglandin. C'est l'écorce interne de l'arbre qui contient le principe purgatif.

» *Phytolacca decandia*, belle plante de l'Amérique du Nord, fournit le phytolaccin.

» Le nombre de mes expériences se rapporte à 48 malades. 14 expériences sur le baptisin (8 hommes et 6 femmes), 4 sur le sanguinarin (3 hommes et une femme), 13 sur le juglandin (8 hommes et 5 femmes), et 17 sur le phytolaccin (6 hommes et 11 femmes).

» Les individus sur lesquels j'ai agi étaient atteints des affections les plus diverses ou plus souvent convalescents. En général, ces malades se levaient, Voici maintenant, brièvement résumés, les résultats de mes expériences :

» Le baptisin a été employé à la dose de 10 à 30 centigrammes : c'est un purgatif assez fidèle, il donne quelques coliques.

» Avec le sanguinarin, poussé jusqu'à des doses de 50 centigrammes, je n'ai obtenu que des résultats négatifs.

» Le juglandin possède des propriétés analogues à celles du baptisin aux doses de 10 à 20 centigrammes. Toutefois, cette substance m'a paru provoquer une légère irritation de l'intestin.

» Le phytolaccin m'a semblé supérieur aux substances précéden tes : à la dose de 10 à 20 centigrammes, il ne laisse que peu de place aux insuccès, il provoque des selles faciles, abondantes, contenant une certaine quantité de bile. Il ne faut pas oublier qu'à doses élevées il détermine des effets vomitifs, suivis de dépressions et dans quelques cas de convulsions.

« Je conclus donc que le baptisin et le juglandin sont des laxatifs qui peuvent rendre des services incontestables, malgré quelques inconvénients, mais que le phytolaccin plus sûr dans ses effets et en partie exempt de ces mêmes inconvénients, peut enrichir d'un agent assez précieux la thérapeutique de la constipation. »

(Bullet. Ac. méd.)

Tous ces nouveaux remèdes ne valent pas notre vieille rhubarbe.

—

Injections sous-cutanées de citrate de fer dans la chlorose.

« Une jeune fille de vingt ans se plaint d'inappétence, de faiblesse et de palpitations ; l'intolérance de l'estomac était telle que l'ingestion de tout aliment était impossible. La malade pesait 49 kilogrammes. Injections sous-cutanées de citrate de fer ; 1 gramme par jour d'une solution contenant 2 grammes de sel pour 20 grammes d'eau. Pas de symptômes locaux, sauf un peu de douleur à la suite des premières injections. Après la douzième, apparition des règles, amélioration générale manifeste ; le poids du corps augmente ; après la quarantième, tous les phénomènes dont se plaignait la malade au début ont disparu. Le poids a remonté à 56 kilogrammes, elle peut se livrer à ses occupations, qu'elle avait dû abandonner depuis assez longtemps. »

—

Traitement de l'épilepsie par le curare

Voici la solution employée :

Curare............. 0,50 cent.
Eau distillée........ 5 gr.
Acide chlorhydrique. 1 goutte.

Faites digérer pendant vingt-quatre heures et filtrez.

Un tiers de cette solution est injecté tous les cinq jours, et en général ne cause ni douleur ni symptôme réflexe, et jamais de phénomènes d'empoisonnement ; cependant, il faut s'assurer du titre de la solution avant d'en faire usage.

Deux cas d'hystéro-épilepsie n'ont aucunement bénéficié du traitement, tandis que sur treize cas d'épilepsie vraie dont la majorité étaient considérés comme graves et invétérés, six n'ont point été amendés d'une façon permanente, mais trois autres l'ont été complètement, et quant à présent définitivement guéris.

Dans trois autres cas, bien que la guérison n'ait point été complète, les attaques ont été suspendues pour sept mois. Il y a encore un cas en observation qui promet un succès.

Le professeur Kunze recommande d'abandonner le traitement s'il n'y a aucun symptôme d'amendement après la quatrième ou cinquième injection.

—

L'eucalyptus dans le traitement de la fièvre typhoïde.

(Leighton. Kesteven.)

D'après l'auteur, l'essence d'eucalyptus administrée à la dose de dix gouttes toutes les quatre heures, dans les cas de fièvre typhoïde, produit un ralentissement du pouls et abrège la durée du mouvement fébrile. Dans bon nombre des cas traités par M. Kesteven, la température est retombée à son niveau normal dès le dixième jour de la maladie (de sorte qu'on est en droit de se demander si c'est bien à la fièvre typhoïde qu'on avait affaire). Sur un ensemble de 220 cas de dothiénentérie, le médecin anglais n'a eu à déplorer que quatre décès, proportion extraordinairement faible. Il ajoute que le même remède lui a également donné de bons résultats dans le traitement de la pneumonie. Il conseille d'administrer l'essence d'eucalyptus sous forme d'émulsion, ou avec addition d'alcool ammoniacal aromatisé de chloroforme et de glycérine, pour corriger le mauvais goût du médicament.

—

Salicylate de lithine dans le traitement du rhumatisme.

(Vulpian.)

« Le salicylate de lithine, dit M. Vulpian, m'a paru plus actif que le salicylate de soude dans le traitement des formes de rhumatisme aigu, dans lesquelles les tissus fibreux sont surtout atteints.

» Il est plus actif aussi que le salicylate de soude dans le traitement du rhumatisme articulaire subaigu progressif.

» Comme avec certains autres médicaments, il y a une dose pour le salicylate de lithine au-dessous de laquelle on n'obtient aucun effet, même alors que la dose insuffisante est continuée pendant longtemps. *La dose active pour le salicylate de lithine est de 4 grammes par jour* pour un adulte. On est obligé parfois de porter la *dose quotidienne* à 4 gr. 50 *ou à 5 grammes*. Lorsqu'avec cette dose l'amélioration cesse de faire des progrès, il suffit d'augmenter cette dose de 0 gr. 50 par jour. Mais des phénomènes d'intolérance se manifestent d'habitude lorsqu'on porte la dose à 5 grammes ou 5 gr. 50, et même parfois avant qu'on ait atteint cette dose.

» Le salicylate de lithine est soluble dans l'eau ; sa saveur est très supportable, on peut donc l'administrer en solution aqueuse, en potion, en élixir, en poudre dans du pain azyme, au milieu ou à la fin des repas. Les malades prennent 0 gr. 50 à la fois. »

—

Pilules contre la migraine.

(Fort.)

Sulfate de quinine..... 1 gram.
Poudre de belladóne.... 0.15
Extrait de digitale...... 0.50
Extrait de valériane.... 1 gram.
Miel.................. Q. s.

pour faire 20 pilules.

Quelle que soit la longueur de l'intervalle qui sépare deux accès, dit M. Fort, huit jours, un mois ou deux, le malade doit prendre les vingt pilules avant chaque accès, en commençant quatre jours avant l'arrîvée présumée du dernier, et de la manière suivante : quatre jours avant l'accès, deux pilules, une le matin à jeun et une le soir en se couchant ; le lendemain, trois pilules, deux le matin et une le soir ; le troisième jour, six pilules, trois le matin et trois le soir ; la veille de l'accès, neuf pilules, quatre le matin et cinq le soir.

Si le premier accès n'est pas enrayé, il est au moins atténué, et on recommence le traitement à l'accès suivant.

—

Nouvelle liqueur tonique.

(Fort.)

Ecorce de quinquina gris. 25 gr.
—   d'oranges amères. 6 —
Rac. de colombo.......... 4 —
— de gentiane .... 4 —
— de rhubarbe........ 4 —

Concassez finement ces substances et mêlez-y ensuite :
Fleurs de camomille...... 4 gr.

Traitez le tout par lixiviation en vingt-quatre heures et en plusieurs fois : 1o avec 300 grammes de cognac ; 2o avec 750 grammes d'eau pour faire un litre de liqueur.

Dose : une grande cuillerée avant chaque repas.

Excellent tonique, donnant rapidement de l'appétit et des forces aux malades anémiques et affaiblis. Produit quelquefois des effets merveilleux.

MALADIES DES FEMMES ET DES ENFANTS

—

Cannabis indica comme spécifique de la ménorrhagie.

(L. Deniau.)

« Il y a quatre ans, dit M. Deniau, j'étais appelé auprès d'une dame W.., âgée de quarante ans, multipare ; depuis plusieurs mois, elle était affectée de ménorrhagies contre lesquelles son médecin ordinaire avait employé, sans succès, les médications ordinaires. Je lui ordonnai du chanvre indien. Le résultat fut rapide et certain. Il suffit de 30 gouttes de teinture dans une potion dont la formule suit pour arrêter l'hémorrhagie :

Teinture de cannabis

    indica............... xxx gout.

Gomme adragante.... 4 gr.

Chloroforme......... 4 —

Eau....... ,......... 60 —

    En deux fois.

» Douze mois après, ma malade se procurait une bouteille de la potion verte, dont elle m'avait fait demander la formule pour une de ses amies affectée aussi de ménorrhagies traitées sans succès depuis plusieurs mois et qui guérirent également. Ce sujet appelle de nouvelles recherches. Les insuccès sont si rares, qu'on peut regarder le chanvre indien comme le spécifique d'une affection qui relève toutefois de causes si nombreuses que leur diversité suffirait à expliquer ces rares insuccès. »

—

Pilules contre l'aménorrhée
(Bartholow)

Extrait de noix vomique. 1 gr. 50

Arséniate de fer........ 0 gr. 75

Sulfate de manganèse sec. 12 gr. 00

    Divisez en 100 pilules.

    A prendre trois pilules par jour.

                M. B.

—

Traitement des quintes nocturnes de la coqueluche.
(West)

Poudre de Dower.... 35 milligr.

Extrait de ciguë...... 65 milligr.

Poudre de cannelle... 15 milligr.

Poudre de sucre..... 30 milligr.

    Pour un paquet que l'on donne dans un peu de miel ou de sirop à un enfant d'un an.

          (*J. Thé. et Ch.*)

                M. B.

—

L'essence de térébenthine contre les abcès mammaires.
(L. Eliot.)

L'auteur recommande beaucoup l'emploi de l'essence de térébenthine comme agent abortif contre les abcès mammaires. Dès que l'on constate de la tension ou un point dur dans le sein, on doit immédiatement faire des lotions avec l'essence de térébenthine et laisser à demeure un tampon de flanelle imbibé de ce liquide. L'enfant prendra moins souvent le sein affecté et, dans la règle, tout trouble disparaîtra dans deux ou trois jours.

          (*Medical Record.*)

                M. B.

—

Coliques des enfants.
(Condie.)

Extrait de Jusquiame.... 0 gr. 20

Magnésie calcinée....... 1 gr. 20

Poudre d'Ipécacuanha.. 0 gr. 10

    Mêtez et divisez en dix paquets.

    — Un paquet toutes les trois heures.

          (*The Pharmacist.*)

                M. B.

Eau oxygénée contre la diphthérie.

(Vogelsang.)

M. Vogelsang a eu l'idée d'utiliser les propriétés antiseptiques de l'eau oxygénée dans le traitement de la diphthérie, et il affirme avoir obtenu des résultats tout à fait remarquables, entre autres chez deux enfants qui avaient été atteints de la diphthérie au printemps. Chez le premier, un petit garçon, l'affection avait débuté par un violent frisson, par de la céphalalgie, des douleurs dans le cou ; dès le début aussi, les petits malades étaient dans un grand état de prostration. M. Vogelsang vit les malades au troisième jour seulement ; l'arrière-gorge était tapissée, dans toute son étendue, par d'épaisses fausses membranes ; la muqueuse nasale était très tuméfiée, la respiration très difficile ; le pouls battait 100-120 ; la température marquait 39º6 à 40 degrés.

Le traitement consista en lotions vinaigrées sur tout le corps, en compresses glacées sur la tête et le cou, et, comme boisson, de l'eau additionnée de cognac, plus la potion suivante :

R. Solution de peroxyde d'hydrogène à 2 ½ .... 120 gr.
Glycérine............... 3 gr.

M. S. A. A prendre toutes les deux heures une cuillerée à thé.

Dès le lendemain, l'arrière-gorge était complètement débarrassée des fausses membranes. Le malade réclamait des aliments avec insistance. (*Rev. hebdom. de thérap.*)

SYPHILIS & MALADIES CUTANÉES

Iodoforme dans le traitement du lupus érythémateux.

(Besnier.)

Dans certaines formes de lupus, le lupus érythémateux par exemple, ou le lupus des muqueuses, l'iodoforme à l'intérieur peut donner quelques résultats. M. Besnier prescrit quelquefois le médicament ainsi qu'il suit :

Iodoforme........ } ââ 10 centigr.
Savon médicinal.. }
Pour une pilule.

Le malade en prend deux par jour, et si l'iodoforme est bien toléré, on peut augmenter cette dose jusqu'à celle de 1 gramme de substance active par jour. On peut cependant voir alors survenir certains accidents qu'il faut éviter, comme la tendance au sommeil, le coryza, etc. Cependant, l'iodoforme est bien supporté par l'estomac. Les malades répandent alors une légère odeur d'iodoforme qui n'a pas grand inconvénient. C'est en somme un moyen que l'on peut tenter avant d'arriver à une intervention plus active.

—

Mixture c. eczéma de la tête.

(O. Lassar.)

Vaseline......... 100 grammes
Acide salicylique.. 2 —
Teinture de benjoin........... 5 —

—

Injections intra-musculaires de mercure métallique contre la syphilis.

(A. Luton.)

« Le tissu musculaire offre, de préférence au tissu cellulaire, une voie d'absorption au mercure métallique. Des effets thérapeutiques indéniables (15 cas) viennent confirmer cette manière de voir. L'absorption par cette voie est si complète, que plus d'une fois nous avons constaté le développement de la stomatite mercurielle.

» L'assimilation du mercure peut se produire de plusieurs manières soit par une sorte d'émulsion du métal liquide qui se transforme en menus globulins facilement absor-bables, soit par un phénomène de diapédèse.

» Pratiquement, on commencera les injections à la dose de *un gramme* au plus de métal, et en prenant pour règle de la répétition des injections, l'évacuation en bichlorure, de la dose du mercure primitivement employée. On saura que 1 gramme de mercure donnerait 1 gr. 554 de bichlorure.

» L'efficacité de cette méthode la doit recommander surtout dans les cas graves de syphilis, à la période dite de transition et tertiaire. »

—

Tannate de mercure dans la syphilis.

(Leblond.)

Le tannate de mercure contient jusqu'à 50 pour 100 de son poids de mercure métallique, il possède un goût métallique prononcé ; les alcalis le précipitent en mettant le mercure en liberté.

Les doses de tannate de mercure peuvent être portées à un degré beaucoup plus élevé que celles des autres sels de mercure. La dose moyenne est de 20 à 30 centigrammes.

Casanow, qui a beaucoup employé ce médicament, adopte la formule suivante :

Tannate de mercure....... 3 gr.
Extrait et poudre de réglisse Q. s.
pour 90 pilules.

Prendre deux pilules deux fois par jour, après les repas.

Voici, d'ailleurs, comment M. Leblond résume les résultats de sa pratique encore récente :

« D'après tout ce qui précède, on peut, je crois, affirmer la supériorité du traitement par le tannate de mercure sur le traitement par le proto-iodure ; le traitement russe et allemand est beaucoup moins long et bien mieux supporté que celui que nous avons l'habitude de prescrire ; il semble, en outre, préserver davantage des récidives, et a ce grand avantage de ne pas produire d'accidents du côté du tube digestif. » (*Nouveaux remèdes*, 1er juillet 1885.)

Soyez très prudents pour les doses élevées.

—

Iodoforme dans la vulvo-vaginite des petites filles.

(Pott.)

Iodoforme............. 2 à 4 gr.
Beurre de cacao........ O. S.

Pour f. s. a. un crayon de 1 centimètre d'épaisseur.

D'après R. Pott, une, au plus deux applications de bougie à l'iodoforme suffisent pour obtenir une guérison presque immédiate de la vulvo-vaginite des petites filles, alors que cette affection a résisté aux diverses médications qu'on a continué de lui opposer.

HYGIÈNE ET TOXICOLOGIE

—

Sur une ptomaïne extraite d'un fromage toxique.

(V. Vaughan.)

Dans le courant de l'année 1884, plus de trois cents personnes, habitant l'Etat de Michigan, éprouvèrent des symptômes d'empoisonnement après avoir mangé d'un fromage toxique. Chez beaucoup d'entre elles, ces symptômes parurent extrêmement graves, au point que plusieurs médecins crurent à un empoisonnement par l'arsenic et prescrivirent de l'hydrate d'oxyde de fer. A des vomissements de matières acqueuses, puis colorées en rouge, se joignait la diarrhée. Le malade éprouvait des douleurs dans la région épigastrique et un sentiment de constriction de la gorge. La langue était blanche, le pouls mou et irrégulier, on n'eut à déplorer aucune issue funeste.

Les fromages examinés par M. Vaughan ne présentaient rien de particulier au goût non plus qu'à l'odorat. Sur une coupe fraîche, on remarquait de nombreuses gouttes d'un liquide faiblement opalescent qui rougissait le papier bleu de tournesol. Ce liquide renfermait un grand nombre de micrococcus qui, inoculés à des lapins, ne déterminèrent aucun accident.

Le fromage fut traité par l'eau. La solution aqueuse fut acidulée, puis additionnée d'un excès de soude étendue, ensuite agitée avec de l'éther. La solution éthérée, évaporée à froid, laissa un résidu qui fut encore une fois repris par l'eau, opération qui fut suivie d'une nouvelle agitation avec de l'éther pur. Enfin la solution éthérée fut transportée dans une cloche à vide, sur de l'acide sulfurique, et il se sépara des cristaux aiguillés d'une substance possédant les propriétés suivantes : placée sur la langue, elle donne une sensation âcre et brûlante, suivie d'une sécheresse de la gorge et de nausée. Absorbée en très petite quantité, elle donne la diarrhée. Elle réduit l'acide iodique et ne précipite pas les réactifs ordinaires des alcaloïdes. Abandonnés à l'air, les cristaux se détruisent, *laissant à leur place un produit acide*. Ils sont solubles dans l'eau, l'alcool, l'éther. M. Vaughan a nommé cette substance *tyrotoxicon* (poison du fromage) ; il en a préparé 0 gr. 50 avec 15 kilogrammes de fromage. (*Zeitschrift fur Physiologie*, X., 1886, 46.)

M . B.

—

Pommade à l'iodoforme sans odeur.

(OPPLEZ.)

Lanoline	20
Iodoforme	2.5
Café torréfié , ...	1.25
Axonge	2.5

M . B.

—

Digestion du lait.

Reichmann a fait, dans le cours de l'année 1885, un certain nombre d'expériences sur la digestibilité du lait. Voici les résultat auxquels il est arrivé : 1º la digestion du lait bouilli est plus rapide que celle du lait *cru* ; 2º la coagulation de celui-ci dans l'estomac se fait complètement en cinq minutes ; 3º la coagulation n'est point produite par l'acide du suc gastrique, mais par l'influence d'un ferment spécial ; 4º l'activité du suc gastrique est due presque uniquement à l'acide lactique et, plus tard, quand la digestion s'avance, à la présence de l'acide chlorhyrique ; 5º ce dernier n'est guère sensible que quarante-cinq minutes environ après l'ingestion d'une demi-pinte de lait ; 6º pendant l'heure qui suit, l'activité va en augmentant graduellement et décroît ensuite jusqu'à ce qu'il ne reste plus trace de lait dans l'estomac.

M . B.

—

Propriétés désinfectantes du chlorure détain.

(Abbott.)

Le chlorure d'étain, qui n'est pas toxique, posséderait une puissance germicide équivalente à celle du chlorure de mercure. En solution à 1 pour 100, il tuait les bactéries de la putréfaction dans l'espace de deux heures et en solution à 0,8 pour 100, désinfectait les matières organiques dans le même temps. En comparant ce sel avec le chlorure de zinc et le sulfate de fer, Abbott constate que pour obtenir les mêmes effets, il faut employer la solution à 5 pour 100 du premier, la solution à 2 pour 100 du second, la solution à 40 pour 100 du troisième, et une solution à saturation du quatrième. (*Medical News.*)

M. B.

UROLOGIE

Sur la composition de l'urine après l'usage interne de l'essence de santal.

(Méhu.)

Après l'usage interne de l'essence de santal, on trouve dans l'urine une matière résineuse à odeur de santal, qui paraît y être maintenue en dissolution par le phosphate sodique et qui joue le rôle d'un acide très faible. Cette matière résineuse ne peut être obtenue qu'en minime proportion par l'agitation de l'urine avec l'éther ; pour l'obtenir en beaucoup plus grande proportion, il faut ajouter à l'urine un acide (acide phosphorique, acide tartrique), qui trouble l'urine en séparant la matière résineuse, et agiter le mélange avec de l'éther. Ce dernier liquide évaporé à l'air ou dans une cornue, donne la matière résineuse légèrement teintée de brun, à odeur de santal, laquelle produit au contact de l'acide sulfurique concentré les mêmes colorations : jaune, brun, rouge, que l'essence de santal pure.

L'essence de santal pure, non falsifiée par l'essence de térébenthine, ne communique pas à l'urine l'odeur de la violette. (*Journal Pharm. et Chimie*, septembre 1886, 209.)

M. B.

REVUE DES MÉDICAMENTS NOUVEAUX

LE MÉTHYLAL.

Ce nouveau médicament a été l'objet d'expériences récentes de la part de M. *Etienne Personali*, du *laboratoire de pharmacologie de Turin*.

Le méthylal a pour formule $C^3 H^8 O^2$, en notation atomique. Ce corps a été obtenu par Malaguti, en 1839, en traitant par la lessive de potasse un mélange appelé mélange de Grégory, que l'on prépare en distillant l'alcool méthylique en présence du bioxyde de manganèse et de l'acide sulfurique.

Le mélange de Grégory, étudié par Dumas, a reçu de lui le nom de *forméthylal* ; il a pour formule $C^6 H^8 O^4$; c'est un liquide huileux, d'odeur éthérée, soluble dans l'eau. Le forméthylal est un mélange de méthylal et de formiate de méthyle. Quand on le traite par la potasse pour obtenir le méthylal, il se forme en même temps du formiate de potasse. Pour purifier le méthylal, on le rectifie sur du chlorure de calcium.

Le méthylal est un liquide très fluide, incolore, rougissant légèrement le papier de tournesol, volatil, non inflammable, soluble dans l'eau, l'alcool et les huiles fixes et volatiles ; son odeur rappelle celle du chloroforme et de l'éther acétique ; sa saveur est brûlante et aromatique ; il bout à 42 degrés ; sa densité est 0,8651.

Avec le chlore, il forme le tétrachlorure de carbone, de l'acide carbonique et de l'acide chlorhydrique.

Le méthylal est un antidote de la strychnine ; une injection d'une faible quantité de ce liquide suspend les effets tétaniques de cet alcaloïde.

Par voie hypodermique, c'est un hypnotique qui produit

un sommeil profond, tranquille et immédiat. Son action est de courte durée, ce qui tient à la rapidité de son élimination. Il augmente un peu le nombre des battements du cœur et abaisse légèrement la pression artérielle.

En potion, à la dose d'un gramme dans 150 grammes de véhicule édulcoré avec le sirop de groseilles, il combat les douleurs nerveuses de l'estomac et l'entéralgie. Sous forme de pommade, à la dose de 5 grammes pour 30 grammes d'axonge et 3 grammes de cire, et sous forme de liniment, à la dose de 15 grammes pour 85 grammes d'huile d'amandes, c'est un excellent analgésique. (*Archives de Pharmacie*, I, 1886, 495.)

M. B.

DU PISCIDIA ERYTHRINA.

Synonymie: Jamaïca dogwood, bois de chien.

Historique. — Cette plante était connue depuis un temps immémorial des indigènes des Antilles. En 1844, Hamilton, de Plymouth, appela pour la première fois l'attention sur ses propriétés narcotiques, mais son travail passa inaperçu. En 1856, Osterlen se borne, dans son Traité de Thérapeutique, à citer la plante avec cette mention « qu'à haute dose elle produit un sommeil comateux ». Ford, en 1880, la conseillait contre les névralgies ; mais c'est seulement en 1881 qu'Ott et Nagle, de Philadelphie, étudièrent pour la première fois son action physiologique. Depuis cette époque, les travaux se sont succédé. Scott, Grotz, Liefert, Van Lair, Fronmüller ont publié d'intéressantes recherches sur cette plante. En France, c'est M. Landouski qui signala le premier ses propriétés narcotiques et analgésiques. Puis MM. Huchard, Dujardin-Beaumetz et ses élèves ont fait un grand nombre de recherches thérapeutiques et expérimentales sur le Piscidia.

Matière médicale. — C'est un arbuste de la famille des Légumineuses qui croît aux Antilles et à la Martinique. Il tire son nom de la couleur éclatante de sa fleur rouge, et de l'action stupéfiante que l'écorce de la racine exerce sur les poissons, propriété qui est bien connue des indigènes.

On ne se sert que de l'écorce de la racine, qui contient, d'après M. Carette : une résine, une substance térébenthineuse, une fécule, une ammoniaque composée, un alcaloïde, la piscidine, qui ne se rencontre pas toujours et dont la présence dépend beaucoup de la provenance des racines ; aussi on comprend que ce seul fait doit rendre les résultats thérapeutiques incer-tains.

Mode d'administration et doses. — On emploie la poudre, l'extrait fluide et la teinture. On devra toujours se servir pour ces préparations de racines venant de la Jamaïque, car ce sont les plus actives.

Poudre. — On la donne à la dose de 35 centigrammes, dans une capsule, et on répète cette dose quatre fois par jour.

L'extrait fluide, qui est préférable, se donne à la dose de 40 à 75 gouttes ou 3 à 4 grammes dans une potion. M. Dujardin-Beaumetz conseille la formule suivante :

> Extrait fluide de piscidia erythrina..................   15 grammes.
> Sirop d'écorces d'orange amère....................   350   —

Chaque cuillerée à bouche contient un gramme d'extrait. Faire prendre de trois à quatre cuillerées à bouche de ce sirop par jour.

La teinture est aussi une bonne préparation ; elle s'admi-nistre à la dose de 40 à 50 gouttes. M. Huchard l'associe au viburnum de la façon suivante :

> Teinture alcoolique de piscidia erythrina....... } àà 50 gouttes.
> —   —   — viburnum prunifolium... }

A prendre dans les vingt-quatre heures.

Les Américains emploient, en outre, l'extrait sec sous forme de pilules de 5 centigrammes dont ils donnent de deux à quatre le soir.

Action physiologique. — Les expériences entreprises par Ost et Nagle amenèrent ces auteurs aux conclusions suivan-tes :

1° Le piscidia est un narcotique ;

2° Il n'affecte pas l'excitabilité des nerfs moteurs, ni les extrémités périphériques des nerfs sensitifs.

3° Il diminue les phénomènes réflexes, en excitant les centres de Setschenow.

4° Il produit un état tétanique par excitation spinale et non par paralysie des centres de Setschenow.

5° Il dilate la pupille qui se contracte de nouveau quand l'asphyxie commence.

6° Il est sialagogue et diaphorétique.

7° Il diminue la fréquence du pouls et augmente la tension artérielle par excitation des vaso-moteurs, puis il ne tarde pas à l'abaisser par suite d'une action exercée sur le cœur.

Ott, expérimentant sur lui-même, ingéra une cuillerée à potage d'extrait fluide et dormit pendant trois heures, sans éprouver aucun des effets fâcheux de l'opium. Le médicament dont on puisse le mieux le rapprocher est le bromure de potassium, bien qu'il ressemble un peu à la morphine par ses effets stimulants sur les nerfs vaso-moteurs.

M. Dujardin-Beaumetz ne partage pas cette opinion. Pour lui, ce n'est pas un hypnotique vrai ; c'est un analgésique, et il n'amène le sommeil que parce qu'il calme la douleur.

Action thérapeutique.—Comme hypnotique, Fischer a obtenu de bons résultats avec l'extrait fluide à la dose de 4 gr. dans deux cas d'insomnie ; il échoua dans un troisième.

Fronmüller a administré l'extrait sec, à la dose de 20 centigrammes en pilules. Au bout de trente à quarante minutes, le sommeil arrivait et, au réveil, les malades n'accusaient pas le moindre inconvénient.

Siefert a constaté l'utilité de cette plante dans les cas de phthisie, quand l'insomnie est causée par la douleur.

Comme analgésique. — Hamilton, souffrant d'une douleur de dent que rien ne pouvait soulager, appliqua d'abord sur la dent de la ouate imbibée de teinture de piscidia ; le soulagement ayant été très marqué, il en prit quelques gouttes à l'intérieur et put ainsi faire disparaître complètement la douleur et s'endormir profondément.

Siefert a réussi à calmer parfaitement la toux violente des phthisiques avec 25 milligrammes d'extrait sec.

M. Huchard en a retiré de très bons effets, à la dose de 50 gouttes de teinture, dans la dysménorrhée membraneuse ; pour lui, ce médicament est particulièrement indiqué dans les névralgies abdominales.

M. Dujardin-Beaumetz considère que le piscidia s'adresse uniquement à l'élément névralgique, et il a pu faire disparaître promptement le symptôme douleur dans plusieurs cas de névralgies brachiales et faciales rebelles ; mais il a constaté que c'était un analgésique infidèle, surtout à cause des différences d'origine de l'écorce du dogwood.

Les auteurs qui attribuent à cette plante des propriétés hypnotiques la regardent comme inférieure à l'opium au point de vue narcotique, mais ils lui reconnaissent sur celui-ci les avantages suivants : d'amener un sommeil moins profond et moins dangereux, de ne pas constiper, de ne pas avoir d'influence sur la température, sur le pouls, ni sur les sécrétions de l'urine et de la sueur.

Bibliographie. — HAMILTON. Pharmaceut. Journal and Transact., 1884. — OSTERLEN, Therapeutics, 1856. — OTT, Seguin's Archiv of Medicine, 1881, t. V, p. 69, et Revue Hebd. de thérapeutique. — FIRTH, Union pharmac. — FORD, Therapeutic Gazette, 1882. — VAN LAIR, les Névralgies, Bruxelles, 1882. — LANDOWSKI, Congrès de Rouen 1883. — LEGOY, Thèse de Paris, 1884. — Therapeutic Gazette 1885, numéros 1, 2, 7. — DUJARDIN-BEAUMETZ, Les nouvelles Médications, 1886.

Dr PAUL RODET.

THÉRAPEUTIQUE MÉDICALE

Sulfure de carbone contre les névralgies.

Le sulfure de carbone vient d'être employé avec succès comme remède contre les névralgies.

On en imprègne de 10 à 12 gouttes un tampon de coton que l'on applique sur la partie malade, recouvrant ce tampon de coton sec.

Ce traitement, s'il n'est pas suivi de guérison immédiate, procure en tout cas au malade un soulagement très sensible.

La douleur assez vive produite par l'application du sulfure de carbone n'est que passagère. (*Rundschau für Pharmacie.*)

M. B.

Effets hypnotiques du piscidia erithrina.

(*Formules page* 115.)

D'après MM. G. A. Meyer (*The Am. Practition.*, juin 1886), et A. Spencer Halsey (*Therapeutic Gazette*, juillet 1886), cette substance pourrait rendre des services par son action hypnotique active, mais dépourvue de tous les inconvénients des opiacés. Son emploi ne serait jamais suivi de nausées ou de vomissements. M. Meyer s'en est servi dans l'accouchement et aurait ainsi obtenu un repos salutaire dans l'intervalle des contractions utérines dont la puissance ne serait pas diminuée. La dose qu'il recommande est de un gramme environ d'extrait liquide. M. Halsey en a obtenu de sérieux avantages pour calmer la toux des phthisiques.

H. Ch.

L'eugénol comme antiseptique et antithermique.

L'*eugénol* ou acide *eugénique* s'obtient en traitant l'essence de girofle par une lessive de potasse caustique ou de soude. On distille la masse cristalline et on sépare l'eugénol du résidu par l'addition d'un acide minéral dilué. On le purifie par distillation.

C'est un liquide oléagineux qui possède l'odeur et la saveur de l'essence de girofle ; mais il brunit au contact de l'air et de la lumière. Sa densité est de 1,068 à 1,070. Il bout à 252 degrés. Il est insoluble dans l'eau et se dissout dans l'alcool et l'éther. Il a pour formule $C^{10}H^{12}O^2$. Le perchlorure de fer lui communique une coloration verte azurée.

Il jouit de propriétés antiseptiques incontestables, et s'oppose à la fermentation de l'urine.

Les Drs Emilio Movra et Candido Tegibus l'ont expérimenté comme antithermique ; mais, à ce point de vue, son action est inférieure à celle de la quinine, de l'antipyrine et de l'acide salicylique. (*Archives de Pharmacie*, I, 1886, 496.)

Gargarisme désinfectant.

Chlorure de zinc. . . . .   1 g. 50
Eau. . . . .   200 »
Essence de menthe. . . .   V gout.

Garder dans la bouche pendant quelques instants une gorgée de ce gargarisme, pour baigner les muqueuses gingivale ou buccale afin de combattre la septicémie de ces parties.

—

Gargarisme astringent.
(JEANNART.)

Tannin . . . .   2 gr.
Miel rosat . . . .   50 »
Eau distillée . . . .   10 »
— de rose .   50 »

Employer ce gargarisme pour arrêter la salivation mercurielle ; mais on ne doit s'en servir que lorsque la fluxion des glandes salivaires est à son déclin. On s'en sert aussi pour rétablir le ton de la luette et des amygdales.

—

Gargarisme pour combattre la fétidité buccale.
(QUINCEROT.)

Acide thymique. . . . .   50 cen.
Alcool. . . . .   2 gr.
Eau. . . . .   100 »
Borate de soude. . . .   1 »
M. s. a.

—

Gargarisme anti-acide.
(QUINCEROT.)

Bicarbonate de soude . .   5 gr.
Eau. . . . .   300 »
Sirop de mûres . . . . .   40 »
M.

Se gargariser fréquemment pour combattre l'acidité de la salive.

—

La fève de Calabar contre l'épilepsie.
(RUCHE).

L'auteur recommande l'essai de la fève de Calabar contre l'épilepsie, lorsque les bromures et l'atropine n'ont pas donné de résultats satisfaisants. Il a aussi remarqué un fait assez curieux, c'est que ce médicament devient le plus efficace alors qu'il est administré alternativement en augmentant et en diminuant les doses.

Il emploie la formule suivante :
Extrait de fève de Calabar   0 gr. 50
Ether sulfurique alcoolisé
(Liqueur d'Hoffmann). .   1 gr. 00
Eau distillée de menthe.   20 gr. 00

Dose : 5 à 10 gouttes, pour les enfants, 8 à 15 gouttes pour les adultes, trois fois par jour. Le premier jour, on donne la plus petite dose et on augmente d'une goutte chaque jour jusqu'à ce qu'on ait atteint le maximum, puis on diminue chaque jour d'une goutte jusqu'au minimum.

(*Deutsche Mediziniche Zeitung*.)

M. BOIMOND.

Traitement de la sténocardie par la cocaïne.

M. V. Lasegkevitch rapporte (*Revue de médecine*, août 1886) quatre observations dans lesquelles la cocaïne lui a rendu des services : « La cocaïne, dit-il, ne coupe pas l'accès quoiqu'elle en atténue l'intensité, mais prise deux, trois jours de suite, la cocaïne diminuant graduellement la force et la durée de *l'angor pectoris*, les fait disparaître complètement. » L'auteur recommande d'administrer des doses de deux ou trois centigrammes et de les répéter 4 ou 5 fois dans les 24 heures.

H. Ch.

—

Potion hypnotique.
(V. Audhui.)

Paraldéhyde.........	2 gr.
Hydrolat de menthe poivrée............	
Hydrolat de fleurs d'oranger............	ââ 60 gr.
Sirop de gomme.....	25 —

F. s. a. Une potion, à prendre en une ou deux fois, dans l'espace d'un quart d'heure, au moment où l'on veut provoquer le sommeil.

La dose peut être abaissée à 1 gr. ou portée à 3 ou 4 grammes, suivant l'intensité de l'effet que l'on veut obtenir ; à la dose de 2 grammes, la paraldéhyde agit à peu près comme une dose d'hydrate de chloral.

STANISLAS MARTIN.

—

Pommade antinévralgique.
(Mayet.)

Chloral.........	0 gr. 50
Menthol.........	0 » 50
Beurre de cacao.	2 »
Blanc de baleine.	1 »

En applications au niveau du point douloureux ou sur le front, dans la migraine. (*Journal Th. et Ch.*)

M. B.

—

Teinture antidyspeptique.

Teinture de fève Saint-Ignace............	
Teinture de cannelle..	
— de badiane..	ââ 10 gr.
— de mars tartarisée...........	

Mêlez. Trente gouttes avant chaque repas, dans la sixième partie d'un verre d'eau.

Dans l'intervalle des deux repas, une cuillerée à café de charbon de Belloc dans du pain azyme.

—

Vin apéritif.
(Monin.)

Teinture de quinquina calisaya............	
Teinture de Simavouba	ââ 10 gr.
— de gentiane .	
— d'éco. d'orang.	
Teinture de fève de St-	

Ignace.............. 2 gr.
Vin de Grenache...... 950 —
Mêlez. Filtrez. Un verre à madère avant le repas pour stimuler l'appétit.

—

Mixture c. néphrite chronique.
(NEUMANN.)

Nitro-glycérine..... 1 gramme.
Alcool rectifié...,... 10 —
Eau distillée....... 40 —

Huit gouttes par jour en trois fois, et si le médicament est bien supporté, on va jusqu'à douze gouttes.

Toile d'araignée contre la malaria..
(OLIVIER.)

La toile d'araignée a été proposé contre les fièvres palustres des types quotidien et tierce; la dose est, pour les adultes de 1 gr. 50. Pour les enfants, on variera suivant l'âge. Son effet n'est pas aussi prompt que celui de la quinine ; aussi ne devra-t-on pas l'employer dans les fièvres graves. La toile d'araignée a meilleur goût que la quinine. Les récidives sont moins fréquentes.

THÉRAPEUTIQUE CHIRURGICALE

—

Gaze iodoformée adhésive.
(BILLROTH).

Iodoforme pulvérisé. . . . 400 gr·
Alcool.......... 1000 gr.
Glycérine.......... 50 gr.
Colophane. .... 100 gr.

Pour imprégner 200 mètres de gaze. (*Pharm. Rundchau.*)

M B.

—

Poudre Antiseptique.

Iodoforme pulvérisé ⎫
Quinquina — ⎮
Benjoin — ⎬ parties égales.
Carbon. de magnésie ⎮
Essence d'eucalyptus ⎭

pour employer dans les pansements antiseptiques.

(*Der Fortschritt*, II, 1886, 137).

—

Remède contre les maux de dents.

Camphre 5
Chloral 5
Chlorhydrate de cocaïne. 2

Appliquer un peu de ce mélange sur la dent cariée, à l'aide de coton.

(*Amer. Druggist.*)
M.B.

—

Injection calmante contre l'irritation de la vessie.

(COPELAND).

L'auteur a employé avec succès l'injection suivante chez les vieillards qui ont la vessie irritable et dont la prostate est hypertrophiée :

Benzoate de soude. . . . . 0 gr. 60
Teinture de gelsémium XX à XXX
 gouttes.
Eau. . . . . 30 gr.

Faire chauffer légèrement, injecter avec une soude flexible, retirer cette dernière et laisser le liquide en contact avec la vessie pendant vingt à trente minutes. Introduire de nouveau la sonde pour retirer le liquide.

(*Medical Record.*)
BOYMOND.

—

Pommade contre les hémorrhoïdes.

Le Dr Wimpelberg recommande l'usage de la pommade suivante :
 Lanoline. . . . . 30 gr.
 Persulfate de fer . . . , 0 gr. 60
On fait une onction matin et soir.

M. B.

—

Pansement à sec.

Dr SMITH

L'auteur recommande pour le pansement des blessures, plaies avec suppuration, abcès et ulcères, etc., de saupoudrer avec le mélange suivant :
 Oxyde de zinc. 15,00
 Tannin . . . , ... 2,00
 Acide phénique cristallisé. 0,50
 Amidon. 18,000
  Mêlez
On peut ajouter de l'acide bori-

que et aussi du sous-nitrate de bismuth, dans quelques cas.

(*Druggist Circular.*)
M. B.

—

Chlorate de potasse dans le traitement des brûlures.

(BROWNE.)

Utile surtout sur les brûlures par les corps solides et par l'eau bouillante au deuxième et au troisième degré, aussi bien que dans les variétés plus sérieuses et plus graves des quatrième et cinquième degrés.

Voici la manière d'appliquer cette solution sur les brûlures superficielles : on commence d'abord par ouvrir les ampoules. Puis des cataplasmes sont appliqués chaque *quatre heures* sur la partie malade, jusqu'à ce que les lambeaux épidermiques soient complètement détachés.

On applique alors à la surface dix doubles de lint, qui sont imbibés d'une *solution de chlorate de potasse saturée*. Une mince feuille de soie huilée est placée par-dessus.

Afin d'empêcher le lint d'adhérer à la surface de la plaie, on ajoute une petite quantité de glycérine à la solution. Ou bien encore le chlorate de potasse est incorporé dans une pommade avec de l'axonge.

On agit de même pour les brûlures profondes, après avoir fait tomber les eschares au moyen de cataplasmes.

—

Sulfate d'atropine contre le coryza.

(GENTILHOMME.)

L'auteur a employé dans trois cas de coryza chronique et rebelle le sulfate d'atropine en pilule d'un demi-milligramme. Cette pilule était administrée toutes les fois que le malade éprouvait les premiers symptômes du coryza.

D'après les expérimentations assez nombreuses qu'il a faites, le sulfate d'atropine a une action immédiate contre les premiers accidents du coryza, au point qu'il peut enrayer le plus souvent la marche du mal. Lorsqu'il est administré contre le coryza confirmé, il produit également un grand soulagement, mais son action est moins remarquable que lorsqu'il est donné au début de l'inflammation, lorsque la bronchite existe en même temps que le coryza ; le sel d'atropine produit un effet également favorable sur la muqueuse bronchique, dont il modifie la sécrétion et il diminue certainement la durée de la maladie.

(*Union médicale du Nord-Est*, mai.)

—

Teinture de benjoin dans le coryza des enfants.

BRYDON.)

Le docteur W. Brydon, dans le *British medical Journal*, confirme l'efficacité d'un nouveau médicament que le docteur Kebbell avait fait précédemment connaître. Il s'agit de cet excellent agent, à la fois antiseptique et astringent, le benjoin. Le docteur Brydon en aspirant, au début d'un coryza aigu, les vapeurs de teinture de benjoin, a pu faire avorter sur lui-même un coryza dès les premières heures. La même expérience a réussi sur deux autres malades.

—

Emploi du sublimé dans l'hydrocèle.

(SARRZIN.)

« 1° Le sublimé remplace avantageusement la teinture d'iode dans le traitement de l'hydrocèle.

» 2° Il procure la cicatrisation de la poche, sans provoquer de douleurs, sauf une légère sensibilité du testicule, alors que la réaction inflammatoire est modérée et suffisante.

» 3° Le manuel opératoire est le même que dans le procédé par la teinture d'iode. Il consiste à injecter dans la vaginale 200 grammes d'une solution de sublimé au 1/1000° et à y laisser à demeure 100 grammes de ce liquide.

—

Poudre c. condylomes.

Bien que rien ne soit moins démontré et plus contestable que l'origine syphilitique des condylomes ou végétations papillaires, même chez un sujet syphilitique, enregistrons un moyen curatif qui nous est fourni par le *Philadelphia medical Reporter*, du 14 juin 1884 Il consiste à saupoudrer trois fois par jour les végétations condylomateuses avec la poudre suivante :

Protochlorure d'hydrar-
   gyre (calomel)....... 30 gram.
Acide borique......... 15 —
  — salicylique....... 5 —
M. S. A.

Sous l'influence de cette poudre, on verrait les condylomes se ratatiner et disparaître très rapidement. (*Bullet. de thérapeutiq.*)

—

Nouveau collodion.

Ce collodion, par ses qualités antiseptiques et cicatrisantes, sans produire d'inflammation, peut être usité à la place de celui qui renferme du coton-poudre, dans tous les cas de solution de continuité, soit plaies compliquées de contusion. Son emploi est encore indiqué, comme la traumatacine, dans les cas de douleurs névralgiques, rhumatisme aigus ou chroniques, en badigeonnant les parties endolories, toutes les vingt-quatre heures, et dans les cas graves ou aigus, toutes les six heures. Si on enduit des bandes de toile ou de soie, on obtient un excellent taffetas sparadrap, qui peut rivaliser avec la préparation à l'icthyocolle, dit taffetas anglais.

On le prépare selon la formule suivante :

Mastic en larmes . . 3 grammes
Beaume du Pérou sec 1   —
Narcotine 1   —

Pulvériser chaque matière séparément et ajouter 5 grammes de chloroforme, agiter de temps à autre, et laisser reposer après solution.

(*L'Orosi.*)
            M. B.

—

Gargarisme contre l'ébranlement des dents.
(QUINCEROT.)

Tanin   8 gr.
Teinture d'iode   4
Iodure de potassium   1
Teinture de myrrhe   5
Eau de rose   200
    M. S. A.

Une cuillerée à café de cette préparation dans un tiers de verre d'eau tiède pour baigner les gencives tous les matins et pendant quelques instants après la toilette de la bouche.

—

Mixture iodo-tannique contre l'ébranlement des dents
(E. BRASSEUR.)

Tanin . . . . 10 gr.
Teinture d'iode . . . . . . 5 gr.
        de benjoin . . . . . gr.
Eau   . . 200 gr.

Une cuillerée à café dans un demi-verre d'eau tiède pour baigner les gencives soir et matin pendant quelques minutes.

—

Pilules contre la dysurie.

(MALLEZ.)

Térébenthine de Venise.. 6 gr.

Camphre................ 4 —

Extrait d'opium..........⎫ ââ 0.30
Extrait d'aconit..........⎭

F. s. a 60 pilules. De 3 à 6 par jour aux personnes atteintes de dysurie.

—

SYPHILIS & MALADIES CUTANÉES

—

Pommade mercurielle à base de savon.

(YVON.)

« Le traitement de la syphilis par les frictions mercurielles commence à se généraliser, et paraît présenter de grands avantages sur l'administration interne des préparations hydrargyriques. Pour rendre son application plus facile, j'ai songé à remplacer l'axonge, base de la pommade mercurielle, par un corps qui éteint le mercure tout aussi facilement, et présente l'avantage d'être soluble dans l'eau. Ce corps, c'est le savon noir.

On prend :

Savon noir (aussi neutre que possible) 1000

Mercure................. 10

et l'on opère comme avec l'axonge.

» Pendant la préparation, le savon restant longtemps en contact avec l'air, perd l'excès d'alcali caustique qu'il peut renfermer.

» L'extinction du mercure se fait d'une manière tout aussi parfaite qu'avec l'axonge, et beaucoup plus rapidement. La pommade mercurielle ainsi préparée me paraît se conserver indéfiniment. J'en ai qui depuis trois ans, n'a acquis aucune odeur et présente le même aspect qu'au moment de sa préparation. Lorsqu'on la délaye dans l'eau, le savon se dissout, le mercure divisé tombe au fond du vase, et l'eau surnageante n'exerce aucune action sur le papier de tournesol. Cette pommade présente la précieuse propriété de ne pas se ramollir sous l'action de la chaleur ; à 80 degrés, elle est aussi ferme qu'à la température ordinaire. Cette pommade a donné de bons résultats entre les mains des praticiens qui l'ont employée : elle n'exerce aucune action locale irritante, et on peut l'enlever par un simple lavage à l'eau froide. »

—

Lotion contre les taches de rousseur.

Sulfo-phénate de zinc..... 4 gr.
Glycérine............... 60 —
Alcool................. 30 —
Eau de fleur d'oranger.... 45 —
— rose............... 250 —
　　Mêlez.
　　A employer matin et soir. (*Chemist and Druggist.*)
　　　　　　　　　M. B.

—

Lotion contre la chute des cheveux.

(Dʳ TILBURY FOX.)

Teinture de noix vomique 15 gr.
— de cantharides.. 10 —
Lanoline .... 10 —
Acide acétique.......... 15 —
Eau de rose. .... 180 —
　　Mêlez et employez en lotions.
　　　　　　　　　M. B.

—

Pommade contre la blennorrhée.

(UNNA)

Beurre de cacao...... 100 gr.
Cire jaune.......... 2 à 3 gr.
Nitrate d'argent...... 5 —
Baume du Pérou...... 2 —
　　F. s. a. une pommade. On en enduit une sonde d'étain avec laquelle on pratique le cathétérisme dans les inflammations chroniques de l'urèthre; il a parfois suffi de 4 à 5 cathétérismes pour amener une guérison parfaite; dans d'autres cas, il a été nécessaire de répéter de 2 à 4 fois cette série de sondages; pour certains malades, il a fallu joindre à ce traitement des injections de sulfo-phénate de zinc.

—

De l'essence de citron dans la blennorrhagie.

Les travaux de M. Bruel ont démontré que le mélange de *citrène et d'hydrate de citrène* a une action rapide sur les diverses formes de l'uréthrite. Présenté sous forme de capsules de citron qu'on administre à la dose de 6 à 10 par jour pendant les repas, ce médicament remplace avantageusement les nombreux balsamiques présentés jusqu'à ce jour.

—

Gargarisme au cyanure mercuriel.

(PARENT).

Cyanure de mercure. . . 5 déc.
Décoction de guimauve. 500 gr.
　　Faites dissoudre ; à employer contre les ulcérations syphilitiques de la cavité buccale. Gargarisez cinq ou six fois par jour (ne pas avaler).

—

La teinture de thuya occidentalis et la magnésie contre les végétations et les verrues.

Le *thuya occidentalis*, plante de la famille des conifères, arbuste qui est surnommé *arbor vitæ* à cause de la persistance de son feuillage pendant toute l'année, n'est pas employé dans la médecine allopathique. Les homœopathes le prescrivent à doses infinitésimales pour guérir les végétations et les verrues.

Plusieurs médecins allopathes ont vérifié l'action attribuée au *thuya occidentalis* par les homœopathes, et ils ont administré 30 gouttes matin et soir d'extrait fluide de thuya ; après quinze jours de traitement, les végétations de toutes sortes ont disparu.

C'est là un fait qui mérite d'être contrôlé ; ceux qui désireraient expérimenter le *thuya* pourront employer l'alcoolature, qui sera administrée à la dose de 60 à 80 gouttes par jour, prises en deux fois.

Puisque nous parlons du *thuya* nous signalerons en passant une thèse soutenue dernièrement à Gottingen, par le D⁼ Strahlmann, sur l'action de *l'huile de thuya*. Il résulte des études faites par l'auteur de cette thèse que l'huile de thuya se compose de terpène et de *thuyol*. Ces deux constituants sont toxiques et irritent la peau ; le thuyol est plus actif que le terpène. Ces expériences ne permettent pas l'emploi de l'huile de thuya dans la thérapeutique.

M. le D⁼ Colrat a fait dernièrement à la *Société des sciences médicales de Lyon* une communication dans laquelle il a appelé de nouveau l'attention de ses confrères sur l'emploi de la magnésie contre les verrues. Ce mode de traitement est d'ailleurs connu depuis longtemps et il a été, comme le précédent, emprunté à la médecine homœopathique. M. Colrat a eu l'occasion de guérir un certain nombre de personnes portant des verrues, en leur administrant deux fois par jour 10 à 15 centigrammes de magnésie. Dans certains cas, la guérison se fait longtemps attendre ; dans d'autres, les personnes traitées ont été absolument réfractaires à l'action curative de la magnésie. Les nombreux échecs auxquels on est exposé feront vraisemblablement tomber dans l'oubli encore une fois le traitement préconisé par M. Colrat. Il nous semble plus simple de recourir aux caustiques dont l'action est plus sûre et plus radicale. (*Archives de Pharmacie*, I, 1886, 500.)

M. B.

MALADIES DES FEMMES ET DES ENFANTS

Traitement de la métrorrhagie. (Dʳ Lutaud.)

Les diverses formes de métrorrhagies sont combattues d'une façon très efficace par le chlorhydrate d'ergotinine cristallisé qui remplace avantageusement les préparations d'ergotine et d'ergotinine proposées jusqu'à ce jour :

Voici la formule proposée par le Dʳ Lutaud :

Chlorhydrate d'ergotinine   1 cent.
Eau distillée............ 10 gr.

Pour injections hypodermiques, une demi-seringue toutes les 2 heures jusqu'à cessation de l'hémorrhagie.

La solution doit être renfermée dans un flacon jaune et ne se conserve guère que pendant 15 jours.

Le clorhydrate d'ergotinine sera employé dans les hémorrhagies post partum où son action est immédiate.

Crayons d'iodoforme.

(Vulpian.)

Ces crayons qui s'emploient dans le traitement des fistules et de certaines formes de métrites se préparent de la manière suivante :

On dissout 15 gr. de gélatine pure dans 50 gr. d'eau et 7 gr. 50 de glycérine, au bain-marie. On fait évaporer jusqu'à réduction à 5¼ grammes ; on ajoute 27 gr. d'iodoforme en poudre fine. On agite le mélange pour assurer l'incorporation et obtenir une masse homogène que l'on coule quand elle est encore chaude dans une lingotière légèrement chauffée. Quand la masse est coulée, on refroidit immédiatement le moule dans de l'eau glacée. La rapidité du refroidissement est indispensable pour que les particules de l'iodoforme n'aient pas le temps de se déposer. Les petits cylindres que l'on obtient ainsi sont placés dans un endroit sec et on les laisse jusqu'à ce qu'il soient réduits au tiers de leur poids primitif. Ils sont alors mous et flexibles.

L'odeur peu agréable de l'iodoforme est atténuée par l'addition de poudre de café torréfié.

M. B.

Solution contre les fissures du mamelon.

(Unna).

Chlorhydrate de cocaïne....... .... 0.50 à 1 g.
Eau distillée .... 100 gr.

Faites dissoudre. Dans l'intervalle des tétées, on fait, toutes les dix minutes, des lotions avec cette solution sur le mamelon enflammé et qui est le siège des fissures ; en 2 ou 3 jours les crevasses sont complètement guéries.

REVUE DES MÉDICAMENTS NOUVEAUX

DES MÉTHODES MODERNES DE TRAITEMENT DE LA PHTHISIE PULMONAIRE.

Depuis quelques années, la phthisie pulmonaire a été l'objet de travaux considérables qui sont parvenus à élucider certaines questions importantes, entre autres la contagiosité de cette affection et sa nature microbienne. A des théories nouvelles devaient correspondre des traitements nouveaux, aussi la thérapeutique de la tuberculose est-elle entrée dans une nouvelle voie. Parmi les méthodes qui méritent d'attirer notre attention, nous passerons en revue les trois suivantes :

1º Suralimentation ;

2º Inhalations antiseptiques continues ;

3º Injections intra-pulmonaires.

1º *Suralimentation*. — Parmi les symptômes les plus à redouter dans le cours de la phthisie, nous citerons l'anorexie. Les phthisiques ont, en effet, souvent une répugnance invincible pour toute espèce de nourriture ; or, il est de la plus haute importance de soutenir leurs forces si l'on veut lutter contre la maladie avec quelques chances de succès. On commence par administrer les amers et lorsque l'on a épuisé la série de ces médicaments, l'anorexie subsiste aussi tenace qu'auparavant. Elle peut se présenter sous trois formes :

a.— Le malade a de l'inappétence, mais digère bien ce qu'il prend.

b.— Le malade n'a pas d'appétit, mais néanmoins il se force à manger et au bout de quelques minutes ou de quelques heures, il vomit ce qu'il a pris.

c.— L'anorexie est modérée, mais les facultés digestives sont très diminuées ; le malade mange sans appétit et peu après l'ingestion des aliments il éprouve une sensation de pesanteur à l'estomac, de la douleur à l'épigastre, des éructations acides, une flatulence extrême, tous symptômes qui le gênent beaucoup et ne tardent pas à le dégoûter de toute espèce d'aliment.

Toutes ces formes de l'anorexie sont justiciables du même traitement. Il faut tous les jours faire le lavage de l'estomac jusqu'à ce que l'appétit reparaisse, que l'estomac soit devenu assez tolérant pour conserver les aliments et que sa muqueuse ait recouvré ses propriétés digestives.

Dans certains cas, malgré des lavages stomacaux répétés, le malade ne peut garder le moindre aliment, il semble alors que le seul acte de la déglutition provoque des nausées et des vomissements, car si l'on introduit des aliments dans l'estomac avec un tube en caoutchouc, ceux-ci sont très bien tolérés et digérés.

La pratique de la suralimentation consiste à introduire dans l'estomac une quantité d'aliments bien plus considérable que celle que le malade pourrait ingérer. Ceux-ci sont représentés par du lait ; du lait et des œufs ; du lait, des œufs et des peptones, et le gavage peut être répété deux ou trois fois par jour.

Chose remarquable, c'est qu'une ou deux heures après avoir été ainsi gavé, le phthisique éprouve une sensation d'appétit bien plus marquée qu'avant ce repas. Au bout de quelques jours de cette suralimentation, l'état général s'améliore, le poids du malade augmente, mais l'état du poumon reste stationnaire la plupart du temps.

2° *Inhalations antiseptiques continues.* — Elles se pratiquent à l'aide d'un inhalateur, petit instrument très simple formé d'une espèce de cornet pyramidal perforé d'un certain nombre de petits trous, façonné de manière à recouvrir le nez et la bouche. Au sommet de la pyramide est fixée une éponge qu'on imbibe du liquide qu'on veut faire inhaler. En général, on se sert d'une solution à parties égales d'alcool et de créosote, on y ajoute quelquefois un peu de chloroforme pour calmer la toux. On arrive ainsi à modifier d'une façon très sensible la quantité et la qualité des crachats. Au début, les inhalations ne doivent pas durer trop longtemps, pas plus de dix à quinze minutes toutes les deux ou trois heures ; ensuite, on peut les faire durer une demi-heure ou même une heure ; quand leur durée est augmentée graduellement, on en retire de sérieux bénéfices. Il ne faut pas verser plus de dix à vingt gouttes de liquide chaque fois, sinon on détermine de l'irritation. Lorsque ces inhalations sont pratiquées judicieusement, elles soulagent très notablement les phthisiques et au début de la maladie, elles peuvent en arrêter les progrès. Il est probable que la créosote agit par ses propriétés antiseptiques en tuant les bacilles, par ses effets généraux en combattant l'état catarrhal. Quand il existe des cavernes, elle en supprime la putridité. Dans bien des cas, elle soulage la toux mieux que tous les calmants et elle n'a pas l'inconvénient de faire disparaître l'appétit comme cela arrive si souvent, quand on emploie ces médicaments.

3° *Injections intra-pulmonaires.* — Ces injections se font dans les cavernes ; elles ont pour but de désinfecter les crachats, de modifier les parois de la cavité de façon à favoriser la rétraction et la cicatrisation. On les pratique de la façon suivante :

La canule d'une seringue de Pravaz est introduite dans le premier, le second ou le troisième espace intercostal en avant ou dans l'aisselle. Il n'y a aucun danger de faire l'injection au-dessus ou en dehors d'une ligne verticale passant par le mamelon ; mais si on la faisait en dedans de cette ligne, on risquerait de pénétrer dans le péricarde ou dans un des gros vaisseaux. On doit enfoncer l'aiguille dans une profondeur de *six* à *sept* centimètres et demi. On peut supprimer la légère douleur causée par la piqûre en se servant d'un anesthésique local.

Le liquide dont on se sert est un mélange formé d'une partie de teinture d'iode pour quatre parties d'eau distillée.

On injecte chaque fois de dix à vingt gouttes, et les injections doivent être répétées tous les quatre ou cinq jours. Avant d'introduire l'aiguille, on recommande au malade de faire une large inspiration, afin de distendre le poumon ; on fait l'injection pendant ce temps et ensuite on laisse le malade expirer l'air qu'il vient d'introduire dans son poumon. L'injection peut être suivie d'une toux légère et d'expectoration sanguinolente ou non et, pendant quelques jours, il y a un peu de douleur au niveau du point où l'on a fait l'injection. Robinson, de New-York, qui a fait un grand nombre de ces injections avec les meilleurs résultats, considère qu'elles sont encore mieux indiquées dans les cas d'induration du sommet que dans ceux de ramollissement des tubercules. Dans le premier cas, il y a presque toujours un état inflammatoire latent, et l'on arrive à le modifier considérablement, peut-être en rendant les exsudats inflammatoires plus liquides et par conséquent plus facilement résorbables.

Ces différentes méthodes de traitement n'empêchent pas de faire suivre des règles hygiéniques très sévères, c'est-à-dire de faire respirer un air sec, pur, de température constante, d'administrer l'huile de foie de morue en aussi grande quantité que les facultés digestives peuvent la digérer et l'assimiler, de supprimer les fatigues physiques et morales, de placer le malade dans une chambre vaste, exposée à la lumière et au soleil et bien ventilée, de surveiller l'alimentation, en un mot, de prescrire tous les moyens qui peuvent permettre de lutter contre l'affaiblissement général que tend à produire la maladie.

Dr Paul Rodet.

EMPLOI THÉRAPEUTIQUE DE L'ANTIPYRINE.

Nous allons passer rapidement en revue les services que cette substance peut rendre à la thérapeutique. Commençons par son action sur la *fièvre des tuberculeux* : ici elle joue le rôle d'un véritable spécifique. Chacun sait combien cette fièvre est désespérante dans sa ténacité ; la quinine et le salicylate de soude fatiguent bien vite le malade. Avec l'antipyrine le résultat est bien différent. On peut, pendant des semaines, continuer l'emploi du remède ; l'insomnie et la dyspnée disparaissent avec la fièvre, et le phthisique est le premier à réclamer à son médecin de nouvelles doses. On n'a pas à craindre d'accoutumance.

Le médicament procure une sensation de bien-être très caractéristique (Huchard), si l'on prend soin de fractionner les doses. Pour les phthisiques, on prescrira 1 gr. à 1 gr. 50 par jour, par doses de 0,25 à 0,50, à une heure d'intervalle environ, au moment de l'accès. Le Dr Daremberg a démontré qu'en donnant une première dose d'un gramme, avant que le thermomètre ait atteint 37.6, et en administrant un nouveau gramme à chaque ascension thermométrique de trois dixièmes de degré, on enraie totalement l'accès de fièvre.

Le Dr Gouël, de l'Asile de Villepinte, a constaté, en outre, que l'emploi de l'antipyrine enlève aux selles diarrhéiques des tuberculeux leur fétidité.

Dans la *fièvre typhoïde*, le médicament a aussi rendu les plus grands services. La tolérance du malade est ici bien plus grande : les doses pourront être doublées, même triplées au besoin. L'hyperthermie ne constituant cependant pas toute la maladie, celle-ci évoluera sans modifications ; mais il y a lieu d'espérer que tous les accidents (délire, dégénérescences musculaires, etc.), qui semblent dépendre de l'hyperthermie en elle-même, deviendront de plus en plus rares avec l'emploi de l'antipyrine.

Dans le *rhumatisme articulaire*, fébrile ou non, on n'agira qu'avec prudence, pour éviter les transpirations profuses. Le salicylate de soude a ici un effet plus durable ; mais son ingestion donne lieu à des vertiges, des bourdonnements d'oreilles, etc. L'antipyrine ne présentant aucun de ces inconvénients, nous permet, dans le cas où le salicylate n'est plus supporté, de continuer l'action thérapeutique sur la maladie.

Dans la *fièvre paludéenne*, le médicament, impuissant à s'opposer au retour périodique des accès, diminue notablement la fièvre.

Dans les cas de *septicémie chirurgicale*, Moncorvo donne

l'antipyrine comme adjuvant du traitement antiseptique local.

Hénocque et Arduin nous apprennent enfin que l'antipyrine
a une action hémostatique rapide, supérieure à celle du perchlorure de fer et de l'ergotine ; elle semble aussi retarder les
phénomènes de putréfaction.

Mode d'administration de l'antipyrine. — L'antipyrine
s'emploie à la dose de 25 centigrammes à 2 grammes.

On préférera en général la voie stomacale : chaque dose est
dissoute dans un demi-verre d'eau sucrée, avec un peu d'eau
de fleur d'oranger ou de menthe.

La durée de la défervescence varie entre 6 et 18 heures. Fal-
kenheim (*Berl. Klin. Wochenschr.*, 1884, n° 24) ayant donné
jusqu'à 15 grammes en 24 heures, eut à combattre des accidents graves d'hyposthénie. On observe aussi quelquefois un
exanthème, qui est passager et sans inconvénient.

La méthode des injections sous-cutanées, même en solutions
concentrées, semble à Huchard peu applicable. Il a trouvé
qu'elle occasionne de la douleur. D'autres auteurs ont vu se
former des abcès, tandis que Moncorvo emploie indifférem-
ment la voie stomacale et la voie hypodermique, aux mêmes
doses, sans constater d'accidents.

En lavements, la dose moyenne est de deux cuillerées à
soupe d'une solution au quinzième.

En suppositoires, à la dose d'un gramme, on observe de
bons effets dans les cas de flux hémorrhoïdaire.

Il résulte de cette rapide analyse que tout n'est pas encore
dit à propos de ce médicament : les savants prudents comme
Huchard, les audacieux comme Moncorvo et les auteurs allemands vantent tous ses mérites. Il faut en conclure que la
suceptibilité individuelle joue ici, comme pour toutes les substances actives, un rôle incontestable. L'avantage de l'antipyrine consiste dans la sûreté de ses effets ; il suffit donc d'instituer avec soin la médication, pour n'avoir plus rien à craindre dans le cours ultérieur de la maladie à traiter.

LA NAPELLINE DANS LA NÉVRALGIE FACIALE.

Dans son *Annuaire* de 1883, Bouchardat a publié une note intéressante de M. Laborde sur la *napelline*. Voici une observation du Dr Grognot de nature à faire apprécier les utiles effets thérapeutiques de la napelline, qui est destinée à remplacer l'aconitine cristallisée dont l'emploi est dangereux.

« Le 20 janvier 1882, dit M. Grognot, je suis appelé près d'une jeune fille qui se plaint d'une douleur très vive occupant toute la tête, laquelle est, dit-elle, « comme prise dans un étau ». Cependant la douleur est plus vive du côté droit et à la région pariétale et frontale de ce même côté. Les points sus et sous-orbitaires et le point nasal droits sont le siège d'une douleur plus vive exaspérée par une pression même légère. Il n'y a pas de larmoiement; mais, au dire de la malade, il s'en présenterait souvent dans d'autres accès. De ce même côté encore, on observe un peu de rougeur et de gonflement de la face, particulièrement à la région sous-orbitaire. A l'inspection de la bouche, on remarque une langue légèrement saburrale et le côté droit ne présente aucune dent cariée.

Je prescris :

> Napelline. . . . . 2 milligrammes et demi.
> Excipient. . . . . . . Q. S.

Pour un granule. En faire 20 semblables.

Un granule toutes les deux heures.

Le premier jour, la malade prit dix granules. Au soir, la douleur avait disparu. Le lendemain, la guérison s'était maintenue, néanmoins je conseillai de prendre encore quatre granules et deux le jour suivant.

Deux mois après, la névralgie reparut, la malade reprit *sponta sua* les huit granules qu'elle avait conservés et quand je la vis le lendemain de l'accès, la névralgie avait disparu.

Depuis cette époque la santé a été parfaite.

Deux raisons m'ont engagé à publier cette observation. La première est l'oubli dans lequel semble tomber ce précieux médicament, qui m'a donné parfois et a donné en d'autres mains de remarquables résultats. L'autre est la mise en lumière de ce fait clinique, que la napelline peut réussir là où l'on échoue avec l'aconitine cristallisée. Ce dernier médicament avait été employé sans succès, tandis que la napelline a procuré un résultat complet et durable. Aussi ne suis-je point éloigné de voir indiquée dans ce fait la raison pour laquelle l'aconitine amorphe donnerait de meilleurs résultats que le produit cristallisé. On sait, en effet, que la première n'est qu'un mélange d'aconitine et de napelline, et ce serait peut-être à cause de la présence de ce dernier alcaloïde que ce médicament paraît agir plus efficacement.

Quoi qu'il en soit, il n'est pas sans intérêt de rappeler aux praticiens qu'ils trouveront dans la napelline une arme puissante contre les névralgies, arme dont la force peut être facilement graduée. On sait qu'il n'en est pas de même avec l'aconitine et surtout avec l'aconitine cristallisée. Laborde et Dumontpallier ont indiqué la dose moyenne de 3 centigrammes et le premier d'entre eux disait à la Société de biologie (29 octobre 1881) que ce médicament, « qui a des propriétés infiniment moins toxiques que celles de l'aconitine, peut être employé à la dose de 5 à 6 centigrammes, où il rend les plus grands services dans les névralgies ».

Nous n'avons, quant à nous, jamais employé cette dose, nous avouerons même n'avoir jamais dépassé 3 centigrammes. On voit du reste qu'on peut obtenir de bons résultats avec une plus faible dose.

THÉRAPEUTIQUE MÉDICALE

—

Glycérine dans le traitement des fièvres aiguës.

[M. Semmola.]

L'auteur a employé la glycérine délayée avec de l'eau, en la faisant boire à gorgées dans toute la journée. D'abord 15 à 20 grammes pour chaque vingt-quatre heures dissoutes dans 400 ou 500 grammes d'eau, en y ajoutant quelques cuillerées de jus de citron ou quelques grammes d'acide citrique.

Voici la formule :

Glycérine très pure...... 300 gr.
Acide citrique ou tartrique.................... 2 »
Eau...................... 600 »

Dissoudre. A prendre 20 ou 30 grammes chaque heure.

» Cette solution est une boisson agréable qu'on peut prendre périodiquement, toutes les heures ; on *peut la suspendre* ou la continuer à l'heure qu'on prend le lait ou le bouillon, selon les cas. Cette solution de glycérine ne déplaît pas, même aux malades atteints de fièvres, qui ont une grande soif, précisément parce qu'elle conserve surtout le caractère de boisson aqueuse dont certains malades sont très avides, tandis qu'ils ne sont pas satisfaits, quand on leur donne une cuillerée de vin. L'estomac ne ressent aucune incommodité par la solution de glycérine, et, encouragé par la grande tolérance, Semmola a poussé la dose jusqu'à 40 et même 50 grammes par jour, sans jamais avoir apporté des dérangements intestinaux ou aggravé ceux qui existaient déjà. Rarement on a trouvé des malades qui se dégoûtaient de cette boisson, et, dans ce cas, au lieu du jus de citron ou de l'acide citrique, on fait mettre dans la solution quelques gouttes d'essence d'anis. Sous l'influence de cette médication, la quantité d'urée s'abaisse de 6 à 7 grammes. »

—

Iodure de potassium dan^s l'asthme.

(BEAUMETZ.)

« J'administrais autefrois l'iodure de potassium dans le lait, et je conseillais à mes malades de boire la plus grande quantité de lait possible par jour. Il faut, en effet, pour empêcher l'accumulation des doses, favoriser l'élimination de l'iodure de potassium par les urines. Tout en maintenant l'usage du lait, je crois que le meilleur mode d'administration de l'iodure de potassium est, comme l'a conseillé le professeur Fournier, la bière, et il y a une bien faible différence entre la bière dans laquelle on a introduit de l'iodure de potassium et celle qui n'en renferme pas. Ainsi donc, vous ferez prendre aux repas soit une cuillerée à dessert, soit une cuillerée à bouche du mélange suivant dans un verre de bière :

Iodure de potassium.. 15 gram.
Eau..................... 250 —

» J'ajoute quelquefois à cette solution la teinture de lobélia ; la lobélie a été très vantée dans l'asthme, et tout récemment Fourrier (de Compiègne) revenait sur les avantanges que l'on peut tirer de ce médicament dans la cure, et je formule alors mes solutions de la façon suivante :

Iodure de potassium.) 15 grammes
Teinture de lobélia..}
Eau................... 250 —

que j'administre par cuillerées à café, à dessert ou à bouche.

» Ce mélange a quelquefois un inconvénient, c'est celui de déterminer des nausées ; dans ce cas il faut supprimer la teinture de lobélia et revenir au simple mélange ioduré. »

(*Bull. thérap.*)

—

Traitement de l'artériosclérose (Huchard).

Eau distillée.......... 300 gram.
Iodure de potassium. 10 —
Extrait de thébaïque... 10 cent.

Deux à trois cuillerées par jour.

Lorsqu'il survient des phénomènes bronchitiques :

Eau distillée.......... 300 gram.
Iodure de potassium.. 10 —
Teinture de polygala. 10 gram.
— lobélie..... 10 —
Extrait thébaïque.... 10 cent.

Deux à trois cuillerées par jour.

—

Traitement de la sténocardie par la cocaïne.

M. V. Lascgkevitch rapporte (*Revue de médecine*, août 1886) quatre observations dans lesquelles la cocaïne lui a rendu des services : « La cocaïne, dit-il, ne coupe pas l'accès, quoiqu'elle en atténue l'intensité, mais prise deux, trois jours de suite, la cocaïne diminuant graduellement la force et la durée de *l'angor pectoris*, les fait disparaître complètement. » L'auteur

recommande d'administrer des doses de deux ou trois centigrammes et de les répéter 4 ou 5 fois dans les 24 heures.

H. Ch.

—

Mixture antidyspeptique.

Bromure de potassium. 8 gr.
Magnésie calcinée..... 6 —
Eau de laurier cerise... 60 —
Eau de laitue........... 240 —
Sirop simple........... 25 —
Extrait thébaïque...... 40 cent.

M.—Agiter le flacon avant de s'en servir.

Dose : Une grande cuillerée avant les deux principaux repas, en se mettant à table. Donne de bons résultats dans la gastralgie et la dyspepsie purulente.

—

Pommade antinévralgique.

(MAYET.)

Chloral.......... 0 gr. 50
Menthol.......... 0 » 50
Beurre de cacao. 2 »
Blanc de baleine. 1 »

En applications au niveau du point douloureux ou sur le front, dans la migraine. (*Journal Th. et Ch.*)

M. B.

SYPHILIS & MALADIES CUTANÉES

Oléate de mercure et acide borique contre la teigne tondante.

(PAYNE.)

M. Payne préconise le traitement suivant contre la teigne tondante :

« Chaque jour on frictionne le cuir chevelu avec une éponge imprégnée d'oléate de mercure (5 pour 100), sans enlever le dépôt qui s'est formé lors d'une friction antérieure. Au bout de quinze jours, on enlève les croûtes et on fait une application de la pommade dont voici la formule :

R. Acide borique...... 3 parties.
  Vaseline............ 10 —
  Paraffine.......... 5 —
  M.

» S'il subsiste encore quelques cheveux brisés, on recommence les onctions à l'oléate de mercure.

» Quand survient la salivation, il faut interrompre le traitement. Celui-ci n'est pas contre-indiqué dans les cas où s'établit une suppuration superficielle du cuir chevelu. »

(*Rev. thérap. hebd*)

Gargarisme au cyanure mercuriel.

(PARENT).

Cyanure de mercure... 5 déc.
Décoction de guimauve. 500 gr.

Faites dissoudre ; à employer contre les ulcérations syphilitiques de la cavité buccale. Gargarisez cinq ou six fois par jour (ne pas avaler).

Traitement du psoriasis palmaire et plantaire syphilitique.

(GILLES DE LA TOURETTE.)

Sublimé................. 1 gr.
Chlorhydrate d'ammoniaq.. 1 gr.
pour un paquet : mettre ce paquet dans deux litres d'eau tiède et prendre matin et soir un bain local d'un quart d'heure.

MALADIES CUTANÉES

Diverses formules à base de lanoline

Onguent-Gris

Mercure............. 1 gr.
Lanoline............ 2 gr.

Le mercure s'éteint très rapidement ; on peut remplacer une partie de la Lanoline par de la graisse de mouton ou de l'axonge.

Le Dr Brandis, d'Aix-la-Chapelle, loue beaucoup la formule suivante :

Mercure.......... 100 gr.
Lanoline.......... 200 gr.
Graisse de mouton 50 gr.

Le mercure est éteint dans 25 parties de lanoline ; puis, on ajoute la graisse de mouton, et enfin les 175 parties restantes de Lanoline.

Le professeur Lassar, qui s'est servi de la Lanoline sur plus de 400 malades, fait souvent usage de formules plus compliquées ; nous en citerons seulement quelques-unes, pour montrer l'usage qu'on peut faire de la Lanoline comme excipient.

Dans un cas d'impétigo contagieux étendu, avec des croûtes épaisses et melliformes, le derme étant à nu et suppurant, il obtient en dix jours la guérison en employant la pâte suivante :

Acide salicylique... 2 gr.
Lanoline............ 50 gr.
Oxyde de zinc... } ââ 24 gr.
Amidon...........}

Trois frictions de la pommade suivante amenèrent la guérison d'une forme rare et très grave de pityriasis versicolore, compliquée de lésions étendues de grattage.

Acide salicylique.. 2 gr.
Soufre précipité... 10 gr.
Lanoline............ 100 gr.

Dans les diverses formes d'acnés, le tylosis, la gale et surtout le sycosis, il emploie la formule suivante :

Naphtol....... 5 à 10 gr.
Savon vert.....}
Craie précipitée.}
Soufre lavé ....} ââ 25 gr.
Lanoline ....}

Dans les inflammations eczémateuses et les dermites analogues, il emploie la pommade suivante :

Acide salicylique.... 2 gr.
Vaseline..........}
Lanoline..........}
Oxyde de zinc...} ââ 25 gr.
Amidon...........}

Contre les engelures, une pommade composée de :

Acide phénique...... 1 gr.
Onguent plombique.} ââ 20 g.
Lanoline.............}
Huile amygdaline.... 10 gr.
Huile de lavande.... xx gtes.

Le Dr Walter G. Smith, dans le même but, recommande une pommade composée simplement de :

Lanoline... .... 80 gr.
Axonge ou huile de ricin. 10 à 20 gr.
Huile de lavande ou d'eucalyptus.......... quelques gouttes.

—

De l'essence de citron dans la blennorrhagie.

Les travaux de M. Bruel ont démontré que le mélange de *citrène* *et d'hydrate de citrène* a une action rapide sur les diverses formes de l'uréthrite. Présenté sous forme de capsules de citron qu'on administre à la dose de 6 à 10 par jour pendant les repas, ce médicament remplace avantageusement les nombreux balsamiques présentés jusqu'à ce jour.

THÉRAPEUTIQUE CHIRURGICALE

Du Traitement des mammites puerpérales par l'iodure de plomb. (Young.)

« On badigeonne la région à l'aide d'un liniment à l'odure de plomb et on la recouvre ensuite d'une compresse imbibée d'une solution alcoolique d'acétate de plomb. L'humidité de cette compresse doit être entretenue pendant trois ou quatre heures. On exprime alors le lait de la glande mammaire en la lubrifiant avec le même liniment pendant cette manipulation. Le pansement à l'iodure de plomb est répété deux ou trois fois chaque jour et produirait la suppression de la sécrétion lactée en moins d'une semaine. Un avantage de ce traitement est de diminuer la sensibilité et de faire disparaître les douleurs mammaires. »

Il faut surveiller l'intoxication saturnine.

Iodoforme dans le traitement du goître.

(Bean.)

M. Bean préconise l'emploi de l'iodoforme dans le traitement du goître. Le médicament doit être appliqué à l'extérieur de la tumeur goîtreuse en même temps qu'administré à l'intérieur, en pilules, à la dose de 20 centigrammes, avec du fer réduit par l'hydrogène.

Mixture contre les gerçures.

(P. Vigier.)

Acide tannique....   0 gr. 50 c.
Glycérine à 30....   20 gr.
Hydrolat de rose..   100 gr.

Faites dissoudre. On frotte les mains, matin et soir, avec quelques gouttes de cette solution, pour assouplir la peau et faire disparaître les gerçures. Cette mixture réussit également contre les gerçures des lèvres.

UROLOGIE

Recherches de petites quantités d'albumine dans les urines.

(H. Bretet.)

Il est reconnu depuis longtemps que le procédé le plus sensible pour rechercher les traces d'albumine est celui qui a été conseillé par M. Méhu : saturation de l'urine par le sulfate de soude, après addition, si l'urine n'est pas bien nettement acide, de quelques gout.

tes d'acide acétique faible, et coagulation par la chaleur, en chauffant seulement la partie supérieure du liquide ; M. Bretet a pu en apprécier la sensibilité.

Il doit dire, cependant, qu'il se présente quelques cas, *bien rares*, il est vrai, où cette méthode est en défaut et où l'acide nitrique, réactif ordinairement moins sensible, fait naître dans l'urine encore chaude et surtout après refroidissement, un léger trouble là où la saturation par le sulfate de soude et l'ébullition n'ont rien produit.

Voici comment il a été amené à constater ce fait. Il lui est arrivé, dans de rares circonstances, en faisant l'examen microscopique du sédiment, de trouver des cylindres dans des urines où il n'avait pas rencontré d'albumine. Ce fait n'est point une nouveauté ; il a été signalé par Robin, il y a bien des années, et les observations récentes, rendues plus faciles par l'emploi des réactifs colorants, ont confirmé que la présence des cylindres et celle de l'albumine, tout en étant connexes, ne s'enchaînaient point fatalement ; toutefois, ce fait est assez rare, pour que, quand il se présente, il appelle un examen supplémentaire de l'urine. Ayant eu à analyser, dans ces derniers temps, quelques urines qui présentaient cette particularité, M. Bretet a pu les étudier attentivement en s'entourant de toutes les précautions nécessaires.

M. Bretet avait depuis longtemps remarqué que, dans certaines urines albumineuses, donnant par le sulfate de soude et la chaleur un trouble plus ou moins sensible, ce trouble devenait beaucoup plus intense par l'addition d'acide nitrique ; cette observation le conduisit à verser une petite quantité de cet acide dans quelques urines qui, bien que contenant des cylindres, ne se troublaient point du tout par le sulfate de soude et l'ébullition ; dans les unes, le réactif produisit seulement un changement de coloration sans aucun trouble ; mais dans d'autres, il vit se produire un trouble léger qui ne pouvait être attribué à l'acide urique, puisqu'il opérait à chaud ; d'ailleurs la nature amorphe de la matière en suspension était facile à vérifier au microscope.

Ceci démontre que certaines albumines sont plus facilement que d'autres coagulées par l'acide nitrique, tandis que d'autres sont plus sensibles à l'action de la chaleur. Ces faits sont, d'ailleurs, la conséquence logique de la nature complexe, aujourd'hui incontestée, surtout depuis les travaux de M. Béchamps, des albumines de l'urine. (*Journal Th. et Ch.*)

M. *B.*

PHARMACOLOGIE

La Galazyme.

Dans les conférences de thérapeutique faites à l'hôpital Cochin par M. le docteur Dujardin-Beaumetz, celui-ci a signalé l'existence d'un nouveau lait fermenté, la *galazyme*, qui doit prendre rang à côté du *kousmys* et du *kephir*.

Schneep est le premier qui ait préparé ce lait fermenté. Il rend le lait alcoolique par l'addition de 3 grammes de sucre de canne et de 5 grammes de lactose pour un litre de lait, et il fait fermenter, au moyen de la levure de brasserie. D'autres ont remplacé le sucre par le miel.

M. Deschiens a modifié les diverses formules suivies jusqu'ici pour la préparation de la galazyme. Le ferment dont il se sert est la *levure haute de grain*, qui est employée pour la fabrication des *alcools de bon goût* ; cette levure n'a aucune odeur ; elle est d'un bleu grisâtre ; on dissout dans un peu d'eau 4 grammes de cette levure et 10 grammes de sucre de canne, et l'on mêle cette solution à un litre de lait. On ferme hermétiquement la bouteille, et le lendemain, on a une boisson pétillante, qui renferme 1 pour cent d'alcool et une certaine quantité d'acide carbonique. (*Archives de pharmacie*, II, 1886, 184.)

M. B.

La teinture de thuya occidentalis et la magnésie contre les végétations et les verrues.

Le *thuya occidentalis*, plante de la famille des conifères, arbuste qui est surnommé *arbor vitæ* à cause de la persistance de son feuillage pendant toute l'année, n'est pas employé dans la médecine allopathique. Les homœopathes le prescrivent à doses infinitésimales pour guérir les végétations et les verrues.

Plusieurs médecins allopathes ont vérifié l'action attribuée au *thuya occidentalis* par les homœopathes, et ils ont administré 30 gouttes matin et soir d'extrait fluide de thuya ; après quinze jours de traitement, les végétations de toutes sortes ont disparu.

C'est là un fait qui mérite d'être contrôlé ; ceux qui désireraient expérimenter le *thuya* pourront employer l'alcoolature, qui sera administrée à la dose de 60 à 80 gouttes par jour, prises en deux fois.

Puisque nous parlons du *thuya* nous signalerons en passant une thèse soutenue dernièrement à Gottingen, par le D⁼ Strahlmanns sur l'action de l'*huile de thuya*. Il résulte des études faites par l'auteur de cette thèse que l'huile de thuya se compose de terpène et de *thuyol*. Ces deux constituants sont toxiques et irritent la peau ; le thuyol est plus actif que le terpène. Ces expériences ne permettent pas l'emploi de l'huile de thuya dans la thérapeutique.

M. le D⁼ Colrat a fait dernièrement à la *Société des sciences médicales de Lyon* une communication dans laquelle il a appelé de nouveau l'attention de ses confrères sur l'emploi de la magnésie contre les verrues. Ce mode de traitement est d'ailleurs connu depuis longtemps et il a été, comme le précédent, emprunté à la médecine homœopathique. M. Colrat a eu l'occasion de guérir un certain nombre de personnes portant des verrues, en leur administrant deux fois par jour 10 à 15 centigrammes de magnésie. Dans certains cas, la guérison se fait longtemps attendre ; dans d'autres, les personnes traitées ont été absolument réfractaires à l'action curative de la magnésie. Les nombreux échecs auxquels on est exposé feront vraisemblablement tomber dans l'oubli, encore une fois, le traitement préconisé par M. Colrat. Il nous semble plus simple de recourir aux caustiques dont l'action est plus sûre et plus radicale. (*Archives de Pharmacie*, I, 1886, 500.)

M. B.

Pommade à l'iodoforme « sans odeur ».

(Oppler).

Lanoline....................	20
Iodoforme...................	2.5
Café torréfié...............	1,25
Axonge......................	2,5

(*Der Fortchritt*, II, 1886.), — 173

M. B.

REVUE DES MÉDICAMENTS NOUVEAUX

EMPLOI DE L'ÉLECTRICITÉ POUR RENDRE A LA GLANDE MAMMAIRE SES FONCTIONS DE LACTATION,

Par le D: H. Pierron.

De toutes les applications de l'électricité à la médecine, celle que je vous signale est sans doute une de celles qui intéresseront le plus les gynécologistes. Quel est le médecin qui n'a pas essayé vainement à faire revenir, à augmenter ou à faire se développer chez ses clientes la sécrétion lactée disparue, insuffisante ou n'étant pas encore apparue malgré le bon état de santé de son accouchée.

Je ne sais si ce moyen a été expérimenté ou découvert avant moi. Ce que je puis affirmer, c'est que je l'ignorais avant 1884, époque à laquelle j'ai été conduit théoriquement à m'en servir.

Il s'agit de l'emploi des courants intermittents fournis par l'appareil d'induction Volta faradique de Gaëffe, appliqué sur la glande mammaire.

En 1884, une dame voulait à toutes forces nourrir son enfant ; ses seins ne donnaient pas assez de lait, bien que son état de santé fût très satisfaisant et qu'elle ait fait, pour y arriver, tout ce que l'hygiène, la fortune et la médication existante pouvaient lui conseiller. Désolé de ne pouvoir lui laisser continuer l'allaitement, j'ai pensé que le courant intermittent étant un stimulant pour les fonctions organiques, ne pouvait que m'être utile dans ce cas. J'essayai et je réussis outre mesure à gonfler les seins et à leur faire produire du lait en abondance et en qualité.

Aussi depuis, à l'exception de tout autre, j'ai employé toujours ce moyen de développer la sécrétion lactée.

Dernièrement, une dame primipare, après avoir sevré son

enfant s'aperçut, au bout de quinze jours de sevrage, qu'il dépérissait et ne voulait plus rien prendre autre chose que le sein. La sécrétion lactée était complètement interrompue et les règles revenues. Après quatre séances d'électrisation, j'ai obtenu des seins gros, très développés comme pendant l'allaitement, du lait en grande quantité, et tout marche à merveille.

Depuis deux mois, la lactation nouvelle continue à l'entière satisfaction de la nourrice.

Aussi je crois pouvoir affirmer que sur une femme nouvellement accouchée et dont la sécrétion lactée ne se fait pas, on peut la faire venir par l'électrisation. Bien plus, je crois pouvoir déduire que sur une fille, même vierge, on peut ainsi faire venir du lait ; il existe, dans la littérature médicale, des faits authentiques montrant que des jeunes filles et même des grand'mères (qui sont toujours supposées à la période de ménopause) ont eu du lait, en essayant de faire taire des enfants par la succion de leurs mamelles. Ces femmes donnaient leur sein à prendre et la succion répétée fournissait alors à l'enfant deux nourrices, une bien involontaire sans doute.

Qui sait si, au point de vue plastique, ce moyen ne serait pas meilleur que ceux dont les inventeurs se chargent de faire d'une planche une ronde bosse.

Le moyen dont je me suis servi pour obtenir sur le sein des courants utiles, consiste à appliquer le pôle négatif de l'appareil Gaëffe sous le sein ; le pôle négatif est représenté par une calotte sphérique en cuivre, le pôle positif est armé d'une boule de cuivre qu'on trouve dans tous les appareils. On commence par poser le pôle positif sur la région du bout du sein jusqu'à en atteindre le glissement de la peau, ce qui fait que les orifices de la glande sont d'abord mis en excitation. Puis on promène sur toute l'étendue de la glande, en partant du centre vers la périphérie, le pôle positif en déplaçant en même temps le pôle négatif vers lequel on converge ; on répète la même expérience pour l'autre sein.

Le courant doit être assez faible de façon à ne pas provoquer des douleurs qui à cette région sont intenses. L'énergie du courant voltaïque étant augmentée, on reprend l'expérience sur les deux séries, et cette séance doit durer en tout dix minutes environ. Cela fait, on recommence vingt-quatre heures après et les jours suivants jusqu'à ce qu'on ait obtenu du lait qui se fait rarement attendre après la quatrième séance.

Si on veut faire reparaître la sécrétion complètement, faire comme je l'ai fait. Il ne faut pas désespérer au bout de huit séances.

Je crois qu'on pourrait très bien sans désavantage essayer ce que j'ai cru pouvoir déduire des faits que j'ai énoncés, en disant que le lait pouvait être produit par des mamelles vierges et n'étant pas en état de lactation passée ou présente.

NOTE SUR LES VASELINES LIQUIDES DESTINÉES A L'EMPLOI D'INJECTIONS SOUS-CUTANÉES,

Par M. H. BOCQUILLON (1).

La vaseline liquide est appelée aussi huile de vaseline et dans les pharmacopées étrangères, paraffine molle, ou liquide.

Commercialement elle prend des noms différents qui constituen une propriété.

On trouve dans le commerce les noms suivants : «Vaseline, Pétro-baseline, Pétréoline, Pétroléine, Neutraline, Caucasine, etc. »

Dans ces temps derniers, MM. les docteurs Meunier, de Lyon, Dujardin-Beaumetz et Leed, à Paris, ont essayé l'emploi de la vaseline liquide comme dissolvant des substances antiseptiques pour l'emploi d'injections sous-cutanées dont l'action était très irritante à la peau, tandis que, grâce à cette dissolution, on n'éprouvait aucun symptôme fâcheux et l'élimination de ces corps se faisait rapidement.

D'autres praticiens ayant employé cette méthode ont éprouvé des accidents et les injections sous-cutanées ont déterminé des abcès et des phlegmons. Il y avait donc dans l'emploi de cette substance une confusion qu'il fallait éviter et déterminer une fois pour toutes.

(1) Société de médecine pratique, séance du 3 février.

la vaseline liquide qu'il fallait prescrire, et celle dont l'emploi devait être évité.

La section de pharmacie, réunie sous la présidence de M. Dethan, a étudié la question d'une manière précise, et m'a chargé de faire le rapport. Je ne fais que résumer les arguments qu'ont fait connaitre, au courant de la discussion, MM. Dethan, Vial, Champigny, Catillon, Gigon, Crinon, Boymond, Bocquillon.

1° *Historique*.—La vaseline liquide est un résidu de la distillation du pétrole. Le corps existe sur le globe en beaucoup d'endroits ; en Amérique du Nord (Pensylvanie, Ohio, Kentucky), en Perse, en Asie-Mineure, Russie, Autriche, à Java, quelques gisements en Roumanie, Italie et France. On le trouve dans le terrain tertiaire silurien et même dévonien.

Ce pétrole brut, de couleur brun foncé, est dichroïque et vert par réflexion ; sa consistance est celle d'une mélasse claire.

Sa densité est 0,78. On fait la distillation dans des grandes cornues chauffées à la vapeur d'eau surchauffée.

D'abord, jusqu'à 45° on met en liberté du gaz très inflammable formant en l'air des mélanges explosifs.

Ensuite, entre 45 et 75° on recueille les éthers de pétrole de densité 0.65 qui sont employés comme dissolvants dans les laboratoires.

De 75° à 120 on recueille des produits inflammables à la température ordinaire, connus sous le nom de naphte, essence de pétrole et essence minérale. Densité 0.702.

De 120 à 280° on distille l'huile lampante et d'éclairage nommé pétrole ordinaire, kérosène, photogène, densité 0,790. Nous arrivons alors au corps sujet de notre étude. Il est recueilli entre 280 et 400°.

Il est employé pour lubrifier des machines et l'on peut l'utiliser pour le chauffage. (La compagnie des chemins de fer de Bathoum à Poti a ses locomotives chauffées par ce corps. Densité 0,870.)

En même temps qu'on distille la paraffine on chauffe le serpentin pour que le tube ne soit pas obstrué. On met le mélange dans des glacières et l'on exprime à la presse hydraulique à 0°. On a alors un gâteau de paraffine, et l'huile de vaseline découle. Rendement = 17 %.

Il reste enfin dans la cornue du coke excellent. Dans beaucoup d'industries on distille jusqu'à 280 pour avoir l'éther, l'essence, le pétrole et on donne le résidu à d'autres industriels qui alors préparent la vaseline en chauffant à air libre et par refroidissements successifs. Ils arrivent à rompre la cristallisation nacrée de la paraffine et à faire un mélange pâteux connu sous le nom de vaseline.

2° *Purification*. — On purifie le produit à l'aide de trois méthodes.

A. Décoloration au noir animal ;

B. Décoloration par l'acide sulfurique ;

C. Décoloration par filtres argileux et magnésiens.

Etudions ces méthodes : La première qui aux yeux de tous paraît la plus normale est la plus défectueuse. C'est M. Catillon qui nous a expliqué ce que l'on fait industriellement pour la glycérine.

Le noir animal est lavé à l'HCL pour enlever les phosphates et carbonates de chaux. Et comme il faut laver avec beaucoup d'eau distillée, on ne lave pas du tout et la glycérine ou la vaseline sont acides. La décoloration par l'acide sulfurique n'est pas si mauvaise qu'on veut le dire, c'est elle qu'on emploie pour les huiles alimentaires.

Il suffit de bien laver l'huile.

La meilleure méthode est la troisième.

C'est celle qu'emploie la maison Lanulot.

Troisième mode d'essai. La vaseline liquide doit être neutre au tournesol, franche de goût, sans acidité aucune.

3° *Densité*. — Nous avons pris la densité de plusieurs à + 15° avec corrections.

Vaseline.........	= 0.871	77°	Gay-Lussac.
Pétréoline.......	= 0.872	77°3	—
Caucasine.......	= 0.875	76°3	—
Pétrobaseline...	= 0.885	72°	—

La vaseline dite oil vaseline ne fondant qu'à 30° ne convient pas en cette circonstance.

Ces vaselines commencent et ne doivent commencer à donner des vapeurs qu'à 190° ou 200°. Au-dessous elles contiennent des vapeurs d'huile légère de pétrole susceptible de donner des abcès.

4° *Etude chimique*. — On a prétendu que ces distillations donnaient des corps peu connus. Etudiés avec soin par Pelouze et Cahours, ils ont obtenu pour résultat les corps suivants :

Série formimique $+ H_2$

		Densité	Ébullition
Hydrure de butylène.........	$C^8 H^{10}$	0.600	0°
— d'amylène	$C^{10} H^{12}$	0.628 à 18°	30°
— de caproylène.......	$C^{12} H^{14}$	0.669	68°

— d'œnanthylène..........	$C^{14} H^{16}$	0.690	92°
— de caprylène..........	$C^{16} H^{18}$	0.726	116°
— de pelargylène..........	$C^{18} H^{20}$	0.741	136°
— de rutylène..........	$C^{20} H^{22}$	0.757	158°
— d'undécylène..........	$C^{22} H^{24}$	0.766	180°
— de laurilène..........	$C^{24} H^{26}$	0.778	198
— de cocylène..........	$C^{26} H^{23}$	0.796	218°
— de myristylène..........	$C^{28} H^{30}$	0.809	236°
— de bimylène..........	$C^{30} H^{32}$	0.825	258°
— de palmitylène..........	$C^{32} H^{34}$	0.860	280°

Enfin, M. Prunier a étudié les corps solides au nombre de trois, qu'il a séparés par des dissolvants appropriés (benzine et alcool absolu) et par cristallisations successives. La série se termine par la paraffine.

4° *Non-toxicité* : 1° par voie stomacale. Un rapport du conseil d'hygiène a déterminé l'innocuité des vaselines absorbées. Par expérience, on en a fait manger des quantités considérables à des chiens qui n'ont éprouvé aucun malaise. Seulement, ce n'est pas un aliment, car il manque d'oxygène. — 2° Par voie hypodermique. Le docteur Meunier, de Lyon, a injecté sous la peau d'un cheval des centaines de gram. de vaseline liquide et il n'est survenu rien de fâcheux.

5° *Dissolvants.* — L'huile de vaseline étant un carbure ou des carbures d'hydrogène, ne doit dissoudre que des carbures d'hydrogène, des corps simples, et fort peu de corps oxygénés. C'est ce qui arrive.

Elle ne dissout pas l'eau, l'alcool faible ou fort, la glycérine, les alcools méthylique, amylique, etc... Sont encore insolubles, l'acide salicylique, les sels mercuriels (sublimé, calomel), les alcaloïdes et glucosides, la terpine, le chloral, le naphtol.

Elle dissout très peu le phénol.

Elle dissout en toutes proportions, l'éther, le chloroforme, les essences (eucalyptol, myrthol, essence de térébenthine, menthol), la benzine, le sulfure de carbone, l'hydrogène sulfuré (4 volumes à + 15°), l'iode, le brome, le phosphore, le thymol, l'iodoforme.

6° *Formules diverses.* — 1° Proposées par MM. Munier et Dujardin-Beaumetz :

a) Eucalyptol 5 parties.

Vaseline liquide 20 parties.

b) Myrtol 5 parties.

Vaseline liquide 20 parties.

c) Iodoforme 1 partie.

Eucalyptol 5 parties.

Vaseline liquide 20 parties.

2° Formules proposées par M. Bocquillon.

d) Sulfure de carbone
   Vaseline liquide... } P. E.

e) Hydrogène sulfuré dans la vaseline liquide à saturation.

1 c.c. de la liqueur 4 c.c. d'hydrogène sulfuré gazeux.

f) Iodoforme 1 partie.

Vaseline liquide 100 parties.

g) Iodoforme.....
   Éther........., } Q. V.   On fait des injections contenant au-
   Vaseline liquide.   tant d'iodoforme qu'on veut.

h) Iode-brome-phosphore }   Ce mélange dosé peut être mé-
   Vaseline liquide........ } Q. V. langé à des huiles médicinales
                                    pour y introduire exactement
                                    titrés l'iode, le brome et le
                                    phosphore.

i) Menthol 5 parties

Vaseline liquide 20 parties.

j) Thymol 5 parties.

Vaseline liquide 20 parties.

k) Chloroforme...
   Vaseline liquide.   }   On fait des injections contenant au-
l) Éther.........,   } P. E.   tant que l'on veut de liquide.
   Vaseline liquide.

Conclusions. L'emploi de la vaseline liquide est tout indiqué dans la thérapeutique, car grâce à son pouvoir dissolvant, on peut injecter des substances irritantes ou non solubles comme l'eucalyptol, le sulfure de carbone, l'iodoforme, le chloroforme et l'hydrogène sulfuré.

On peut en reconnaître la pureté par la densité, le goût et la neutralité.

NOTE SUR L'EMPLOI DU SANTAL CITRIN DANS LES COLIQUES NÉPHRÉTIQUES

Par le docteur E. PHILBERT.

Le *Journal de Médecine de Paris* a publié, dans son numéro du 14 février 1886, un article du docteur Gipoulou sur l'emploi du santal citrin dans le traitement des affections des voies urinaires.

Notre confrère insistait sur l'avantage qu'il en avait retiré dans les coliques néphrétiques.

Ayant déjà été atteint de cette douloureuse affection je résolus d'essayer sur moi-même cette médication. Dans ce but, je priai notre excellent collègue Vigier de me remettre un flacon de capsules de santal citrin qu'il prépare avec tant de soins, comptant en faire usage le plus tard possible.

L'occasion se présenta assez rapidement. Vers la fin de mars, je fus atteint un soir vers 4 heures, des prodromes habituels.

Je rentrai chez moi aussi vite que possible, les douleurs de rein avaient déjà commencé.

Je pris quatre capsules de santal et je me mis dans un bain. Les souffrances furent beaucoup moins vives qu'à l'ordinaire et durèrent moins longtemps. Au bout d'une heure, elles disparurent complètement.

Je pensai que le santal avait été pour beaucoup dans cet heureux résultat ; mais le bain avait eu aussi évidemment une action bienfaisante.

Je n'eus plus heureusement l'occasion de renouveler l'expérience pendant six mois.

Il y a une vingtaine de jours, je ressentis, vers la même heure que la dernière fois, les envies impérieuses et fréquentes d'uriner. N'ayant pas de doutes sur le diagnostic, je pris immédiatement quatre capsules de santal et j'attendis les douleurs de rein. Elles ne se produisirent pas. Un élancement à gauche m'avertit que c'était de ce côté que cheminait le calcul.

Pas plus que le Dr Gipoulou, je ne me charge d'expliquer la manière d'agir du santal, je me borne à en constater les heureux effets.

Les coliques néphrétiques sont des affections extrêmement douloureuses ; les remèdes qui peuvent y apporter un soulagement doivent être vulgarisés ; c'est dans ce but que je fais cette courte communication.

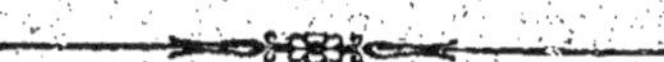

THÉRAPEUTIQUE MÉDICALE

Emploi de l'eau sulfo-carbonée dans la fièvre typhoïde.

Formé par la dissolution par agitation du sulfure de carbone dans l'eau, cet agent est préconisé par M. Dujardin-Beaumetz comme le meilleur désinfectant à employer dans la fièvre typhoïde. On prescrira la solution suivante :

Sulfure de carbone.... 25 gr.
Eau...................... 500 gr.
Essence de menthe...... XXX g.

À placer dans un flacon d'une contenance de 700 grammes. Agitez et laissez déposer.

On donnera huit, dix, douze cuillerées à bouche de cette eau par jour, en ayant soin de verser chaque cuillerée dans un demi-verre d'eau rougie ou de lait, et l'on recommandera au malade de remplacer l'eau dans la bouteille à mesure qu'il en prend.

Colchicéine.

D'après Oberlin, sa puissance toxique dépasse celle de la colchicine. A la dose de 1 centigramme, des lapins périrent après dix minutes ; à la dose de 5 centigrammes, ils succombèrent presque immédiatement, avec paralysie complète. Elle agit principalement sur le cerveau et la moelle épinière ;

comme antidotes, on emploie le tannin et l'opium. On pourrait essayer son emploi sous-cutané à la dose de 1 à 2 milligrammes par jour, contre la goutte, le rhumatisme articulaire aigu (*Union pharm.*)

M. B.

Le Pipéronal (antithermique).

C'est l'aldéhyde de l'acide pipéronilique, produit lui-même de l'oxydation de la pipérine. Il cristallise en petits prismes incolores, à odeur prononcée de vanille, à saveur brûlante, analogue à celle de la menthe, plus persistante. Il est insoluble dans l'eau froide, soluble dans l'alcool et l'éther. Le Dr Riccardo Frignoni lui a reconnu des propriétés remarquables comme antipyrétique. On l'administre à la dose de 75 cent. toutes les deux ou trois heures. A plus haute dose, il cause des nausées et des éructations, mais sans autre effet fâcheux, même quand on va jusqu'à 2 ou 4 grammes à la fois. Il sera surtout apprécié comme antiseptique. (*Union pharm.*)

M. B.

Traitement de la méningite par l'ergotine

Le D⁰ Lacroix cite plusieurs observations dans lesquelles l'ergotine, donnée dès le début, aurait eu une réelle action. La dose est de un à deux grammes chez les enfants de quelques mois à quatre ans, et de trois à quatre grammes chez l'adulte. Ce médicament ferait contracter les vaisseaux fins de la] pie mère et pourrait ainsi s'opposer à une production d'exsudats, (*Année medicale*, 1886.)

Empoisonnement par la benzine.

Un adulte, au lieu d'eau-de-vie, s'était ingurgité 12 à 13 grammes de benzine ; il perdit rapidement connaissance, et la mort survint au bout de dix-sept heures et demie, à la suite d'asphyxie.

La benzine fut considérée comme désorganisant le système nerveux, en agissant directement sur le cerveau.

M. B.

Sur l'action de l'hypnone dans l'aliénation mentale.

(LAILLER.)

Hypnone........ XX gout. 0,50 c.
Alcool.................. 40 gr.
Eau de laurier-cerise... 5 —
Sirop de fleur d'oranger. 275 —

60 grammes de ce sirop contiennent quatre gouttes d'hypnone.

Cocaïne et caféine.

Un enfant de 18 mois auquel on avait ordonné pour les douleurs de la première dentition, un mélange de cocaïne 0 gr. 50 et sirop de guimauve 15 grammes, a absorbé le contenu de la bouteille à peu près, en jouant. Immédiatement il éprouva des accidents toxiques très graves. Un autre médecin appelé prescrivit du sirop d'ipécacuana, il y eut des vomissements légers, puis on ordonna à l'enfant plusieurs cuillerées d'une potion diurétique à l'acétate d'ammoniaque et du sirop des cinq racines pour remédier à l'excitation de l'appareil urinaire par la cocaïne. L'enfant allant mieux, mais présentant des phénomènes d'excitation intenses surtout de l'appareil de la vision, on lui fit prendre, le soir, deux cuillerées à café de sirop de caféine ; l'enfant fut guéri. On pose cette question : la caféine pouvait-elle être un antidote pour combattre les effets toxiques de la cocaïne. La question n'est pas jugée, mais un médecin allemand le Docteur Schilling (*The amer J. of. Pharmacy*) dit qu'il a combattu les effets de la cocaïne au moyen d'inhalations de nitrate d'amyle ; il y avait surdité, perte de la vision, du mouvement et de la sensibilité.

STANISLAS MARTIN.

Traitement local du cancer par l'acide lactique (Mosetig)

Cet acide aurait une action destructive sur les tissus de néoformation qu'il transformerait en une bouillie noirâtre. Cinq à six applications ont suffi pour détruire des épithéliomas qui avaient récidivé après l'opération ; la cicatrisation dura trois semaines. Voici le *modus faciendi* employé par l'auteur de ce procédé :

Pour empêcher l'action du médicament sur les parties voisines, il recouvre le pourtour de la plaie d'un emplâtre agglutinatif ou bien il l'enduit de graisse. L'acide lactique liquide et concentré peut être appliqué sous forme de badigeonnages fréquents, ou bien — et c'est là le meilleur procédé — sous forme d'ouate ou de toile imbibée de ce corps. On place dessus un morceau de papier gommé, et l'on fixe le tout par un bandage. M. Mosetig emploie aussi une pâte composée d'acide lactique et d'acide silicique pur (ââ Q. S.) Quel que soit sont mode d'administration, le médicament reste appliqué douze heures ; après ce laps de temps on enlève le pansement et on lave soigneusement la plaie. On laissera s'écouler des intervalles de 28 à 48 heures pendant lesquels on pansera la plaie à l'eau pure, et l'on continuera l'application du médicament jusqu'à ce que tout le tissu pathologique ait disparu. L'application de l'acide lactique provoque des douleurs qui sont très supportables et qui ne durent que quelques heures. La cicatrice est souple et lisse.

THÉRAPEUTIQUE CHIRURGICALE

Traitement de l'otorrhée.

WÜRKNER.

Lorsque l'otorrhée déjà ancienne s'accompagne d'une suppuration abondante et fétide, on pratique d'abord, pendant 3 à 4 jours, des irrigations dans le conduit auditif, avec une solution aqueuse de sublimé corrosif à une partie pour cent. Puis, quand la suppuration est un peu amoindrie, on a recours à des injections faites avec une solution alcoolique renfermant de 0 gr. 10 à 0 gr. 20 centigrammes de bichlorure de mercure pour 100 grammes d'alcool.

Le traitement, dit l'auteur, réussit assez souvent dans les otites suppuratives anciennes.

Le menthol succédané de la cocaïne

Le menthol ne paraît pas agir à la façon des révulsifs vrais. Son action est, en effet, surtout anesthésique, ce qui explique sa fugacité et son inutilité dans les douleurs qui ne sont pas superficielles.

Cette action a été étudiée et démontrée par le Dr Rosembery, de Berlin, qui l'a employé en plusieurs circonstances à la place de la cocaïne, en solution huileuse ou alcoolique au titre de 20 à 50 pour 100, ou en solution éthérée à 20 pour 100.

Avec cette solution, le Dr Rosembery a noté une diminution de la sensibilité de la muqueuse de la gorge, quelquefois même une anesthésie presque complète. L'emploi d'une solution plus forte détermine l'abolition de la sensibilité pendant une à trois minutes ; puis l'état normal revient insensiblement. Le malade ressent une légère brûlure et rarement une sensation désagréable au goût, si on a soin de respirer la bouche ouverte. Ce procédé serait utile pour l'examen laryngoscopique et ferait disparaître les douleurs produites à la déglutition, par les angines ou par les cautérisations au galvanocautère.

Dans le larynx, dit Rosembéry, il ne faudrait faire usage que de solutions au 1/10 ; car des solutions plus fortes déterminent de la toux.

Ces essais ont été faits à la polyclinique du professeur Fraenkel et l'auteur promet de nouvelles communications.

Il paraît cependant que la cocaïne offrirait plus d'avantages que le menthol, son action étant de plus longue durée et son application non douloureuse.

M. B.

—

Eau créosotée contre les brûlures.

Une solution au centième de créosote de hêtre dans de l'eau est un excellent anesthésique local et produit un bon pansement pour les brûlures et l'érysipèle, d'après *The Drugg. Circul.* On en imbibe une légère couche de mousseline qu'on place sur les parties affectées, on en entretient l'arrosage tant que les douleurs persistent. Ce produit est supérieur à la cocaïne qui n'anesthésie pas la peau. (*Drog. Zeitung.*)

M. B.

—

Benzoate de Menthol.

Antiseptique très énergique ; il détruit déjà les organismes faibles à une concentration de un millième.

M. B.

MALADIES CUTANÉES

Les Oléates dans les maladies de la peau.

Voici, d'après le D⁣r Shoemaker, les applications de ces différents sels. L'oléate d'aluminium (1 à 10 pour 100) fournit un onguent qui rend de grands services dans les écoulements muco-purulents de la peau, intertrigo des seins des organes génitaux, brûlures. L'oléate d'arsenic, mélangé dans la même proportion au saindoux possède un pouvoir escharotique très utile dans le traitement des épithéliomas, des vieux ulcères chroniques, des lupus ulcérés. L'oléate de bismuth se prête très bien comme application émolliente dans les diverses formes d'acné rosacée, sycosis, etc. L'oléate de cadmium (1 à 5 pour 100) est très astringent; on l'emploiera dans les hypertrophies glandulaires et les épaississements de la peau. L'oléate de cuivre (5 à 15 pour 100) sert contre la teigne tondante, le favus, le chloasma. L'oléate de fer rougeâtre est styptique et sera employé dans les brûlures arsenicales. L'oléate de plomb fournit un onguent préférable sous tous les rapports à l'onguent de litharge. Les oléates de mercure sont très utiles dans le traitement des taches pigmentées et des affections parasitaires, ainsi qu'en méthode d'onction mercurielle dans la syphilis. L'oléate d'argent est un caustique très efficace dans les ulcères atones. Enfin l'oléate de zinc est une poudre blanche perlée et impalpable qui, diluée avec de la poudre d'amidon, fait une poudre de toilette incomparable très utile dans la séborrhée, l'intertrigo, l'hyperhydrose, la bromhydrose, l'eczéma.

Traitement de l'impétigo par l'essence de térébenthine.

Le D⁣r Saerbs recommande l'essence de térébenthine dans le traitement de l'impétigo du cuir chevelu. Il faut d'abord enlever les cheveux sur la partie affectée et tout autour à une certaine distance puis prendre l'essence de térébenthine et faire des frictions avec les doigts. On laisse en contact pendant cinq minutes environ, on lave avec du savon, à l'acide phénique, puis avec de l'eau chaude. On fait ensuite des applications avec la teinture d'iode diluée ou avec une solution de 2 0/0 d'iode dans l'essence de térébenthine. Ces applications doivent se faire une ou deux fois par jour. Elles sont indolores, bien qu'elles déterminent une légère démangeaison.

L'auteur dit avoir guéri par ce procédé et en dix jours un certain nombre d'impétigos qui avaient résisté à tous les autres modes de traitement. *(Union Pharm.)*

M. B.

—

Pommade contre l'eczéma vèsculeux

(DUHRING.)

Camphre pulvérisé.. 1 gr. 15 c.
Oxyde de zinc pulv. 7 »
Glycérine............ 1 gr. 75 c.
Axonge benzoïnée... 20 »

F. S. A. une pommade conseillée au début de l'eczéma vésiculeux. On peut commencer le traitement par l'application des poudres isolantes, telles que le lycopode, le talc et le sous-nitrate de bismuth.

Stanislas MARTIN.

GYNÉCOLOGIE

Traitement du diabéte chez la femme.

Voici le traitement qu'indique M. Lecorché. Cet auteur admet, comme antidiabétiques complets es médicaments qui réunissent es six propriétés de faire baisser le sucre, l'urée et la polyurie, de provoquer le retrait du foie, d'arrêter l'amaigrissement et de faciliter le retour de l'embonpoint.

Parmi les médicaments qui réunissent le mieux ces conditions, il faut citer l'opium, les alcalins, et surtout l'arsenic, que Lecorché emploie sous forme de liqueur de Fowler, 15 à 20 gouttes par jour prises conjointement avec 2 ou 3 gouttes noires anglaises avant le repas, pendant trois semaines ou un mois.

Contre les manifestations pulmonaires, huile de foie de morue, créosote et eaux minérales sulfureuses, Contre les lésions cardiaques, qui augmentent la glycémie, on prescrira les préparations de caféine et muguet. Contre les manifestations gastro-intestinales et hépatiques, le calomel, les badigeonnages iodés, les purgatifs, les amers.

—

Des inhalations d'oxygène dans l'éclampsie.

(LVOFF.)

La malade de M. Lvoff était une primipare albuminurique chez laquelle des accidents éclamptiques éclatèrent au début du travail ; ils résistèrent au chloroforme, au chloral et à l'accouchement par le forceps. C'est alors que l'accoucheur employa les inhalations d'oxygène, mais les accidents s'aggravèrent, les paroxysmes devenant plus fréquents et le stertor respiratoire augmentant. La malade guérit sous l'influence des injections sous-cutanées d'hydrochlorate de pilocarpine.

M. Lvoff n'en recommande pas moins les inhalations d'oxygène, parce que, dit-il, les accidents éclamptiques sont en rapport avec l'accumulation de l'acide carbonique en excès et la disette d'oxygène dans le sang. De là, ajoute-t-il, le retard de la circulation, l'augmentation de la tension artérielle et les troubles circulatoires ou nutritifs des centres nerveux.

STANISLAS MARTIN.

Le permanganate de potasse comme emménagogue.

Les médecins anglais Ringer et Murrell ont signalé quelques-unes des nouvelles applications de ce sel. Ce serait un emménagogue puissant qui combattrait l'aménorrhée due à la torpeur, à l'anémie ou au manque d'activité de l'appareil menstruel. Doses : cinquante milligrammes à un centigramme trois fois par jour, pendant quelques jours avant l'époque. Il est contre-indiqué s'il y a congestion aiguë ou inflammation.

HYGIÈNE

Sur la purification spontanée des eaux naturelles.

(F. EMICH.)

On sait que les fleuves, qui se chargent en passant dans les villes de matières organiques, se dépouillent peu à peu spontanément de ces impuretés et qu'à une distance plus ou moins grande du point ou ils ont été souillés, l'eau redevient sensiblement aussi pure qu'avant son passage au point d'infection. Cette purification ne peut être attribuée qu'à l'oxydation des matières organiques en question.

L'auteur s'est proposé de rechercher si cette oxydation est due à la simple action chimique de l'air dissous dans l'eau ou en contact avec elle, ou si elle n'est pas, au contraire, consécutive aux phénomènes biologiques provoqués par le développement d'organismes animés. Il est arrivé aux résultats suivants : Si l'on abandonne au repos et au contact de l'air atmosphérique une eau contaminée, elle se purifie sensiblement dans le même temps que si on l'agite au contact de l'air ; l'ozone n'agit pas sensiblement plus vite que l'air ordinaire ; si on fait bouillir une eau contaminée et qu'on ne la laisse au contact que d'air dépouillé de germes par filtration sur du coton, cette eau reste presque indéfiniment chargée des principes organiques quelle renferme ; si après l'avoir fait bouillir on l'ensemence au contraire avec de la vase déposée au fond d'une autre eau demeurée à l'air libre, les matières organiques disparaissent rapidement ; enfin ces phénomènes d'oxydation consistent essentiellement en transformation des composés ammoniacaux en acides nitreux et nitrique. On peut conclure de ces faits que la purification spontanée d'une eau chargée de principe organiques est due principalement au développement d'organismes qui agiraient à la manière du ferment nitrique découvert dans le sol par MM. Schlœsing et Muntz. (*Bulletin de la Soc. Chimique.*)

M. B.

PHARMACOLOGIE

Sur l'acalifa.

Deux espèces de cette plante sont surtout remarquables par l'usage qu'on en fait dans leur pays d'origine.

1° *L'acalifa de l'Inde* (acalypha indica), plus connu sous le nom de cupameni de Malabar, pays où il croît, est usité comme anthelmintique. Pour cet usage, on en fait bouillir les feuilles avec un peu d'ail dans une certaine quantité d'eau et on fait prendre cette décoction aux patients.

Les jeunes bourgeons de ce même acalifa sont aussi employés en frictions sur la langue des enfants en bas âge pour provoquer des vomissements et faire expectorer les glaires accumulés dans leur estomac.

Le suc de la plante mélangé à de l'huile est réputé comme un excellent liniment dans les cas de douleurs arthritiques et de syphilis. La décoction des racines versée dans le méat auditif calme les douleurs d'oreille, et, prise intérieurement, elle produit un effet purgatif.

2° *L'acalifa à feuilles de bouleau* (acalypha betulina) est souvent prescrit dans l'Inde comme béchique agréable contre la dyspepsie et le choléra. (*Journ. Pharm. Als. Lorr.*, XIII, 1886, 168.)

M. B.

REVUE DES MÉDICAMENTS NOUVEAUX

DU PISCIDIA ERYTHRINA.

Synonymie : Jamaïca Dogwood, bois de chien.

Historique. — Cette plante était connue depuis un temps immémorial des indigènes des Antilles. En 1844, Hamilton, de Plymouth, appela pour la première fois l'attention sur ses propriétés narcotiques, mais son travail passa inaperçu. En 1856, Ostorlen se borne, dans son Traité de Thérapeutique, à citer la plante avec mention « qu'à haute dose elle produit un sommeil comateux ». Ford, en 1880, la conseillait contre les névralgies ; mais c'est seulement en 1881 qu'Ott et Naglel, de Philadelphie, étudièrent pour la première fois son action physiologique. Depuis cette époque, les travaux se sont succédé. Scott, Grotz, Leifert, Van Lair, Fronmüller ont publié d'intéressantes recherches sur cette plante. En France, c'est M. Landouski qui signala le premier ses propriétés narcotiques et analgésiques. Puis MM. Huchard, Dujardin-Beaumetz et ses élèves ont fait un grand nombre de recherches thérapeutiques et expérimentales sur le Piscidia.

Matière médicale. — C'est un arbuste de la famille des Légumineuses qui croît aux Antilles et à la Martinique. Il tire son nom de la douleur éclatante de sa fleur rouge, et de l'action stupéfiante que l'écorce de la racine exerce sur les poissons, propriété qui est bien connue des indigènes.

On ne se sert que de l'écorce de la racine, qui contient, d'après M. Carette : une résine, une substance térébenthineuse, une fécule, une ammoniaque composée, un alcaloïde, la piscidine, qui ne se rencontre pas toujours et dont la présence dépend beaucoup de la provenance des racines ; aussi on comprend que ce seul fait doit rendre les résultats thérapeutiques incertains.

Mode d'administration et doses. — On emploie la poudre, l'extrait fluide et la teinture. On devra toujours se servir pour ces préparations de racines venant de la Jamaïque, car ce sont les plus actives.

Poudre. — On la donne à la dose de 35 centigrammes, dans une capsule, et on répète cette dose quatre fois par jour.

L'extrait fluide, qui est préférable, se donne à la dose de 40 à 75 gouttes ou 3 à 4 grammes dans une potion. M. Dujardin-Beaumetz conseille la formule suivante :

> Extrait fluide de piscidia erythrina................   15 grammes
> Sirop d'écorce d'orange amère.....................   350   —

Chaque cuillerée à bouche contient un gramme d'extrait. Faire prendre de trois à quatre cuillerées à bouche de ce sirop par jour.

La teinture est aussi une bonne préparation ; elle s'administre à la dose de 40 à 50 gouttes. M. Huchard l'associe au viburnum de la façon suivante :

> Teinture alcoolique de piscidia erythrina..........⎫ āā 50 gouttes.
> —   —   — viburnum prunifolium.....⎭

A prendre dans les vingt-quatre heures.

Les Américains emploient, en outre, l'extrait sec sous forme de pilules à 5 centigrammes dont ils donnent de deux à quatre le soir.

Action physiologique. — Les expériences entreprises par Ost et Nagle amenèrent ces auteurs aux conclusions suivantes :

1° Le piscidia est un narcotique ;

2° Il n'affecte pas l'excitabilité des nerfs moteurs, ni les extrémités périphériques des nerfs sensitifs.

3° Il diminue les phénomènes réflexes, en excitant les centres de Setschenow.

4° Il produit un état tétanique par excitation spinale et non par paralysie des centres de Setschenow.

5° Il dilate la pupille qui se contracte de nouveau quand l'asphyxie commence.

6° Il est sialagogue et diaphorétique.

7º Il diminue la fréquence du pouls et augmente la tension artérielle par excitation des vaso-moteurs, puis il ne tarde pas à l'abaisser par suite d'une action exercée sur le cœur.

Ott, expérimentant sur lui-même, ingéra une cuillerée à potage d'extrait fluide et dormit pendant trois heures, sans éprouver aucun des effets fâcheux de l'opium. Le médicament dont on puisse le mieux le rapprocher est le bromure de potassium, bien qu'il ressemble un peu à la morphine par ses effets stimulants sur les nerfs vaso-moteurs.

M. Dujardin-Beaumetz ne partage pas cette opinion. Pour lui, ce n'est pas un hypnotique vrai ; c'est un analgésique, et il n'amène le sommeil que parce qu'il calme la douleur.

Action thérapeutique. — *Comme hypnotique*, Fischer a obtenu de bons résultats avec l'extrait fluide à la dose de 4 gr, dans deux cas d'insomnie ; il échoua dans un troisième.

Fronmüller a administré l'extrait sec, à la dose de 20 centigrammes en pilules. Au bout de trente à quarante minutes, le sommeil arrivait et, au réveil, les malades n'accusaient pas le moindre inconvénient.

Siefert a constaté l'utilité de cette plante dans les cas de phthisie, quand l'insomnie est causée par la douleur.

Comme analgésique. — Hamilton, souffrant d'une douleur de dent que rien ne pouvait soulager, appliqua d'abord sur la dent de la ouate imbibée de teinture de piscidia ; le soulagement ayant été très marqué, il en prit quelques gouttes à l'intérieur et put ainsi faire disparaître complètement la douleur et s'endormir profondément.

Siefert a réussi à calmer parfaitement la toux violente des phthisiques avec 25 milligrammes d'extrait sec.

M. Huchard en a retiré de très bons effets, à la dose de 50 gouttes de teinture, dans la dysménorrhée membraneuse ; pour lui, ce médicament est particulièrement indiqué dans les névralgies abdominales.

M. Dujardin-Beaumetz considère que le piscidia s'adresse uniquement à l'élément névralgique, et il a pu faire disparaître promptement le symptôme douleur dans plusieurs cas de névralgies brachiales et faciales rebelles ; mais il a constaté que c'était un analgésique infidèle, surtout à cause des différences d'origine de l'écorce du dogwood.

Les auteurs qui attribuent à cette plante des propriétés hypnotiques la regardent comme inférieure à l'opium au point de vue narcotique, mais ils lui reconnaissent sur celui-ci les avantages suivants : d'amener un sommeil moins profond et moins dangereux, de ne pas constiper, de ne pas avoir d'influence sur la température, sur le pouls, ni sur les sécrétions de l'urine et de la sueur.

Bibliographie. — Hamilton, Pharmaceut. Journal and Transact., 1884. — Osterlen, Therapeutics, 1856. — Ott Seguin's Archiv of Medicine, 1881. t. V, p. 69, et Revue Hebd. de thérapeutique. — Firth, Unionpharmac. — Ford, Therapeutic Gazette, 1882. — Van Lair, les Névralgies, Bruxelles, 1882. — Landowski, Congrès de Rouen 1883. — Legoy, Thèse de Paris, 1884. — Therapeutic Gazette 1885, numéros 1, 2, 7. — Dujardin-Beaumetz. Les nouvelles Médications 1886.

LES PRÉPARATIONS DE TÉRÉBÈNE.

Le térébène peut être administré en inhalations ou ingéré dans l'estomac. Les résultats qu'on obtient étant dus surtout à son action topique, on doit se préoccuper de lui donner, en pharmacie, des formes qui n'entravent pas cette action. Ainsi on ne peut songer à le mettre sous forme de pilules, d'abord parce que la dose nécessaire pour produire des effets appréciables est assez élevée ; ensuite, parce que le térébène exige une grande quantité d'excipient ; d'ailleurs, l'action topique qu'on recherche, serait en grande partie paralysée.

D'après les autorités médicales, ce corps doit être administré à la dose de 5 à 20 gouttes ; il se prête mal encore à la confection de tablettes, où l'excipient prend trop de place. Par suite de son peu d'affinité pour le sucre et la gomme, une tablette de la dimension des pastilles de menthe anglaise peut à peine être chargée de deux ou trois gouttes de térébène. Pour préparer ces tablettes, on émulsionne le térében

au moyen de la gomme arabique et l'on ajoute quantité suffisante de sucre et de gomme adragante.

Voici une formule qui donne un produit à peu près satisfaisant :

Térébène	15 grammes
Gomme arabique pulvérisée.	12 —
Eau........................	60 —
Sucre pulvérisé...........	180 —
Gomme adragante pulvérisée	8 —

pour 100 tablettes.

Faites avec le térébène, la gomme arabique et l'eau une
émulsion à laquelle vous ajouterez le sucre et la gomme adragante préalablement mélangés. Faites une masse homogène
et divisez en tablettes.

L'émulsion de térébène est relativement au goût une préparation peu satisfaisante, où l'âcreté de ce produit n'est nullement dissimulée. Cependant, cette émulsion est fort usitée.
On recommande les proportions suivante :

Térébène..................	16 grammes
Gomme arabique pulvérisée.	12 —
Eau.......................	60 —
Sirop de gingembre........	30 —

Mêlez la gomme arabique et le térébène dans un mortier
sec ; ajoutez, d'un seul coup, q. s. d'eau pour faire une émulsion épaisse ; puis le reste de l'eau et le sirop de gingembre.
Cette émulsion est légèrement colorée par le sirop, mais le
goût en est supportable. L'essence de menthe couvre assez
bien la saveur du térébène en y substituant la sienne propre
qui ne plaît pas à tout le monde ; l'essence de citron remplit
mal le même but : aussi a-t-on généralement renoncé à aromatiser cette émulsion.

(*Thérap. Gazette*). M. B.

SUR LA PILIGANINE
(Adrian.)

La *Piliganine* est un alcaloïde extrait du piligan, lycopode qui est commun au Brésil et qui est désigné sous le nom de *Lycopodium Saussurus*, variété voisine du *L. Selago* de nos pays. Ce lycopode est employé par les médecins du Brésil.

M. le docteur Bardet a constaté que le piligan contenait un produit résineux et un alcaloïde auquel il a donné le nom de piliganine. M. Adrian a extrait cet alcaloïde de la manière suivante : il prépare, avec le piligan pulvérisé, un extrait aqueux qu'il reprend par l'alcool fort. Il précipite l'excès de plomb par un lait de chaux ; il filtre, et la liqueur est neutralisée par l'acide tartrique ajouté en léger excès ; il filtre de nouveau, il distille, reprend le résidu par l'eau qui sépare la résine ; il filtre encore et traite par le carbonate de soude et de chloroforme ; la liqueur chloroformique est distillée ; on obtient alors un résidu de matière poisseuse de couleur jaune foncé ; on purifie par dissolution dans l'acide chlorhydrique, et on traite de nouveau par le carbonate de soude et le chloroforme ; la nouvelle liqueur chloroformique abandonne, par évaporation, la piliganine, sous forme d'une masse molle, légèrement jaune et transparente, douée d'une odeur vireuse, soluble dans l'eau, l'alcool et le chloroforme, peu soluble dans l'éther, formant un sel avec l'acide chlorhydrique et jouissant des réactions des alcaloïdes.

D'après M. le docteur Bardet, la piliganine aurait une action éméto-cathartique des plus nettes, et elle serait très toxique.

(*C. R. Ac. Sc.*)	M. B.

TRAITEMENT DU DIABÈTE PAR L'ACIDE SALICYLIQUE.

Dans ses dernières recherches sur le diabète, le professeur Latham en admet deux espèces :

1° Le diabète provenant d'un trouble nerveux survenu dans

les fonctions du foie, ayant pour effet de permettre à la glycose de passer dans le sang sans subir de modifications, puis
d'apparaître dans l'urine ; 2° celui qui provient d'un trouble
nerveux survenu dans les fonctions musculaires permettant
à la glycose de se former dans ce tissu, de passer dans le
sang, puis dans l'urine. Cette dernière espèce est intimement
liée au rhumatisme, à ce point qu'un degré d'oxydation en
plus ou moins amène, dans le tissu musculaire, une production anormale lactique ou de glycose dans l'économie. Il a
démontré en outre que, lorsqu'on administre l'acide salicylique, cet agent arrêtait à la fois la formation de l'acide lactique
et celle de la glycose. Cette théorie de Latham se trouve confirmée par six observations que le Dr Holden rapporte dans
son travail.

Cet auteur a constaté que l'effet premier et le plus marqué
du traitement salicylique de la glycosurie, chez les rhumatisants, c'était la disparition de la polyurie si gênante qui
accompagne le diabète. En même temps la densité de l'urine
et la proportion de sucre baissaient notablement. Quand on
n'arrive pas à faire disparaître complètement le sucre, on le
réduit à une quantité si minime que le patient n'en souffre
plus et reprend de l'embonpoint. Cette amélioration peut
persister pendant des semaines après qu'on a cessé le médicament. L'auteur prescrit la formule suivante :

> Acide salicylique............ 8 grammes
> Bicarbonate de soude........ 4   —
> Carbonate d'ammoniaque.... 4   —
> Eau......................... 30   —
> Quand l'effervescence a cessé, ajouter :
> Eau....................... 360   —

En prendre trois cuillerées à potage en trois fois dans la
journée dans du vin ou dans du jus d'oranges.

Il est très important, au point de vue du traitement, de
pouvoir distinguer les deux espèces de diabète.

En général, la présence ou l'absence d'arthrite, de douleurs, de crampes rhumatismales, suffit ; mais le Dʳ Latham a récemment appelé l'attention sur un signe plus sûr.

Il a constaté, chez les diabétiques rhumatisants, c'est-à-dire celui qui a une origine musculaire, que l'urine contenait une substance qui dissolvait l'oxyde de cuivre, de sorte qu'il fallait ajouter une plus grande quantité de liqueur de Fehling pour obtenir un précipité que dans le cas de diabète d'origine hépatique.

Le diabète rhumatismal est loin d'être rare et la seule chance de guérison que l'on ait, c'est d'instituer, dès le début, le traitement par l'acide salicylique.

(*Union Pharm.*) M. B.

MÉDECINE ET CHIRURGIE MÉDICALE

Traitement des rhumatismes. Mode d'administration de l'acide salicylique.

Voici la formule d'une émulsion que nous recommandons à nos confrères :

Acide salicylique....... 1 gr. 50
Huile d'amande....... 15 »
Gomme arabique...... 8 »
Eau de fleur d'oranger. 18 »
Sirop simple........ q. s.

Pour obtenir 75 grammes d'émulsion. Vingt grammes contiendront 40 centigrammes de médicament.

Le docteur Thomas, d'Amérique, recommande la formule suivante dont il se sert :

Eau de menthe...... 120 gram.
Acétate de potasse.... 60 »
Acide salicylique..... 15 »
Sirop de limon...... 60 »

Cette formule, qu'il emploie dans le rhumatisme, se prépare en plaçant l'acétate de potasse et la menthe dans un mortier de porcelaine ; on opère ensuite le mélange en ajoutant graduellement l'acide ; on triture jusqu'à solution parfaite et on ajoute en dernier lieu le sirop.

—

Sur la solanine, ses propriétés analgésiques.

(A. Geneuil.)

L'auteur conclut ainsi :

1• La solanine est un poison des plaques motrices terminales de la vie organique ; elle narcotise le bulbe, la moelle et les cordons nerveux, ce qui donne lieu à de la paralysie dans les extrémités terminales des nerfs sensitifs et des nerfs moteurs. Cette action physiologique permet de ranger la solanine parmi nos meilleurs analgésiques ;

2° La solanine se prescrit sans danger à forte dose. Elle ne présente pas les inconvénients de la morphine et de l'atropine. Maniée avec prudence, elle est inoffensive. Elle ne s'accumule pas dans l'économie. On doit la donner surtout au lieu et place de la morphine.

3° La solanine ne congestionne pas le cerveau, même chez les vieillards. Il doit en être de même chez les enfants ;

4° Dans toutes les maladies où il y aura lieu de combattre l'excitation le spasme et la douleur, la solanine, nous n'en doutons pas, sera employée avec le plus grand succès *Bull. Thérap.*)   M. B.

Emploi de l'eau iodée dans la diathèse urique.

(MORTIMER GRANVILLE.)

Pour débarrasser nos tissus de l'acide urique et des urates qui les imprègnent, l'auteur conseille l'eau distillée iodée ou additionnée d'une faible quantité d'acide iodhydrique dans laquelle on a fait passer un courant d'hydrogène pur bien lavé. La quantité d'acide iodhydrique doit être assez faible pour que l'eau n'ait pas une saveur désagréable. L'hydrogène ne se dissout d'ailleurs pas au delà de 2 p. 100 en volume dans ce liquide. (*The Lancet.*)

        M. B.

Traitement des Névralgies.

D'après Neuber et Delbastaille les injections d'acide osmique, 0,50 centigrammes à 1 gramme de solution à 1 p. 100, calment rapidement les névralgies.

Autre formule :
Acide osmique......   0,10 cent
Eau distillée.........   5 gr.
Glycérine ....   4 —
5 à 6 gouttes en injection. (*Jour. Pharm. et Chimie.*)

        M. B.

Traitement de la névralgie faciale.

(De CONINCK.)

Appliquer une solution au centième seulement de chlorhydrate de cocaïne au fond du conduit auditif, au moyen d'un petit pinceau, d'un compte-gouttes ou d'une autre façon quelconque ; la douleur, quelque intense qu'elle soit, disparaît instantanément. Si la douleur revient au bout de quelque temps, réitérer l'application. (*Jour. Pharm. et Chimie.*)

        M. B.

Traitement des névralgies périorbitaires.

(GALEZOWSKI.)

Le docteur Galezowski recommande contre les névralgies périorbitaires et les hémicrânies ophthalmiques, le mélange suivant :

Menthol.................. 0,75 cent.
Cocaïne................. 0,25 —
Chloral................. 0,15 —
Vaseline .... 5,00 —

En application sur le point douloureux et en recouvrant d'une bande de taffetas d'Angleterre. (*Nouv. Rem.*)

M. B.

—

L'acide phénique dans l'indigestion.

L'administration de l'acide phénique à petites doses a donné de bons résultats au Dʳ Dixon, qui, d'après un article publié par lui dans le *British medical Journal*, l'a administré dans l'indigestion accompagnée d'acidités, de flatulences et de douleurs stomacales, ainsi que dans les états dyspeptiques caractérisés par ces mêmes symptômes. Il donne dans un peu d'eau 5 ou 10 centigrammes d'acide phénique, associé à 30 centigrammes de carbonate de soude et 25 gouttes d'esprit ammoniacal aromatique.

Il est assez difficile de savoir comment agit l'acide phénique dans ces cas. Continue-t-il à arrêter les fermentations ou bien exerce-t-il une action anesthésique sur les parois de l'estomac ? (*Archives de Pharmacie.*)

M. B.

CHIRURGIE & THÉRAPEUTIQUE CHIRURGICALE

—

La charpie de bois.

Le bois découpé en copeaux très minces et très fins ne donne pas seulement la *laine de bois*. On propose de l'envoyer aux ambulances et aux hôpitaux sous forme de *charpie de bois*, c'est-à-dire de fragments fibreux effilochés et mélangés, dans une certaine proportion, à la charpie traditionnelle faite de vieux linge et à laquelle on reproche de se prêter fâcheusement au développement des microbes et de l'infection.

Le bois de sapin est celui qui paraît se prêter le mieux à la préparation de cette charpie nouvelle, dont on ajoute un cinquième environ à la charpie ordinaire. (*Rev. Scientif.*)

M. B.

Collodion à l'iodoforme.

L'iodoforme se dissout très bien dans le collodion, mais la pellicule qui se forme diminue son action.

James donne la formule suivante :

Iodoforme.......... 2 gram.
Baume du Pérou... 2 »
Savon blanc...... 2 »
Collodion.......... 30 »

On l'applique à l'aide d'un pinceau et il se forme une pellicule semblable à la gutta-percha.

Ce mélange est recommandé comme anesthésique local dans la goutte et les névralgies.

—

Suppositoires d'iodoforme.
(O. Maitre.)

Beurre de cacao.. 30 grammes.
Iodoforme........ 120 »

On fond le beurre au bain-marie, on y ajoute l'iodoforme et on fait alors les suppositoires.

(Lallier.)

Beurre de cacao..... 9 parties.
Iodoforme.......... 1 »

Usages : Ulcères syphilitiques, hémorrhoïdes indurées.

—

Crayons d'iodoforme

Poinsot emploie les suivants :

Iodoforme en poudre. } àà parties
Gélatine.......... } égales

Ces crayons sont mous.

Les crayons durs se formulent ainsi :

Iodoforme.......... } àà parties
Beurre de cacao..... } égales.

—

Chloroforme comme hémostatique.

Le docteur Spaak, de Bruxelles, a obtenu d'excellents résultats d'un mélange de 2 parties de chloroforme et 100 parties d'eau. Ce mélange arrête rapidement le saignement des gencives après l'extraction des dents. (*Chemist and Druggist.*)

M. B.

—

Formules d'iodoforme pour l'usage externe.

L'iodoforme s'emploie sous forme de pommade, glycérolé, suppositoires, bougies (poudre), huile, solutions éthérées ou alcooliques.

Le Dr Howard recommande surtout l'iodoforme dans les chancres, herpès circiné, l'herpès zoster, l'herpès préputial et les granulations conjonctivales blennorrhagiques. Il conseille diverses préparations peu connues ; ainsi pour les chancres :

Iodoforme.......... 100 parties
Acide thymique.... 200 »
Sucre de lait........ 1 »

Mêlez et réduisez en poudre impalpable avec laquelle on recouvre les ulcérations. On l'emploie tant que la sécrétion imprègne la masse purulente. D'ordinaire on fait trois fois cette opération, les deux ou trois premiers jours, puis on la répète de plus en plus rarement.

Pour les différentes formes d'herpès il emploie la préparation suivante :

Iodoforme........... 4 grammes
Essence d'eucalyptus 15   »

On badigeonne la surface malade avec cette solution ; il suffit, en général, de deux ou trois applications.

Dans les granulations des paupières, il applique avec un pinceau la poudre suivante :

Iodoforme........... 1 partie
Sucre de lait......... 5 —

Dans la blennorrhagie, il emploie l'iodoforme en suppositoires :

Iodoforme finement pulvérisé 2 gr.
Beurre de cacao... 30   »

___

Gerçure des lèvres.
(MONIN.)

Beurre de cacao.......... 10 gr.
Huile de ricin........... 3 —
Extrait de cachou....... 1 —
Huile de bouleau........ 2 gtt.
Essence de badiane....... 5 —
(*Journ. Pharm. et Chimie*.)
M. B.

SYPHILIS ET MALADIES CUTANÉES

Pommade d'iodoforme.
(GOMEZ DE LA MATA)

Iodoforme........ 4 gram.
Baume du Pérou... 8   »
Vaseline.......... 40   »
Essence de menthe. 8 gttes.
Usages : Ulcères syphilitiques, énériens, psoriasis, eczéma et orhite.

Doses : Frictions et pansement eux ou trois fois le jour.

Iodoforme........ 4 gram.
Extrait de ciguë... 2   »
Acide phénique... 5 centigr.
Onguent rose..... 30 gram.
Usages : Dans le traitement des rûlures.

___

Traitement de la syphilis au moyen d'injections sous-cutanées d'oxyde de mercure.

(WATRESZEWSKI.)

Depuis près de deux ans, l'auteur a traité la plupart des cas de syphilis par des injections de calomel. Ces injections ayant été suivies, dans un certain nombre de cas, d'une réaction inflammatoire locale assez intense se traduisant par une douleur vive et un gonflement notable, l'auteur a eu l'idée de pratiquer des injections sous-cutanées de bioxyde ou de protoxyde de mercure (en *suspen-*

sion) dans de l'eau et de la gomme arabique. Il injecte à la ois de 6 à 10 centigrammes. Trois à cinq injections pratiquées à intervalles de six à huit jours suffisent pour faire disparaître tous les symptômes de la syphilis. Ces injections ont l'avantage de ne provoquer aucune réaction inflammatoire ni locale, ni générale, et d'être bien moins dououreuses que les injections de calomel. (*Centralbatt für die med. Wissensch.*)   M. B.

—

Emploi de la résorcine dans le traitement de l'eczéma.

(Wiss.)

Le docteur Wiss a fait sur lui-même l'application de la résorcine. Il était atteint d'un eczéma des deux mains, et employa une pommade renfermant 10 parties de résorcine et 90 parties de vaseline, dans le but d'enrayer la démangeaison insupportable survenue à la suite de l'éruption vésiculaire et de l'infiltration de la peau. L'effet de la résorcine fut surprenant ; les démangeaisons, l'infiltration disparurent rapidement, et l'uteur appliqua ce traitement s r d'autres personnes avec le même succès. Il emploie la résorcine sous les formes suivantes :

1° En poudre associée à la poudre de riz, au talc, etc.

Poudre de riz.............. 20 gram.
Résorcine.................. 2   —

L'hygroscopicité de la résorcine présente certaines difficultés pour la conservation de cette poudre.

2° En solution dans l'huile, qui dissout un peu la résorcine :
Résorcine.......... 1 à 2 gram.
Huile d'olive.......}
— d'am. douce...}   àà 3   —

3° En solution dans la glycérine :
Résorcine................ 4 gram.
Glycérine 20   —

4° En pommade :
Vaseline jaune....   20   gram.
Résorcine.......... 1 et 2 —
(*Therapeutic Gazette.*)

M. B.

—

Liniment contre l'alopécie.

(Bartholow).

Extrait fluide de Jaborandi.. 25
Teinture de Cantharides (au
   1[10] Codex)............. 25
Liniment savonneux......... 100

Pour frictionner le cuir chevelu une fois par jour.

L'extrait fluide de jaborandi, de la Pharmacopée des Etats-Unis, renferme poids pour poids de jaborandi. La formule originale indique 50 gr. de Teinture de Cantharides, mais cette teinture est au vingtième (5 0[0]). Le liniment savonneux a pour formule :
Savon....................... 10
Camphre...................... 50

Essence de Romarin.......... 7
Alcool..................... 1
Eau, q. s. pour obtenir 100 par-

ties. (*Rundschau für Pharmacie XII*, 1886, 676.)　　　M. B.

—

MALADIES DES FEMMES ET DES ENFANTS

Mixture contre la coque-luche.

(Capmartin.)

Sulfate de quinine...... 1 gr.
Bromure de potassium.. 3 —
Extrait de valériane..... 2 —
Eau .... 15 —
Sirop simple (ou aroma-
　　tisé)............ 80 —

F. S. A. pour un flacon de 90 grammes ou 20 cuillerées à café.

Pour les enfants de deux à six ans, de trois à six cuillerées à café, selon l'intensité de la maladie. Au-dessus de cet âge, donner le médicament par cuillerées à dessert. (*Journ. Phar. et Chimie.*)

M. B.

—

Valeur tænifuge de la fougère mâle de Normandie.

(Bérenger-Féraud.)

M. le docteur Bérenger-Féraud s'est livré à des expériences sur la valeur thérapeutique de la fougère mâle qui croît en assez grande abondance dans les environs de Cherbourg ; il a essayé l'apozème, la poudre, l'huile éthérée et l'extrait de fougère mâle, et voici les résultats auxquels il est arrivé :

Aux doses ordinairement employées, ces diverses préparations ne lui ont donné que des résultats à peu près nuls. Employés à doses très élevées, ces médicaments ont produit l'expulsion du tœnia, mais non d'une manière complète ; de plus, ils ont déterminé chez les malades des accidents tels que nausées, vertiges, céphalalgies.

M. Bérenger-Féraud ayant obtenu l'expulsion du tœnia au moyen de doses moindres des mêmes médicaments préparés avec de la racine du Jura ou des Vosges, il serait fondé à conclure que l'on doit rejeter absolument l'usage de la fougère mâle de Normandie. (*Archives de Pharmacie.*)

M. B.

—

TOXICOLOGIE

Empoisonnement par le chlorate de potasse.

Le chlorate de potasse est un médicament très usité ; les médecins le prescrivent ordinairement à des doses modérées, et alors il n'offre aucun danger, mais il n'en est pas de même quand il est administré à hautes doses. Dans ce cas, ce sel est toxique, et on a déjà constaté, à plusieurs reprises, des empoisonnements causés, chez des adultes, par des doses de 15 grammes par jour, et chez des enfants, par des doses moindres.

M. le Dr Willie, de Halle, a eu l'occasion de constater un empoisonnement mortel chez un malade qui avait pris 50 grammes de chlorate de potasse par jour pendant un mois.

Les symptômes de l'empoisonnement par le chlorate de potasse sont les suivants : vomissements, diarrhée profuse, dyspnée, abaissement des mouvements du cœur et cyanose. Le sang prend assez souvent la couleur du chocolat.

Dans les cas d'intoxication subaiguë, on observe des phénomènes gastro-intestinaux, des vomissements, des engorgements du foie et de la rate, une diminution de la quantité des urines, qui deviennent albumineuses, du délire, du coma, des crampes toniques et cloniques, de la perte de connaissance, de l'inappétence et des douleurs abdominables. La mort survient quelquefois au moment où l'état du malade paraît s'améliorer. (*Arch. de Pharmacie.*)

M. B

UROLOGIE

La phénylhydrazine, réactif pour la recherche du sucre dans l'urine.

(JAKSCH.)

Quand une solution de chlorhydrate de phénylhydrazine, contenant aussi de l'acétate de sodium, est ajoutée à une solution de sucre, il se produit un précipité jaune formé par des aiguilles de phénylglycazone, les unes isolées, les autres réunies en faisceaux, qui se dépose en quelques minutes. Ce dépôt de cristaux apparaît plus lentement dans les solutions de dextrine ; il faut examiner le précipité au microscope, et s'assurer qu'il fond à 204 — 205° C. Ce réactif n'indique pas de sucre dans l'urine normale; il peut déceler du sucre dans l'urine des diabétiques, quand les autres réactifs n'en décèlent plus en raison de la trop minime quantité de sucre qu'elles renferment. Il est supérieur à la solution de cuivre, parce que les substances qui réduisent cette dernière solution n'agissent pas sur lui. Dans les urines des individus empoisonnés par l'arsenic, l'acide sulfurique, la potasse, on trouve des substances réductrices qui ne sont pas du sucre ; mais la présence du sucre paraît constante dans les urines des personnes empoisonnées par l'oxyde de carbone et par d'autres gaz irrespirables. Si l'on opère sur des urines fortement albumineuses, il faut séparer l'albumine avant de rechercher le sucre. Une petite quantité d'albumine, il est vrai, ne gêne pas la réaction. On peut toujours reconnaître la présence du sucre, à l'aide de ce réactif, dans le sang et dans les liquides d'hydropisie, en ayant soin de séparer préalablement les matières albumineuses. (*Zeitschrift für Klinische Medizin*, XI.)

M.B.

Emploi du réactif iodo-ioduré dans la recherche des leucomaïnes de l'urine.

(CHIBRET ET SZAM)

Les auteurs indiquent les conditions dans lesquelles on doit se placer pour constater la présence des alcaloïdes ou des leucomaïnes dans l'urine. La concentration du réactif a une influence ; les auteurs ont adopté la formule suivante : 8 parties d'iode, 10 parties d'iodure de potassium et 10 parties d'eau. La température joue un rôle considérable : une urine qui ne donne rien à la température de l'émission (35 degrés), fournit une réaction appréciable à 15 degrés et très marquée au voisinage de 0 degré. Il faut encore avoir un éclairage intense (soleil ou lampe à condensateur de lanterne magique) et placer le tube sur un fond noir. Dans ces conditions, on observe la réaction qui consiste en une fluorescence verte.

Le chlorhydrate de morphine, en solution au $\frac{1}{50000}$ donne la réaction d'une façon très nette. (*C. R. Ac. Sc.*)

M. B.

REVUE DES MÉDICAMENTS NOUVEAUX

LE MYRTOL OU ESSENCE DE MYRTHE

Le myrtol ou essence de myrthe a été employé par M. Linarit dès 1878 dans le traitement des maladies des voies respiratoires et de l'appareil génito-urinaire.

Action physiologique. — Appliqué sur la peau saine, il ne provoque pas d'irritation, mais il irrite la peau dépourvue d'épiderme, les muqueuses et les plaies.

Il produit une sensation de chaleur dans la bouche et l'estomac.

A dose modérée (70 à 90 centigrammes), il augmente l'appétit et stimule la muqueuse gastrique.

A dose élevée, il produit du malaise, de la céphalalgie, de la fatigue et de la prostration. L'haleine acquiert une forte odeur de myrthe et les urines prennent une couleur violette.

Le myrtol s'élimine par les voies urinaires, les poumons et probablement par la peau.

L'élimination est tellement rapide qu'elle commence 10 à 20 minutes après son injection.

Comme on peut le voir, son action physiologique est analogue à celle de la térébenthine ; ces deux substances augmentent la diurèse, diminuent la vascularité des glandes uropatiques et celle de la muqueuse parcourue par l'urine.

Usages. — Le myrtol est un antiseptique puissant, il s'oppose au dédoublement des substances organiques fermentescibles par sa seule présence.

Administré chez des malades dont les urines sont infectées, ce médicament agit en modifiant cette odeur.

La chirurgie antiseptique peut en retirer de grands services.

Lenarit l'a employé contre le *tœnia* ; dans les deux cas de cette espèce où il l'a employé, il a réussi à faire expulser de nombreux mètres de ce ver, mais dans aucun cas la tête ne fut extraite. Il convient également dans les *bronchorrées et bronchites fétides, cystite purulente et catarrhale, vaginite* et autres affections de la muqueuse génito-urinaire.

Administration et doses. — La meilleure façon d'administrer le myrtol est de le donner en capsules contenant chacune 15 centigrammes.

La dose journalière sera de 4 à 10 en deux doses prises au moment des repas.

TRAITEMENT DE LA DIPHTHÉRIE PAR LA PILOCARPINE.

Le D' Lax eut l'occasion, dans une épidémie de diphthérie, d'essayer le traitement par la pilocarpine ; il en obtint des résultats très satisfaisants qu'il a cru bon de publier.

Le nombre des enfants atteints de diphthérie depuis le 24 septembre jusqu'au 6 novembre fut de 16 : de ceux-ci les six premiers furent traités par cautérisation au moyen d'une solution de nitrate d'argent à 3 % et à l'aide d'une solution de chlorate potassique à l'intérieur ou en gargarismes : on obtint comme résultat 4 guérisons et 2 morts. Les 10 autres malades furent traités exclusivement par le chlorhydrate de pilocarpine et tous guérirent, bien qu'il y en eût qui étaient très gravement atteints.

Sous l'influence du médicament, la sécrétion muqueuse et salivaire augmentait, de grandes quantités de lambeaux diphthéritiques étaient expulsées par la bouche et les narines ; la respiration devenait plus libre, la fièvre disparaissait, les enfants reprenaient appétit et étaient guéris après 3 à 5 jours, présentant tous à la terminaison de la maladie un herpès labialis.

L'auteur employa la formule suivante :

Chlorhydrate de pilocarpine . 2 à 4 centigr.
Pepsine . . . . 6 à 8 décigr.
Acide chlorhydrique. . . . . . 2 à 3 gouttes
Eau distillée. . . . . 70 grammes

Il faisait prendre de cette potion une petite ou grande cuillerée, selon l'âge; il donnait en outre le vin de Tokay et appliquait des fomentations chaudes sur la région du cou.

Au bout du troisième jour de ce traitement, dit le Dr Lax, toute trace de membrane diphthéritique sur les amygdales et les piliers du voile du palais avait disparu.

Le Dr Guttmann a, dans l'espace d'une année et demie, traité 81 cas de diphthérie par la pilocarpine sans perdre un seul malade. Il considère cet agent thérapeutique comme un remède sûr, à action supérieure à tous les médicaments employés jusqu'à ce jour.

Quelques-uns de ses collègues, entre autres Geisner, Dilewshy, etc.., ont expérimenté ce mode de traitement; ce dernier en retira beaucoup d'efficacité dans un cas désespéré.

Dans la plupart des observations, la pilocarpine constitua l'unique médication. La guérison s'obtint toujours en bien peu de temps, après 1 à 3 jours dans les cas bénins ; 9 à 11 jours dans les cas plus graves. Il administra à l'intérieur la pilocarpine unie à la pepsine qui agit contre le catarrhe intestinal et possède une action dissolvante sur les fausses membranes.

Voici la formule qu'il employa chez les enfants :

Chlorhydrate de pilocarpine .	2 à 4 centigr.
Pepsine	6 à 8 centigr.
Acide chlorhydrique.	2 gouttes
Eau distillée	80 grammes.

SUR LA HUAMANRIPA

(Bignon, de Lima.)

La huamanripa, qui jouit, parmi les indigènes, depuis les temps les plus reculés, d'une réputation incontestée comme spécifique dans toutes les maladies des voies respiratoires, est une synanthérée tubuliflore du genre cryptochaete.

Elle ne croît que sur le versant des Cordillères, à des hauteurs considérables. La plante, d'aspect assez humble, à feuilles longues, lancéolées, de couleur verdâtre à la partie externe, croît dans les mois de pluie et de chaleur, janvier à mai, puis sèche et disparaît dans les mois d'hiver, et son rhizome seul trahit sa présence. La huamanripa est très aromatique et très résineuse ; elle perd par la dessiccation une grande partie de son huile essentielle ; la plante fraîche en donne une grande quantité par simple distillation dans l'eau ; la résine est très abondante et semble conserver un arome spécial, même après qu'on a eu soin de priver la plante de toute son huile essentielle.

La huamanripa s'emploie en infusion à la dose de 25 grammes de feuilles pour 1000 d'eau; en plus forte dose, elle donne des nausées ; l'infusion est amère, sans cependant être désagréable, surtout quand elle a été faite avec la plante fraîche, l'huile essentielle masquant alors presque complètement l'amertume.

Très souvent, on ajoute de l'eau-de-vie à l'infusion, surtout quand la nécessité de faire prendre des quantités considérables d'infusions bien chaudes fait craindre les nausées.

D'après le docteur Zapater, ses principaux effets physiologiques seraient les suivants :

1° A petite dose en *infusion* : la huamanripa active la circulation, accélère les mouvements cardiaques, augmente les sécrétions, et spécialement la sécrétion salivaire.

2° A doses élevées et en décoction, elle occasionne des vomissements, une sueur abondante, elle diminue le nombre des pulsations (de 75 à 70, dans une expérience du docteur Zapater sur lui-même) ; elle diminue aussi le nombre des mouvements respiratoires (18 à 15) et abaisse la température (37,2 à 36,7).

Quoi qu'il en soit, un fait indiscutable, c'est son action favorable dans toutes les maladies des voies respiratoires, si fréquentes sur les hauts plateaux des Andes.

C'est surtout dans les cas de pleurésie et de fluxion de poitrine, pneumonies aiguës, qu'elle semble avoir une action spécifique.

C'est aussi un des médicaments les plus employés par l'Indien, pour combattre les catarrhes, bronchites et surtout les hémoptysies légères.

En tout cas, les médecins s'en servent comme d'un excellent sudorifique, et le considèrent comme le véhicule le mieux approprié, dans tous les cas où ils ordonnent les préparations antimoniales.

Son action émétique à haute dose semble indiquer qu'il existe dans la plante un principe médicamenteux autre que la résine et l'essence et dont l'étude pourrait présenter de l'intérêt. (*Nouv. Rem.* et *Journal de Pharm.* du 1er octobre 1886.)

M. B.

EMPLOI DE L'ANTIPYRINE DANS LE RHUMATISME ARTICULAIRE AIGU COMPLIQUÉ,

Par le Dr CLÉMENT, de Lyon.

Il n'est pas sans intérêt de signaler le mémoire de M. Clément, car tout travail sérieux sur le traitement du rhumatisme articulaire aigu mérite, dans l'état actuel de la thérapeutique, une attention spéciale. Tout en en donnant l'analyse, nous ferons remarquer que l'auteur, très minutieux dans ses observations, commet la faute ordinaire : il abandonne les complications cardiaques, à la sortie de l'hôpital. Que deviendront-elles, ne peut-il plus rien ? Il est un point contre lequel M. Clément s'élève ; c'est que l'antipyrine puisse être considérée comme un poison cardiaque, parce que quelques *expérimentateurs* ayant trouvé en diastole le cœur d'une grenouille empoisonnée par l'antipyrine en ont conclu (légèrement ! ?) à l'action paralysante. Si ce sont là tous les arguments, M. Clément a raison. Du reste, sans parler de ces fantaisies il pouvait se borner à citer des travaux plus sérieux qui n'attribuent à l'antipyrine aucune action nocive sur le cœur. Partant de ce principe, il a administré le médicament dans des cas de rhumatisme articulaire aigu compliqués tantôt de manifestations pulmonaires, tantôt d'endocartite et d'endo-péricardite ; jamais il n'a eu à se plaindre du médicament ; il a toujours vu les manifestations articulaires rapidement dissipées et il lui semble que dans plusieurs cas les complications ont été plutôt favorablement influencées.

Les doses varient de 4 à 6 gr. par 24 heures. Voilà donc un nouveau médicament à employer dans le traitement du rhumatisme articulaire aigu. Puisse-t-il avoir plus de durée que ses devanciers !

Ce que nous voulons faire observer est ceci : chaque fois qu'un médicament est employé pour combattre le rhumatisme articulaire aigu, chacun s'empresse de rechercher s'il ne peut avoir une action nocive sur les complications. On l'a dit, on l'a répété à propos du sulfate de quinine, parce qu'à cette époque on entrevoyait mal le grand développement diathésique. Depuis, bien des tentatives nouvelles ont été faites et tout agent qui a avantageusement modifié le rhumatisme n'a jamais aggravé les complications ; il semble, du reste, à première vue, qu'il y a là une conséquence nécessaire : pourquoi une action favorable sur les séreuses articulaires, nuisible sur la plèvre et les séreuses cardiaques ? Quoiqu'en sciences naturelles il ne faille se laisser guider que par l'observation, la logique des recherches antérieures, les rapprochements légitimes ont toujours été une source féconde de progrès. Cependant, nous devons bien admettre la réserve de M. Clément, c'est-à-dire qu'il n'employerait pas dans un rhumatisme une complication cardiaque, un agent capable d'affaiblir ce cœur déjà altéré, et quoique cette question elle-même puisse soulever une discussion à propos des effets des doses toxiques et des doses médicamenteuses, nous lui accordons qu'il vaut mieux que l'antipyrine n'affaiblisse pas le cœur et nous prenons acte des succès obtenus fort capables du reste d'encourager des essais du même genre. (*Lyon médical*.)

H. Ch.

THÉRAPEUTIQUE HYPODERMIQUE

De quelques médicaments nouveaux administrés en injections sous-cutanées.

Voici plusieurs formules de médicaments nouveaux administrés dans ces derniers temps par la voie hypodermique. Elles sont extraites de l'excellent *Manuel des injections sous-cutanées*, de MM. Bourneville et Bricon.

1° Acide chrysophanique................ 0 gr. 0,005 à 0,01

    Eau distillée...... 1 gr.

Employé avec succès dans l'eczéma, le lichen, le prurigo, le psoriasis et l'urticaire.

2° Acide osmique.. 0,10 cent.

    Eau distillée,... 10 gr.

Employé en injections interstitielles dans le traitement des tumeurs ; dans le traitement des névralgies rebelles (Billroth, Neuber), à la dose de 50 centigr. à 1 gramme de la solution injectée dans le voisinage du nerf malade.

3° Agaricine...... 0 gr. 05 cen.

    Alcool absolu.. 4 gr. 50

    Glycérine...... 5 gr. 50

Une seringue entière à la fois, contre les sueurs des phthisiques (Seifert, Piering.)

4° Chlorhydrate d'antipyrine............. 1 gr.

    Eau .... 1 gr.

(Huchard). La solution doit être faite à chaud. Antipyrétique puissant, mais qui donne des résultats satisfaisants par la voie stomacale.

5° Cotoïne pure........ 1 gr.

    Ether acétique..... 4 gr.

Injecter une seringue de Pravaz toutes les 15 ou 20 minutes ou toutes les heures, antidiarrhéique, sauf dans les cas d'ulcérations intestinales et chez les cirrhotiques et les alcooliques. Recommandée dans le choléra, les sueurs nocturnes, la sialorrhée (Patella, Bergesio).

6° Chlorhydrate de Kairine,...... 0,10 cent.

    Eau distillée , 1 gr.

Antithermique puissant, mais dangereux, auquel on doit préférer l'antipyrine.

7° Solution alcoolique de trinitine au centième......... 30 gout.

    Eau distillée de laurier cerise. 8 gr. 40 à 10 gr.

On pratiquera l'injection dans les muscles du dos ou de la fesse. Contre les accès d'angine de poitrine et toutes les affections où prédominent les symptômes d'anémie cérébrale. (Dujardin-Beaumetz et Marieux.)

8° Paraldéhyde...... } ââ 5 gr.
    Eau de laur. cerise }

    Eau distillée....... 15 gr.

(Kéraval). Plonger la solution dans l'eau tiède avant de l'injecter. Hypnotique et sédatif dans la manie, la mélancolie, etc.

9° Chlorhydrate de péreirine.......... 1 à 2 gr.
   Eau distillée...... 20 gr.
(Almir-Nina). De 1 à 4 décigrammes contre les fièvres intermittentes.

10° Sulfate de thalline.. 1 gr.
    Eau distillée........ 5 gr.
Employer toujours la solution tiède. 10 centigrammes de cette substance, injectés par la voie hypodermique, suffiraient pour déterminer un abaissement de la température de 2° 1[10 à 3[10 pendant une durée de 6 à 9 heures.

MÉDECINE ET THÉRAPEUTIQUE MÉDICALE

Traitement de la bronchite par le citrate de potasse.

(H. Wood.)

Depuis plusieurs années, l'auteur a obtenu les meilleurs résultats dans le traitement de la bronchite non tuberculeuse avec les alcalins administrés à haute dose.

Voici la formule qu'il emploie :

Citrate de potasse..... 15 gram.
Jus de citron........... 30 »
Sirop d'ipéca.......... 15 »
Sirop simple.......... 90 »

A la dose d'une cuillerée à bouche toutes les deux heures. (*Therapeutic Gazette.*)

M. B.

Inhalations laryngées.

(Sandras.)

Essence de térébenthine. 100 gram
Goudron de Norwège... 20 »
Choroforme,.......... 1 »

Ces inhalations donnent à la voix une pureté et une étendue remarquables: M\ le D\ Sandras en a constaté les bons effets.

Il y a vingt-cinq ans, nous avons publié, dans le *Bulletin général de thérapeutique*, un moyen très simple de faire les inhalations : au lieu de mettre le liquide dans un vase, et d'ouvrir la bouche pour en aspirer les vapeurs après s'être couvert la tête d'une serviette, nous conseillions de verser le mélange dans un bol, de le couvrir d'un entonnoir en verre, en terre ou en fayence et d'en mettre l'extrémité effilée dans la bouche; une seule aspiration, dans la circonstance, suffira ; il n'en est pas de même pour les fumigations chaudes d'eau de guimauve, de pavot, ou autres qui sont calmantes ; on peut les aspirer plus longtemps. Par ce moyen on ne tuméfie pas la figure, on ne provoque pas la transpiration qui, par un changement brusque de température, peut déterminer une fluxion.

STANISLAS MARTIN.

—

Pilules contre la spermatorrhée.

(SINETY.)

Extrait de belladone.. ⎱
Poudre de belladone.. ⎰ ââ 20 cent.
Conserve de rose.....   s. q.
pour dix pilules

Dans la spermatorrhée nocturne, résultat du spasme des vésicules séminales, le malade doit prendre le soir, en se couchant, de 1 à 3 de ces pilules, en ayant soin de les ingérer toutes à la fois ; ou bien il prendra cinq centigrammes de camphre, dix centigr. lupin ou enfin du bromure de potassium à la dose de 1 à 4 grammes par jour.

Si on suppose, au contraire, que la spermatorrhée résulte de l'atonie des vésicules séminales, on administrera des lavements froids, des douches froides en jet de 10 à 20 secondes de durée. On conseille en outre, matin et soir au moment du repas, une à deux prises du mélange suivant :
Ergot de seigle récemment pulvérisé..... 10 cent.
Noix vomique en Poudre................ deux cent.
pour une prise. Puis on pratique

des frictions avec de l'alcool camphré sur la région lombaire et à la face interne des cuisses.

STANISLAS MARTIN.

—

Traitement du ver solitaire

Le D\^r Bernard Persh, recommande la mixture suivante :
Huile de croton........ 1 goutte
Chloroforme........... 4 gr.
Glycérine.............. 30 gr.
A prendre le matin à jeun. Administrer, la veille au soir, un laxatif salin.

—

Traitement de la sueur fétide des pieds au moyen du sous-nitrate de bismuth.

Les conclusions de M. Vieusse sont les suivantes : Que la sueur soit produite par une hypersécrétion simple ou accompagnée de vives douleurs, elle doit être traitée par des frictions avec la poudre de sous-nitrate de bismuth, qui, on le sait, possède des propriétés antiseptiques puissantes. Ici, de plus, il agit comme absorbant.

Contrairement à l'opinion vulgaire, la suppression de cette transpiration est exempte d'accidents, de sorte que les métastases observées antérieurement étaient la conséquence des méthodes employées et non pas de cette suppression. D'ailleurs, d'après M. Vieusse, le sous-nitrate de bismuth agit seulement sur la peau et la rend plus résistante ; sur les glandes sudorales, en modifiant quantitativement leur sécrétion, et sur les glandes sébacées. Enfin, dans les cas rares où le médicament ne supprime pas la sueur, il diminue cependant la fétidité et les douleurs rebelles qui souvent l'accompagnent (*Rev. médicale de Toulouse.*)

M. B.

Traitement de la diarrhée par l'iodoforme et le charbon.

(PICCHINI)

Chez 8 malades, atteints de diarrhée et chez lesquels l'examen des fèces démontrait des signes évidents de fermentation, l'auteur a employé avec succès la formule suivante :

Iodoforme........ 0 gr. 60 cent.
Éther............ 100 gr. » »
Charbon végétal finement pulvérisé. 100 gr. » »
Glycérine......... 180 gr. » »

Faites dissoudre l'iodoforme dans l'éther, mêlez intimement à la poudre de charbon, Laissez évaporer l'éther et mélangez avec la glycérine. A prendre dans les 24 heures, par cuillerées à soupe, en suspension dans un verre d'eau. (*Rivista clinica et Terapeutica*, 1886, 59, et *Annali di Chimica et di Farmacologia*, 1887, 53.)

M. BOYMOND.

Traitement de la Chorée.

(DESCROIZILLES.)

Valérianate de zinc......
Extrait de jusquiame... }âa 1 gr.
Sous-nitrate de Bismuth.

Mêlez, et divisez en 30 pilules, 3 à 6 par jour.

Poudre à priser contre le Coryza.

(MONNERET.)

Acétate de morphine.... 10 cent.
Poudre de Gomme...., 8 gr.
Bismuth............... 24 —
Mêlez

Poudre Lithontriptique.

(DRUITT.)

Borax pulvérisé........ 1 gram.
Bicarbate de soude pulv. }âa 5 déc.
Nitrate de potasse pulv.
pour un paquet. En prendre trois fois par jour dans un véhicule aqueux abondant (Dans la gravetle urique).

STANISLAS MARTIN.

Potion hypnotique.

(V. AUDHUI.)

Paraldéhyde........... 2 gr.
Hydrolat de menthe poiv.
Hydrolat de fleur d'o- }âa 60 —
ranger..............
Sirop de gomme....... 25 —

F. S. A. une potion à prendre en une ou deux fois, dans l'espace d'un quart d'heure, au moment où l'on veut provoquer le sommeil.

La dose de paraldéhyde peut être abaissée à un gramme ou portée à trois ou quatre grammes, suivant l'intensité de l'effet que l'on veut obtenir. A la dose de deux grammes, la paraldéhyde agit à peu près comme une dose d'hydrate de chloral.

—

Liniment calmant.

(GUÉNEAU DE MUSSY.)

Baume tranquille...... 50 gr.
Laudanum de Rousseau)
                      } ââ 7 gr. 50
Teinture de Belladone)
Chloroforme ....,. 5 gr.

On pratique des onctions, à l'aide ce mélange, sur les régions douloureuses des personnes atteintes de fièvre typhoïde.

STANISLAS MARTIN.

—

Traitement des battements irréguliers du cœur.

M. le Docteur Bowditch, ayant obtenu de très bons effets du mélange suivant dans les graves affections cardiaques, nous en reproduisons la formule :

Poudre de digitale, 0 gr. 50 cent.
Poudre de semences
     de colchique,..... 1 gr.
Bicarbonate de soude 1 gr. 50 cent,
     Divisez en vingt pilules.

On prend d'abord trois ou quatre pilules par jour, puis on réduit la quantité à une qu'on avale en se mettant au lit. Ce traitement doit être continué de trois à neuf mois,

STANISLAS MARTIN.

—

Gastro-entérite des phthisiques.

(MONIN.)

Eau distillée de laitue... 200 gr.
Elixir parégorique.,...... 5 —
Teinture de quassia..... 15 —
Sirop de capillaire....... 35 —
Antipyrine.. ..,......,... 4 —
     M. S. A.

—

CHIRURGIE, ANTISEPSIE

—

Onctions avec la pommade à la craie dans l'Erysipéle.

(DYCE-DUCKWORTH.)

L'auteur recommande une pommade composée avec :

Craie.....,.....,,.....,... 75 gr.
Axonge...............,... 30 gr.
Acide phénique........... 10 gr.

L'axonge, fondue préalablement, est ajoutée peu à peu à la poudre impalpable faite avec la craie en ayant soin de bien triturer. On peut employer la craie précipitée ou cristallisée. Dans le premier cas, la pommade est couleur de mortier ; dans le second, parfaitement blanche ; les effets obtenus sont les mêmes. Appliquée sur l'érysipèle, une ou plusieur fois en vingt-quatre heures, elle n'est nullement irritante, mais fraîche et calmante. (*The Practitioner* janvier 1887.)

H. CH.

—

La myrrhe comme préservatif des maladies infectieuses.

(W. FEMPLÉ.)

L'auteur recommande de placer dans la bouche un fragment de myrrhe quand on se trouve dans un lieu dangereusement infecté, et il se félicite d'avoir mis en usage cette pratique dans diverses épidémies. Il considère la myrrhe comme un excellent préservatif spécifique des maladies infectieuses. Les médecins d'Orient en font un usage constant quand ils visitent leurs malades. (*Pharm. Post* et *Bollettino farmaceutico*, XXVI, 1887, 18.)

M. BOYMOND.

—

Savon antiseptique.

(HÉLOT.)

Le médecin a souvent besoin, avant ou après avoir fait une opératiqn ou un accouchement, de se laver les mains. Le docteur Hélot conseille l'emploi du mélange suivant :

Crème de savon des parfumeurs............ 90 gr.
Acide borique............ 15 gr.
Incorporez mécaniquement

On emploie le mélange ci-dessus comme le savon ordinaire ; il peut également servir à graisser les instruments et le speculum. Il est aujourd'hui reconnu que l'acide borique a sur les autres antiseptiques l'avantage de ne pas être irritant pour les mains, même lorsqu'on en fait usage d'une façon très répétée. Notre jeune confrère, Vigier, successeur de Bouton Chartaud, a publié sur ce sujet de précieuses observations.

Stanislas MARTIN.

—

Traitement des brûlures.

(ALTSCHUL.)

Pour le traitement des brûlures du premier degré, il conseille un pansement avec de la ouate imbibée d'acétate d'alumine ; pour celles du deuxième et du troisième degré, il préfère l'emploi de l'iodoforme à celui des autres topiques usités, tels que liniment oléo-calcaire et autres ; il conseille d'appliquer l'iodoforme sous forme de pâte, à l'instar des pâtes argileuses du Dr Unna. Par exemple, prenez :

Bol blanc.............} àà 30 gr.
Huile de lin ou d'olive.}

Sous-acétate de plomb.. 02 gr.
Iodoforme............. 8 à 16 —

Mélangez d'abord le bol avec l'huile, puis appliquez la pâte à l'aide d'une spatule, recouvrez le pansement avec une feuille de gutta-percha et une coton hydrophyle, et fixez le tout au moyen *d'une bande* de mousseline.

STANISLAS MARTIN.

—

Remède contre les verrues

Bichlorure de mercure.. 1 gram.
Collodion............. 30 gram.

Faire dissoudre.

Enduire avec soin la verrue avec une petite quantité du liquide une fois par jour.

Ce remède est plus efficace et plus commode que ceux qui ont été recommandés jusqu'à présent. (*Zeitschr. Oesterr. Apoth. Ver.* Sept. 1886.)

M. BOYMOND.

—

Cérat labial

Paraffine............. 80 gr.
Vaseline liquide........ 80 gr.
Extrait éthéré d'orcanette (*alkannine*)........ 0 gr.50
Essence de bergamote.. 1 gr.
» de citron..... 1 gr.

Faites fondre au bain-marie et coulez dans des tubes en verre d'un calibre de 1 centimètre ; après refroidissement, réchauffez légèrement la circonférence des tubes et au moyen d'une baguette, expulsez les cylindres de cérat. Puis, coupez en morceaux de longueur voulue.

Ce cérat ne rancit pas et conserve indéfiniment un belle couleur rouge. (*Journ. Pharm. Als. Lorraine*, XIV, 1887, 6.)

M. B.

—

MALADIES CUTANÉES ET VÉNÉRIENNES

—

Injection antiblennorrhagique
(WEISS.)

Sulfate de quinine........ 1 gr.
Glycérine.............. 25 —
Eau distillée........... 75 —
Eau de rabel........... 9 —

Faites dissoudre, pour des injections qui devront être prises tièdes, autant que possible. On fait, par jour, trois séances d'injections, chaque séance comportant trois injections.

Ne pas interrompre le traitement

dès que l'écoulement est arrêté, de crainte des récidives.

Lotion contre l'Eczéma.

Chlorate de potasse.... 1 gr. 50
Vin d'opium............ 2 — 50
Eau distillée.......... 1000 gr.

Faites dissoudre ; imbibez une compresse avec cette solution ; appliquez là sur les parties génitales atteintes d'eczéma. Si l'inflammation est trop aiguë, on commence le traitement par un bain de siège chaud et des cataplasmes saupoudrés de carbonate de chaux.

Stanislas MARTIN.

Nouveau traitement de la gale.

Dans un litre d'eau on dissout 200 grammes d'hyposulfite de soude et l'on opère des lotions sur tout le corps en se couchant. Le lendemain matin, on opère un nouveau lavage du corps avec de l'eau renfermant 50 grammes d'acide chlorhydrique par litre.

L'auteur, M. Comessati, explique ainsi l'action de ce traitement : il se dépose dans les pores de la peau du soufre à l'état très divisé et qui y reste très longtemps ; il se forme aussi de l'acide sulfureux et du chlorure de sodium. Les deux produits de cette réaction sont toxiques pour l'acarus. (*Répert. de Pharm.*)

Traitement antiparasitaire de la tuberculose.

La découverte du bacille tuberculeux a fait naître une méthode thérapeutique qui cherche, par des moyens médicamenteux, à s'opposer à la multiplication du parasite. En même temps, et c'est la condition capitale, on tâche de modifier, par des moyens hygiéniques, le terrain de culture de ces mêmes bacilles.

Pour le premier groupe de ces agents, nous citerons les inhalations médicamenteuses : iode, iodoforme, eucalyptol, sublimé, acide phénique, acide fluorhydrique (1 pour 25.000), etc. Les vaporisations, quoique inférieures aux inhalations, pourront rendre quelques services ; le D^t Miquel préconise la formule suivante :

Biiodure de mercure... 0 gr. 50
Laudanum de Sydenham .... 10 »
Eau distillée.......... 1000 »

TOXICOLOGIE

De l'empoisonnement par l'iodoforme.

Dans une étude critique fort complète des accidents causés par l'emploi thérapeutique de l'iodoforme, Cutler a voulu établir que les grandes quantités d'iodoforme à la surface des plaies ne sont pas exemptes d'inconvénients, et qu'il y a lieu de les remplacer par des substances moins toxiques quand les granulations apparaissent à la surface des plaies vives.

Quand les accidents iodoformiques aigus se manifestent, il est nécessaire de les combattre énergiquement par les alcalins, l'acétate de potasse et les acides végétaux qu'on administre à l'intérieur. S'ils deviennent plus graves, on doit pratiquer la transfusion de solutions de chlorure de sodium.

Dans les formes chroniques, les premiers symptômes sont des troubles digestifs, la dépression mentale, la céphalalgie, l'insomnie et le marasme. C'est alors que l'analyse des urines peut, dans les cas douteux, mettre sur la voie du diagnostic. (*Boston medical and surgical Journal.*)

M. B.

—

Intoxication par le vermicelle coloré au plomb.

(EDSON.)

Le Dr Edson, de New-York, a constaté des accidents saturnins par l'emploi de vermicelle coloré en jaune, non par des œufs, mais par du jaune de chrome. Dans une once de ce vermicelle, le Dr Waller a trouvé près de 20 centigrammes de plomb métallique ! Six manufactures où cette indigne falsification était mise en pratique ont dû être fermées.

Le *New-York medical Record* signale un grand nombre de cas d'intoxication saturnine dont la cause est restée inconnue et qu'on a pu rattacher à cette cause. Quel argument en faveur des laboratoires municipaux d'hygiène ! (*Rev. d'Hygiène.*)

M. B.

—

Succédané de l'acide oxalique et du sel d'oseille.

(HAGER.)

Pour éviter les nombreux cas d'empoisonnement dus au sel d'oseille et à l'acide oxalique, l'auteur recommande un mélange, à parties égales, d'alun et d'acide citrique en poudre ; ce mélange se conserve bien, n'attire pas l'humidité et agit tout aussi bien que l'acide oxalique et le sel d'oseille, sans en avoir les inconvénients. (*Pharm. Centralhalle*, XXVII, 1886, 84.)

M. BOYMOND.

—

PHARMACOLOGIE

—

Des propriétés de la résine de Kawa.

M. Randolph propose de donner à cette substance le nom de *Lewine*, en mémoire de Lewin, qui l'a isolée. Sous la forme d'un corps semi-fluide, odorant et de saveur irritante, il lui reconnaît des propriétés anesthésiques, quand on l'applique sur les muqueuses. Pour prévenir la douleur quand on l'emploie en oculistique, il recommande de faire précéder son application par celle d'une solution de cocaïne dont il augmente et continue l'action anesthésique. Par contre, sa faible solubilité dans l'eau ne permet guère de l'employer en otologie et dans l'art dentaire, parce qu'il faudrait faire usage de la teinture alcoolique. A l'exemple de quelques observateurs européens, Randolph recommande cette résine contre la blennorrhagie au même titre que la résine de copahu. (*Medical News.*)

—

Teinture de quillaya composée et aromatisée.

Ecorce de quillaya...	120 gram.
Glycérine..........	90 »
Alcool.............	150 »
Eau...............	1000 »

Laisser macérer pendant 7 jours et filtrer.

Ajouter :

Essence de Wintergreen	XX gout.
» de fleur d'oranger.......	IV —
» de girofle......	IV —
Acide benzoïque.......	4 gram.
Teinture de pyrèthre...	5 —

(*The Chemist and Druggist.*)

M. B.

—

REVUE DES MÉDICAMENTS NOUVEAUX

EMPLOI THÉRAPEUTIQUE DE L'IODOL
(Pick).

L'auteur, professeur à l'Université de Prague, a employé l'iodol, sous forme de poudre très fine, de gaze iodolée, d'éther iodolé (spray), de collodion iodolé et de pommade iodolée.

Ses nombreux essais ont porté sur des affections catarrhales et blennorrhagiques, des ulcérations simples syphilitiques, des gommes, des adénites suppurées et quelques autres affections non virulentes, telles qu'abcès ganglionnaires, lupus, etc.

A part son odeur presque nulle, l'iodol est préférable à l'iodoforme, parce qu'il ne provoque que peu ou point de macération et d'irritation des parties saines environnantes, ni de phénomènes généraux d'intoxication.

A la dose journalière de 1 gr., son usage interne n'a point d'inconvénient, à la condition de ne le donner qu'à des intervalles plus ou moins éloignés. On peut renouveler les doses aussitôt qu'il n'y a plus trace d'élimination d'iode par les urines et par la salive.

Cette élimination se fait très lentement. D'après plusieurs essais comparatifs, l'élimination des mêmes doses d'iodol et d'iodure de potassium (2 grammes en deux jours), se fait pour l'iodure de potassium en 2 jours, pour l'iodol en 6 jours.

Pick n'a jamais observé, à la suite de l'emploi de l'iodol, de phénomènes d'iodisme.

La lente élimination de l'iode, après l'emploi de l'iodol, peut être d'une grande valeur, surtout dans la syphilis, maladie infectieuse chronique, où l'effet thérapeutique n'est souvent obtenu que par un traitement prolongé.

D'après Vulpius, l'iodol n'est soluble dans l'eau que dans la proportion de 1 : 5000 ; dans l'alcool absolu, dans la proportion de 1 : 3. Mélangée de 25 pour cent d'eau, la solution commence déjà à se troubler.

Une solution alcoolique de   5 % supporte   30 %
—   —   2 %   —   50 %
—   —   1 %   —   80 %
—   1/2 %   —   100 %

sans se troubler.

L'iodol ne se dissout que peu dans la glycérine même à une température élevée. Cependant une solution alcoolique de 20 % peut être mélangée avec son volume de glycérine exempte d'eau, et une solution de 10 % avec 4 fois son volume, sans se troubler. L'éther le dissout par parties égales ; le chloroforme dans la proportion de 1 : 50. La benzine, la paraffine et l'essence de térébenthine ne dissolvent guère l'iodol. Les huiles grasses ne le dissolvent pas à froid ; mais à la température du bain-marie, l'huile d'olive en dissout jusqu'à 15 % cette solution n'est pas troublée par le refroidissement.

Toutes les solutions d'iodol, de même que les mélanges d'iodol avec les corps gras et la vaseline, se colorent rapidement en brun. (*Vierteljahresschrift für Dermatologie und Syphilis,* XIII, 4ᵉ Livr., 1886.)

M. B.

LA NAPHTALINE COMME ANTIPUTRIDE

Dans ces derniers temps, la naphtaline a été employée à la désinfection des selles et pour prévenir la décomposition putride de l'urine ; on l'a également administrée à des malades dont l'urine a une odeur infecte. On en fait prendre un gramme à un gramme et demi par jour dans les cas de pyélo-néphrite, de cystite, de prostatite chronique, dans les rétrécissements avec fistule ; au bout de 2 à 5 jours, l'urine reprend son odeur normale, elle redevient limpide, neutre, puis acide, et la quantité de pus est sensiblement diminuée. On n'observe pas de troubles digestifs. Les besoins d'uriner ne sont pas plus fréquents. (*The Lancet,* 16 oct. 1886, et *Ann. Mal. Org. Gén.-Ur.,* V, 1887, 127.)

M.B.

SUR L'ULEXINE

(A. W. Gerrard.)

L'auteur a retiré d'une plante très commune dans nos contrées, l'*Ulex europœus*, un nouveau principe actif auquel il a donné le nom d'*ulexine*. Ce produit est un alcaloïde, formant des sels bien cristallisés avec les acides nitrique, chlorhydrique, sulfurique et oxalique. Ces sels sont facilement solubles dans l'eau. Quant aux effets physiologiques de l'ulexine, il résulte des expériences, faites sur des grenouilles, qu'elle agit comme agent paralysant. Le chlorhydrate, placé sur la langue, produit un engourdissement semblable à celui produit par la cocaïne, mais moins prononcé cependant. (*Pharmac. Journal*, 1886.)
M. B.

SUR LA LEWININE, NOUVEL ANESTHÉSIQUE

La lewinine est un produit dérivé de la *résine de Kawa* et a été employée par Lewin dans différents cas (*British Journal of dental.* Déc. 1886). De très petites doses de ce produit donnent une insensibilité très prolongée. Les doses n'ont pas encore été indiquées. Une parcelle minuscule de lewinine placée sur la langue abolit la perception de la saveur des substances les plus amères. (*Pharm. Journal.* Déc. 1886 et *Pharm. Centralhalle.*)
M. B.

SUR L'ASIMINE

L'asimine est un alcaloïde extrait des semences du *paw-paw* (Asimina triloba) et qui, dans plusieurs de ses réactions, ressemble beaucoup à la morphine. L'alcaloïde pur n'a pas été obtenu sous la forme cristalline, mais les sels, tels que le chlorhydrate, sont cristallisables. L'asimine pure est incolore, sans odeur ni saveur, insoluble dans l'eau, peu soluble dans le chloroforme et le benzol, mais faiblement soluble dans l'alcool et l'éther.

Ce nouveau produit est à l'étude. (*Drugs and Med. of. North America*, Sept. 1886 ; *The Western Druggist*, IX, 1887, 18.)
M. B.

LA SOLANINE ET LE CHLORHYDRATE DE SOLANINE COMME SUCCÉDANÉS DE LA MORPHINE.

La solanine, alcaloïde glucoside, que l'on trouve dans diverses variétés de solanées, a été découverte, en 1820, par Desfosses, dans les baies de la *morelle noire* (Solanum nigrum, Linné). Sa composition n'est pas encore complètement connue aujourd'hui. La solanine possède des propriétés toxiques, mais n'exerce pas d'action midryatique. Pour l'usage médical, en remplacement de la morphine, dans différentes névralgies, les vomissements graves, les bronchites et l'asthme, on l'emploie à la dose de 5 à 30 centigrammes, en 3 ou 4 fois dans la journée, sous forme de poudre ou de pilules. En injections sous-cutanées, on emploie le chlorhydrate de solanine, jusqu'à 5 centigrammes, en solution aqueuse, 2 à 4 fois par jour. Les injections ne sont pas douloureuses et ne produisent pas de phlegmons. (*Handelsbericht* von E. Merck, Januar 1887.)

M. Boymond.

VASELINE LIQUIDE MÉDICINALE. — ACTION DISSOLVANTE. — FORMULES POUR L'EMPLOI DES INJECTIONS SOUS-CUTANEES ET SOLUTIONS DIVERSES.

(H. Bocquillon.)

La vaseline liquide médicinale, a pris, dans ces derniers temps, une extension considérable, et peut, comme dissolvant spécial, être employée dans la thérapeutique avec de nombreux avantages. Aussi je viens présenter à la Société de médecine pratique, un résumé de toutes ses applications jusqu'à ce jour.

Employée pour la première fois par M. Albin Meunier à Lyon, MM. Dujardin-Beaumetz, Ley et Balzer à Paris, en ont généralisé l'application.

Dans la séance du 26 janvier, ayant été nommé rapporteur de la section de pharmacie, j'ai étudié à fond l'action dissolvante de la vaseline. A la même époque, et sans qu'aucun rapport ait été établi entre lui et moi, M. Albin Meunier publiait, à son tour, une note donnant absolument les mêmes affirmations. Tout en rappelant que les injections ne sont pas douloureuses, j'ai énuméré tous ses emplois, sous forme de tableaux, afin d'en simplifier le travail.

A. *Solutions pour injections antiseptiques.*

FORMULES	NOM des auteurs	NOM des expérimentateurs.	EMPLOIS	DOSE de tolérance.
parties Eucalyptol .... 5 Vaseline liquide.. 20	MM. A. Meunier.	MM. Ball, Dujardin-Beaumetz, Ley, Léon Petit, Roussel.	Tuberculose, désinfectant chirurgical.	0.50 à 1.25 d'eucalyptol.
Eucalyptol .... 5 Iodoforme ....0.25 Vaseline liquide.. 20	A. Meunier.	Dujardin-Beaumetz,Ley		0.50 à 1.25
Sulfure de carbone 1 Vaseline liquide.. 19	A. Meunier.	Dujardin-Beaumetz,Ley		Par petites quantités.
Iodoforme .... 1 Vaseline liq. méd. 100	A. Meunier.	Dujardin, Beaumetz,Ley	Tuberculose, blennorrhagie emploi chirur.	0.03 à 0.05
Myrtol pur .... 5 Vaseline liq. méd. 20	A. Meunier.	Dujardin-Beaumetz.	Tuberculose, bronchites fétides, bronchorrées, cyst. névral.sciatiq.	Parfaitement toléré.
Thérébenth. pure. 5 Vaseline liq. méd. 20	A. Meunier.	Dujardin-Beaumetz.	Bronchites, cystites.	1 à 10 gr.
Thymol........... 10 Vaseline liq. méd. 90	A. Meunier, H. Bocquillon	Dujardin-Beaumetz,Ley	Désinfectant général.	0 20 à 0.30 par jour.
Phénol .... 1 Vaseline liq. méd. 200	A. Meunier.	Léon Petit, Tillaux, Ley.	Tuberculose, antisep.génér.	0.40 à 0.60
Terpinol..,...... 50 Vaseline liq. méd. 100	H. Bocquillon,	Constantin Paul.	Bronchite, cystite.	Parfaitement toléré.
Iode............. 1 Vaseline liq. méd. 100	A. Meunier.	Dujardin-Beaumetz,Ley	Asthme, emphysème, diathèse uriq.	Parfaitement toléré.
Iode............. 2 Vaseline liq. méd. 100	H. Bocquillon.	Constantin Paul, Ley.	Traitement iodé en généal, catarrhe.	Parfaitement toléré
Menthol......... 10 Vaseline liq. méd. 100	A. Meunier, H. Bocquillon. Boymond.	Rosemberg.	Succédané de la cocaïne.	Sans danger
Eugénol.......... 3 Vaseline liq. méd. 100	A. Meunier.	A. Meunier.	Tuberculose.	Toléré.
Hélénine .... 1 Vaseline liq. méd. 100	A. Meunier.	A. Meunier.	Microbicide du bacill. de Koch	
Chloroforme..... 20 Vaseline liq. méd. 80	A. Meunier, H. Bocquillon.		Anesthésie des microbes, sciatique, névralgies.	Parfaitement toléré.
Hydrogène sulfuré 4 vol.	H. Bocquillon.	Dujardin-Beaumetz,Ley	Tuberculose.	Parfaitement toléré.
Salol............. 1 Chloroforme...... 1 Vaseline liq. méd. 10	H. Bocquillon.		Antiseptique.	

B. *Injections d'alcaloïdes.*

FORMULES	NOM des auteurs.	NOM des expérimentateurs.	EMPLOIS	DOSE de tolérance.
Cocaïne pure... parties 2 Vasel. liq. méd. 100	MM. A. Meunier.	MM. A. Meunier.	Anesth. locale Névralgies. Oculistique. Art dentaire.	Mieux toléré que les solutions aqueuses
gr. Aconitine crist. 0 001 Chloroforme. .. 1 Vasel. liq. méd. 5	A. Meunier.	A. Meunier.	Névralgies.	
Digitaline crist. 0 01 Chloroforme.... 1 Vasel. liq. méd. 5	A. Meunier.	A. Meunier.	Affections cardiaques. Asystolie.	1 c.c. par injection.
Quinine pure... 0.20 Alcool absolu.. x à xv Ether........... x à xv Vasel. liq. méd. 20	A. Meunier.	A. Meunier.		Plusieurs injections. 1 c. c. = 0.23 de quinquina
Quinine pure... 0.20 Chloroforme... xx Vasel. liq. méd. 20	H. Bocquillon.			Plusieurs inj. 1c.c.— 0.23 de quinquina.
Pilocarpine .... 0,05 Chloroforme.... 3 Vasel. liq. méd. 7	P. Vigier. H. Bocquillon.	Gillet de Grandmont.	Oculistique. Diphthérie.	
Solanine .... 0.05 Chloroforme.... 1 Vasel. liq. méd. 9	H. Bocquillon.	Geneuil.	Analgésique.	
Eserine .... 0.05 Chloroforme.... 1 Vasel. liq. méd. 10	H. Bocquillon.	Gillet de Grandmont.	Oculistique.	
Atropine .... 0 001 Chloroforme.... III Vasel. liq. méd. 1	H. Bocquillon.	Gillet de Grandmont.	Oculistique.	
Hyoscine....... 0 005 Chloroforme.... V Vasel. liq. méd. 3	H. Bocquillon.	Gillet de Grandmont.	Oculistique. Hypnotique.	
Duboysine...... 0 005 Chloroforme.... V Vasel. liq. méd. 1	H. Bocquillon.	Gillet de Grandmont.	Oculistique.	
Daturine........ 0 005 Chloroforme.... V Vasel. liq. méd. 1	H. Bocquillon.	Gillet de Grandmont.	Oculistique.	
Apomorphine.. 0 01 Chloroforme.... 1 Vasel. liq. méd. 4	H. Bocquillon.		Emétique.	
Hyoscyamine... 0,06 Chloroforme.... 4 Vasel. liq. méd. 5	H. Bocquillon.	Tifton. Bryre.	Delirium tremens.	1/2 cc. de liquide par injection.
Agaricine ...... 0.05 Choroforme .... I Vasel. liq. med. 5	H. Bocquillon.	Seifert. Héring.	Sueurs profuses des phthisiques.	.
Cotoïne......... 1 Ether acétique.. 4 Vasel. liq. méd. 10	H. Bocquillon.	Patella. Bergésio.	Antidiarrhéiq. Ulcérations de l'intestin.	
Caféine......... 1 Chloroforme.... 9 Vasel. liq. méd. 10	H. Bocquillon.			

C. *Injections antisyphilitiques*

FORMULES	NOM des auteurs.	NOM des expérimenta-teurs.	EMPLOIS	DOSE de tolérance.
Calomel....... 0.10 Vasel. liq. méd. 1.20	MM. Scarrenzio.	Balser, Hallo-peau, Besnier, Grellety.	Syphilis pri-maire et se-condaire.	
Ox. jaune merc. 1 Vasel. liq. méd. 10	Dujardin-Beaumetz.	Dujardin-Beaumetz,Gil-let de Grandm.	Syphilis cons-titution. Gom-mes de l'œil.	

D. *Injections diverses.*

FORMULES	NOM des auteurs.	NOM des expérimenta-teurs.	EMPLOIS	DOSE de tolérance.
Ether........... 30 Vasel. liq. méd.. 90	H.Bocquillon.		Stimulant an-tispasmodiqu.	
Paraldéhyde...... 10 Vasel. liq. méd.. 100	H.Bocquillon.	Kéraval.	Hypnotique, mélancolie.	
Iodoforme........ 1 Ether........... 10 Vasel. liq. méd.. 10	H.Bocquillon.		Antiseptique chirurgical.	
Brôme .... 10 Vasel. liq. méd.. 100	H.Bocquillon.		Désinfectant, croup, sédatif.	
Aseptol .... 1 Vasel. liq. méd.. 100	H.Bocquillon.		Antiseptique.	
Phosphore........ 1 Vasel. liq. méd.. 100	Dujardin-Beaumetz,	Dujardin-Beaumetz.	Sciatique. Mélancolie.	0,005 par injection.

Au moment où j'écris ces lignes, je vois dans la *Gazette hebdoma-datre*, tome 19, 1882, pages 558 et 605, que M. Pierre Vigier, notre éminent collègue, avait fait connaître les propriétés de la vaseline liquide et son emploi pour la dissolution de la pilocarpine et pour celle d'autres alcaloïdes.

THÉRAPEUTIQUE MÉDICALE

—

Traitement de la méningite par l'ergotine.

Le Dr Lacroix cite plusieurs observations dans lesquelles l'er-gotine, donnée dès le début, aurait eu une réelle action. La dose est de un à deux grammes chez les en-fants de quelques mois à quatre ans, et de trois à quatre grammes chez l'adulte; le médicament ferait contracter les vaisseaux fins de la pie-mère et pourrait ainsi s'op-poser à une production d'exsudats.

(*Année médicale* 1886).

Emploi de la propylamine dans le rhumatisme articulaire aigu.

La dose moyenne est de 1 à 1,50 gramme.

Voici deux formules recommandables.

Propylamine ...... 0,50 à 1,50 gr.
Eau de tilleul.......... 120 «
Sirop de menthe....... .. 30 «
à prendre une cuillerée toutes les heures.
Chlorhydrate de propylamine............... 0,50 à 1 gr.
Eau distillée............. 120 »
Baume du Pérou......... 4 »
Sirop de menthe........ 39 »
à prendre aux mêmes doses.

—

Emploi de l'eau sulfo-carbonée dans la fièvre typhoïde.

Formé par la dissolution par agitation du sulfure de carbone dans l'eau, cet agent est préconisé par M. Dujardin-Beaumetz comme le meilleur désinfectant à employer dans la fièvre typhoïde. On prescrira la solution suivante :
Sulfure de carbone..... 25 gr.
Eau.... .... 500 gr.
Essence de menthe... XXX gouttes
à placer dans un flacon d'une contenance de 700 grammes. Agitez et laissez déposer.

On donnera huit, dix, douze cuillerées à bouche de cette eau par jour, en ayant soin de verser chaque cuillerée dans un demi-verre d'eau rougie ou de lait, et l'on recommandera au malade de remplacer l'eau dans la bouteille à mesure qu'il en prend.

—

La Terpine comme diurétique.

La terpine s'obtient en mettant en présence de l'essence de térébenthine un carbonate alcalin et en distillant à 150°. M. Lepine aurait produit à l'aide de ce corps des effets diurétiques assez marqués. M. Dujardin-Beaumetz, qui s'est servi de son dérivé le *terpinal*, a remarqué que cet agent s'éliminait complètement par le poumon et tarissait ses sécrétions, tout en donnant à l'haleine une odeur fort agréable de jasmin, on prescrira :
Terpinal...............⎫
Benzoate de soude......⎭ââ 1 gr.

Q.S. de sucre pour 10 pilules que l'on peut donner jusqu'à 10 par jour.

—

Pilules contre la glycosurie d'origine arthritique (1).

(P. Vigier.)

M. le docteur Martineau a présenté à la Société de thérapeutique une note sur la guérison du diabète d'origine arthritique au moyen du carbonate de lithine et

(1) Société de médecine pratique, séance du 7 avril.

de l'arséniate de soude dissous dans de l'eau gazeuse.

Comme l'eau gazeuse ne peut pas être considérée comme médicament dans ce nouveau traitement, nous pensons qu'il vaut mieux la remplacer par des pilules actives dont l'usage est bien plus pratique.

En conséquence, nous vous soumettons la formule suivante :

Pilules.

Carbonate de lithine.. 0,10 cent.
Arséniate de soude.... 0,003 »
Extrait de gentiane... 0,05 »
Pour une pilule.

Une pilule matin et soir pendant plusieurs mois. Il est même nécessaire de continuer pendant quelque temps encore après la disparition du sucre.

Voici sur quelles bases cette formule s'appuie : Dans l'espace de 12 ans, M. Martineau a traité 70 diabétiques, et il assure en avoir absolument guéri 67, malgré un régime peu sévère. Son unique moyen consiste à faire dissoudre dans la boule supérieure de l'appareil Briet 0,20 centigrammes de carbonate de lithine, d'ajouter à cette eau une cuillerée d'une solution composée de 0,20 centigr. arséniate de soude et de 500 gr. eau distillée, et de faire boire ce litre d'eau gazeuse au malade, par jour, ou pendant les repas.

Or, une cuillerée de cette solution (c'est-à-dire 15 grammes) con-lient 0,006 d'arséniate de soude. Une pilule composée de 0,20 centigrammes de carbonate de lithine et 0,006 milligr. d'arséniate de soude représente donc exactement la dose de médicament à prendre dans une journée. Nous avons simplement divisé cette dose en deux, pour ne pas fatiguer l'estomac et faciliter l'absorption.

Beaucoup de médecins vont sans doute essayer ce remède. Ils trouveront un avantage à prescrire ces pilules aux personnes que leurs occupations appellent au dehors de chez elles.

—

La picrotoxine contre les sueurs des phthisiques.

(Senator.)

La picrotoxine tirée de la coque du Levant a été employée avec succès par M. W. Murrell contre les sueurs des phthisiques. Senator y a eu recours dans les mêmes circonstances, et avec autant de profit. Il fait prendre le soir de 15 à 20 gouttes d'une solution de de 0,1 de la substance dans 200 grammes d'eau, soit de 8 milligrammes à 1 centigramme de picrotoxine. Comme ce médicament ne détermine aucuns troubles accessoires, on peut l'administrer beaucoup plus longtemps que l'atropine dont il égale presque l'action antisudorifique. Entre les mains de Senator, la picrotoxine a

11*

arrêté les sueurs des phthisiques chez les deux tiers des malades.(*Berliner Klinische Wochenschrift.*)

M. B.

—

Action sédative du lactate d'éthyle.

(PELLACANI ET BERTONI.)

A faible dose, le lactate d'éthyle injecté dans le sang produit chez les animaux une légère action soporifique, sans troubles de la sensibilité, des réflexes et des centres automoteurs. A dose un peu plus forte, l'action soporifique est plus appréciable, la sensibilité cutanée réflexe diminue; il en est de même parfois de la sensibilité respiratoire. A forte dose, on observe une anesthésie complète avec résolution musculaire, toujours accompagnée de désordres respiratoires. Ce dernier état finit toujours par la mort de l'animal. Les nerfs périphériques et les muscles semblent être très peu influencées par le lactate d'éthyle; il en est de même du tube digestif, pourvu que la substance soit assez diluée ; dans le cas contraire, l'action irritante se manifeste par des vomissements incoercibles. A doses toxiques, le lactate d'éthyle exerce une action à peine appréciable sur le centre circulatoire et sur l'appareil vasculaire des mammifères. Sur l'homme, 8 grammes de lactate d'éthyle dissous dans 100 grammes d'eau distillée, ont développé une action sédative manifeste sans phénomènes appréciables du côté de la respiration. (*Arch. ital. de Biol* : VII, 2,201,)

M. BOYMOND.

THÉRAPEUTIQUE CHIRURGICALE

—

L'Oxyiodure de bismuth, nouvel antiseptique.

L'Oxyiodure de bismuth, Bi OI ou OI, HO, se présente sous forme de poudre amorphe, rouge brun, douce au toucher, sans odeur ni saveur. Il possède une réaction neutre et ne se dissout ni dans l'eau, ni dans l'alcool, ni dans l'éther.

D'après les observations des cliniciens qui l'ont essayé, ce produit réunit en lui les propriétés de l'iode et du bismuth et donne de bons résultats dans le traitement des plaies suppurées, des ulérations, etc. Ses propriétés antiseptiques sont vantées par Lister dans le *British medical Journal*.

L'oxyiodure de bismuth a été employé avec succès dans la blennorrhagie :

Oxyiodure de bismuth... 1 gram.
Eau................... 100 gram.

Dans les ulcérations du rectum sous forme de pommade :

Oxyiodure de bismuth... 1 gram.
Axonge ou vaseline..... 8 »

A l'intérieur, dans les ulcérations de l'estomac, la fièvre typhoïde, on l'administre à la dose de 0 gr. 30 à 0 gr. 60 par jour. (*Handelsbericht von E. Marck*, Januar 1887.)

M. Boymond.

—

Solutions antiseptiques injectables.

(Albin Meunier.)

1o Iodoforme chimique-
   ment pur......... 1 en poids
   Vaseline liquide pure 100 —

Porphyriser l'iodoforme et ajouter la vaseline par petites quantités en triturant fort longtemps (une demi-heure au moins). Filtrer sur trois papiers Berzelius, mettre le liquide dans un flacon en verre jaune photographique bouché à l'émeri.

2o Térébenthène pur..... 25
   Vaseline............. 100

   Filtrer sur deux papiers Berzelius.

3o Menthol pur........ 10
   Vaseline............ 90

Faire fondre le menthol dans la vaseline à une douce chaleur au bain-marie : filtrer sur deux doubles papiers. Cette même préparation doit être appliquée aux deux formules suivantes :

4o Thymol..... 1
   Vaseline........... 100
5o Phénol............ 1
   Vaseline........... 100
6o Iode............. 1
   Vaseline........... 100

Triturer l'iode à froid avec la vaseline, filtrer sur trois papiers, conserver dans un flacon en verre jaune.

7o Camphre........... 3
   Vaseline........... 100

Triturer à froid avec la vaseline, filtrer sur trois papiers.

H. Ch.

—

Solution antiseptique.

(Remy.)

Biiodure de mercure 0 gr. 05 cent.
Alcool............. 30 gram.
Eau distillée....... 1000 gram.

Faites dissoudre. On fait tiédir cette solution, et on en imbibe des compresses, que l'on applique sur l'œil, pendant 10 à 15 minutes, 5 ou 6 fois dans la journée dans le cas d'iritis avec chimosis. En outre, une ou deux fois par jour, on introduit dans l'œil une ou deux gouttes d'un collyre d'atropine renfermant 2 centigr. de sulfate d'atropine pour 10 gram. d'eau distillée. Révulsion sur les membres inférieurs et sur le dos, à l'aide de la teinture d'iode. Laxatifs à l'intérieur ou en lavement.

Stanislas Martin.

Pansement au papier sublimé.

(Gœdicke.)

L'auteur recommande vivement ce mode de pansement, qu'il a employé, au début, pour les petits traumatismes et, plus tard, pour de plus considérables, extirpations des ganglions cervicaux, désarticulations d'orteils, de doigts, une plaie d'amputation de cuisse réunie par première intention. Le papier à filtrer imprégné de solution sublimé à 2,000 est surtout bon pour les plaies récentes. Dans les plaies compliquées des doigts, il peut agir comme immobilisant lorsqu'on emploie plusieurs couches. On peut le laisser en place deux ou trois jours. En l'absence d'autre pansement antiseptique, on peut encore employer le papier sublimé pour des plaies plus anciennes suppurantes, et les rendre aseptiques. (*Deutsche milit. Zeitschrift*, 1886, 387.)

M. B.

—

Le menthol, succédané de la cocaïne, comme anesthésique.

(Rosenberg.)

De ses expériences sur un grand nombre de malades, Rosenberg conclut que dans certains cas, une solution éthérée alcoolique, ou mieux encore huileuse, de menthol à 20 0/0 peut remplacer la cocaïne, beaucoup plus coûteuse, lorsqu'on désire anesthésier les muqueuses du nez ou du pharynx.

Son action est moins prolongée que celle d'une solution de cocaïne au même titre ; elle dure cependant d'un quart d'heure à une demi-heure et quelquefois davantage. Le menthol semble avoir des effets cumulatifs, car, lorsqu'on répète les attouchements plusieurs fois chez le même malade, l'anesthésie est plus durable. (*Berlin. Klin. Wochenschrift*).

M. B.

—

Le Pichi contre la Cystite et la lithiase urinaire.

(Wyman.)

Wyman a employé avec succès l'extrait fluide de pichi (fabiana imbricata) dans la cystite chronique et la lithiase urinaire.

Une femme de 23 ans, ayant subi la divulsion du col vésical, pour des accidents de gonorrhée chronique, eut à la suite une cystite grave et rebelle à tout traitement. L'extrait de pichi à la dose de 15 gouttes toutes les trois heures amena un soulagement extrêmement rapide.

Quatre autres observations similaires. (*Therapeutic Gazette*.)

M. Boymond.

—

GYNÉCOLOGIE

Le permanganate de potasse comme emménagogue.

Les médecins anglais Ringer et Murrell ont signalé quelques-unes des nouvelles applications de ce sel. Ce serait un emménagogue puissant qui combattrait l'aménorrhée due à la torpeur, à l'anémie ou au manque d'activité de l'appareil menstruel. Doses : cinquante milligrammes à un centigramme, trois fois par jour, pendant quelques jours, avant l'époque. Il est contre-indiqué s'il y a congestion aiguë ou inflammation.

—

Traitement local du cancer utérin par l'acide lactique.

(Mosetig)

Cet acide aurait une action destructive sur les tissus de néoformation qu'il transformerait en une bouillie noirâtre ; cinq à six applications ont suffi pour détruire des épithéliomas qui avaient récidivé après l'opération, la cicatrisation dura trois semaines. Voici le *modus faciendi* employé par l'auteur de ce procédé.

Pour empêcher l'action du médicament sur les parties voisines, il recouvre le pourtour de la plaie d'un emplâtre agglutinatif, ou bien il l'enduit de graisse. L'acide lactique liquide et concentré peut être appliqué sous forme de badigeonnages fréquents, ou bien, et c'est là le meilleur procédé, sous forme d'ouate ou de toile imbibée de ce corps. On place dessus un morceau de papier gommé, et l'on fixe le tout par un bandage. M. Mosetig emploie aussi une pâte composée d'acide lactique et d'acide silicique pur (ââ q. s. Quel que soit son mode d'administration, le médicament reste appliqué douze heures ; après ce laps de temps on enlève le pansement et on lave soigneusement la plaie. On laissera s'écouler des intervalles de 28 à 48 heures, pendant lesquels on pansera la plaie à l'eau pure, et l'on continuera l'application du médicament jusqu'à ce que tout le tissu pathologique ait disparu. L'application de l'acide lactique provoque des douleurs qui sont très supportables et qui ne durent que quelques heures. La cicatrice est souple et lisse.

—

Lavement contre la Dysménorrhée.

(De Sinety.)

Teinture d'opium.....	10 gout.
Camphre pulv........	0 gr. 20.
Jaune d'œuf..........	n· 1
Eau commune........	300 gr.

F. S. A. un lavement émulsionné, qu'on prescrit pour calmer les crises douloureuses des femmes atteintes de dysménorrhée. Les suppositoires belladonés peuvent être également recommandés en pareil cas.

—

Pommade contre le masque de la grossesse.

(MONIN.)

Oxyde de zinc...... 0 gr. 20 cent.
Précipité blanc.... 0 g.. 10 cent.
Beurre de cacao...⎫
Huile de Ricin....⎬ ââ 10 gr.
Essence de Rose...   X gouttes.

Mêlez. Onctions matin et soir sur le visage, pour faire disparaître le masque des femmes enceintes.

STANISLAS MARTIN.

Injection désinfectante antileucorrhéique.

Chlorate de potasse.... 12 gram.
Laudanum Sydhenham 10 —
Eau de goudron....... 300 —
Faites dissoudre, deux ou trois cuillerées à bouche pour chaque litre d'eau chaude, à employer en injections, matin et soir dans le but de faire cesser l'odeur fétide des écoulements leucorrhéiques qui accompagnent parfois certains cas d'endométrite, de polypes, de corps fibreux, d'ulcérations du col ou même de simple vaginite. La durée de l'injection sera chaque fois de cinq à six minutes.

MALADIES DES ENFANTS

Traitement des vers intestinaux chez les enfants,

Par le Dr ALBERT VEILLARD .

Toutes les fois qu'on prescrira un remède contre les vers, on n'oubliera pas de donner en même temps un purgatif, qui ne doit pas agir seulement en facilitant l'expulsion du ver étourdi ou tué par le médicament, mais surtout en empêchant l'absorption de ce médicament par les parois gastro-intestinales. Voilà pourquoi les purgatifs huileux, qui opèrent par indigestion, sont les agents qui fournissent les meilleurs résultats toutes les fois que l'on veut provoquer l'expulsion des vers intestinaux.

Ceci explique comment une très petite dose de santonine, administrée sous forme de pastilles de chocolat par exemple, agit beaucoup mieux qu'une dose plus forte donnée dans des tablettes suivant la formule du Codex ou dans du miel ; ces dernières substances sont absorbées en grande partie par l'estomac et ne vont pas en totalité jusque dans l'intestin grêle ; par conséquent la matière active pénètre immédiatement dans la circulation et risque de causer des phénomènes d'intoxication sans avoir rien fait sur les parasites dont la plus grande partie est renfermée dans le petit intestin.

La santonine, au contraire, mêlée à un corps gras (ici le beurre le cacao), est mal digérée, traverse tout l'intestin et, pour cette raison, agit beaucoup mieux sur les vers qui y sont contenus.

Il faut donc administrer les vermicides avec des substances qui en empêchent l'absorption ; c'est un point sur lequel on n'a pas encore insisté. Pour obtenir le maximum d'effet, il faut donner les anti-digestifs non pas après, mais avant ou au moins en même temps qu'on fait prendre le remède contre les vers.

—

Tænia solitaire, inermis et botriocéphale.

Les substances les plus employées contre les différentes espèces de tænias, sont : le kousso (4 à 8 gr.), l'écorce de racine de grenadier (30 gr.), et le tannate de pelletiérine, la fougère mâle, la graine de citrouille.

—

Electuaire vermifuge.

(Bouchut.)

Semences de citrouilles
   mondées et pilées... 25 à 45 gr.
Miel de Narbonne..... 20 gr.
   F. s. a. un électuaire, à donner par cuillerée à dessert, toutes les demi-heures.

—

Potion contre le tænia.

(Dupont.)

Semences de courges
   mondées......... 20 à 45 gr.
Sucre blanc......... 25 gr.
Lait.............. 60 —

Réduisez les semences en pâte avec le sucre ; ajoutez le lait peu à peu en triturant ; passez, exprimez. — 240 grammes de semences entières fournissent environ 50 grammes de semences mondées.

Cette émulsion doit être administré à jeu. Deux heures après, donner de l'huile de ricin.

—

Potion à la teinture de Kamala.

(Davaine.)

Teinture de kamala.. 6 grammes.
Sirop d'écorce d'o-
   range............. 20 —
Eau aromatique....... 120 —

Si le ver n'est pas rendu deux heures après la dernière dose, le malade prend de l'huile de ricin.
(Dujardin-Beaumetz.)

—

Potion à l'huile éthérée de fougère mâle.

Huile éthérée de fou-
   gère mâle......... 3 grammes.
Teinture de vanille... 3 —
Sirop de térébenthine. 25 —
Gomme arabique pul-
   vérisée............ 2 —
Eau distillée......... 25 —

A prendre d'une seule fois dans égale quantité de lait. — Huile de ricin quelques heures après.

ASCARIDES LOMBRICOIDES.

Les principaux médicaments employés contre les lombrics, sont : la mousse de Corse, le semen-contra et son glycoside la santonine les sels de mercure et surtout le calomel.

—

Lait vermifuge.

(BOUCHARDAT.)

Mousse de Corse... 5 grammes
   Jetez dessus :
Lait bouillant...... 100 —
   Passez et ajoutez :
Sucre............. 20 —

Prendre en une fois, le matin à teun. Cette dose convient à un enfant de deux ans ; chez les enfants plus âgés, on pourra donner 8, 10, 15, 20 grammes.

—

Sirop vermifuge de Boullay.

Mousse de Corse mondée................ 160 gr.
   Faites bouillir dans :
Eau............... 1000 —
jusqu'a réduction de moitié ; versez le tout dans un bain-marie sur:
Calamus aromaticus.)
Angélique.......... } ââ 30 gr.
Séné...... ....)

Laissez infuser pendant 12 heures ; passez avec expression et mettez dans la liqueur :

Sucre............. 1000 gr.

Clarifiez au blanc d'œuf, et cuisez à 32° bouillant.

Une cuillerée à bouche pour les enfants de deux à quatre ans. On continue trois jours de suite.

La poudre de semen-contra se donne à la dose de 1 à 6 grammes, mélangée avec du miel ou délayée dans un verre de lait ; on continue pendant trois jours.

—

Potion anthelminthique.

Mousse de Corse.... 8 grammes.
Semen contra...... 4 · —
Lait.............. 125   —
Sirop de manne.... 30   —

Faire infuser la mousse et le semen-contra dans le lait et ajouter le sirop. — Le matin à jeun, chez des enfants de 8 à 10 ans.

—

Poudre vermifuge composée.

Poudre de mousse
   de Corse........ 2 grammes.
Poudre de semen-
   contra........ 2 —
Magnésie anglaise. 1 —
   Pour un paquet.

Prendre le matin ; délayer dans du miel ou du lait.

La saveur désagréable du semen-contra déplaît quelquefois aux enfants ; on emploiera alors la santonine, glycoside tirée du semen-contra. Cette substance, très active contre les ascarides, a l'avantage d'être insipide. On l'administre à la dose de 5 à 60 centigrammes ; on pourra en donner 5 centigrammes à un enfant de deux ans, 10 à un enfant de trois ans, 15 à un enfant de quatre ans, et ainsi de suite en augmentant de 5 centigrammes par année (Bouchut). La santonine colore les urines en jaune et fait souvent voir les objets comme teints d'une couleur verdâtre.

—

Tablettes de santonine
(CODEX.)

Santonine pulvé-
  risée .... 40 grammes.
Sucre blanc...... 2000   —
Mucilage de gom-
  me adrag...... 180   —
  Faites des tablettes de 5 décigrammes. — Chaque tablette représente 1 centigr. de santonine.
Doses : 5 à 30.

—

Pastilles vermifuges.
Chocolat......... 330 grammes.
Santonine........ 3   —
Pour 300 pastilles.
Doses : de 5 à 20.

—

Poudre vermifuge.
Calomel à la va-
  peur.......... 15 centigr.
Santonine....... 10   —
Sucre de lait pulv. 1 gramme.
  Mêlez. A donner le matin, à jeun, dans une cuillerée à café de miel, à un enfant de quatre ans environ, pour détruire les ascari-

des lombricoïdes et les oxyures vermiculaires.

—

Espèces anthelmintiques
Absinthe........)
Tanaisie........ } ââ p. c.
Fl. de camomille. }
Semen-contra....)
  Dose : 10 à 20/1000 en infusion.
  On trouve dans les pharmacies des biscuits vermifuges à la santonine ou au calomel, dosés à un décigramme ; on en donnera la moitié seulement aux enfants au-dessous de 4 ans.

—

Oxyures vermiculaires :
Lavement salé.
Sel.............. 40 grammes.
Eau.............. 200   —

—

Lavement au calomel
Calomel.......... 0,25 centigr.
Mucilage de graine
  de lin......... 125 grammes.
  Suspendre le calomel dans le mucilage et donner en lavement, matin et soir, avec une seringue de verre.

Autre :

Suie de bois tamisée. 25 gram.
  Faire bouillir un quart d'heure dans :
Eau............. 200 grammes.
  Passer ; pour un lavement que l'on donne plusieurs jours de suite, une demi-heure avant de coucher l'enfant.

  Les *lavements à la glycérine*

pure ou étendue d'eau, 50 à 100 gr., plusieurs fois par semaine, réussissent le plus souvent.

Suppositoire.

Beurre de cacao.... 4 grammes.
Calomel.......... 0,10 centigr.

Autre :
(TROUSSEAU.)

Beurre de cacao.... 4 grammes.

Acide tannique..... 1 gramme.

Lavement
(WEST.)

Eau de chaux..... 120
Solution de perchlor. de fer.... 10 gouttes.

L'onguent gris, la pommade au calomel seront suffisants dans bien des cas.

MALADIES DE LA PEAU ET SYPHILIS

Des oléates dans les maladies de la peau.

Voici, d'après le Dr Shoemaker, les applications de ces différents sels. L'oléate d'aluminum (1 à 10 pour 100) fournit un onguent qui rend de grands services dans les écoulements muco-purulents de la peau, intertrigo des seins, des organes génitaux, brûlures. L'oléate d'arsenic mélangé dans la même proportion au saindoux, possède un pouvoir escharrotique très utile dans le traitement des épithéliomas, des vieux ulcères chroniques, des lupus ulcérés. L'oléate de bismuth se prête très bien comme application émolliente dans les diverses formes d'acné rosacée, sycosis, etc. L'oléate de cadminm (1 à 5 0/0) est très astringent; on l'emploiera dans les hypertrophies glandulaires et les épaississements de la peau. L'oléate de cuivre (5 à 15 pour 100) sert contre la teigne tondante, le favus, le chloasma. L'oléate de fer rougeâtre, est styptique et sera employé dans les brûlures arsenicales. L'oléate de plomb fournit un onguent préférable sous tous les rapports à l'onguent de litharge. Les oléates de mercure sont très utiles dans le traitement des taches pigmentées et des affections parasitaires, ainsi qu'en méthode d'onctions mercurielles dans la syphilis. L'oléate d'argent est un caustique très efficace dans les ulcères atones. Enfin l'oléate de zinc est une poudre blanche perlée et impalpable qui, diluée avec de la poudre d'amidon, fait une poudre de toilette incomparable, très utile dans la séborrhée, l'intertrigo, l'hyperhydrose, la bromhydrose, l'eczéma.

Sublimé et urée comme antisyphilitique.

(Schutz.)

Les solutions mercurielles qui paraissent le mieux convenir aux injections sous-cutanées sont celles où le mercure est associé à une amide (formamide de Liebreich, amides de Wolff) ; aussi l'auteur a-t-il eu l'idée d'utiliser la diamide de l'acide carbonique de l'urée.

Il a d'abord employé une solution ainsi formulée :

Eau distillée......... 100 gram.
Sublimé............ 1 —
Urée............... 0,22 cen.

Puis il a augmenté la dose d'urée qu'il a portée à 50 centigrammes. Il a fait à ses malades une injection de 1 gramme par jour. Les résultats de 26 cures sont assez favorables pour justifier la confiance qu'accorde l'auteur à son bichlorure-urée. Il agit plus vite que les autres préparations mercurielles ; il est très bon marché, il cause peu de douleurs aux patients. (*Deutsche med. Wochenschrift.*)

M.B.

Solution contre les taches de rousseur

Lait virginal.......... 50 gram.
Glycérine............ 30 —
Acide chlorhydrique mé-
   dical............... 5 —
Chlorhydrate d'ammo-
   niaque.............. 4 —

Faites dissoudre. Matin et soir on touche les taches de rousseur rebelles avec un pinceau imbibé de cette mixture. On peut l'appliquer également aux pigmentations normales des mains.

PHARMACOLOGIE

Pilules manganiques et ferro-manganiques.

(P. Vigier.)

En 1850, le docteur Hamon, de Bruxelles, fit paraître un mémoire sur l'emploi des sels de manganèse en médecine.

Deux ans plus tard, le Dr Pétrequin et Buzin du Buisson, de Lyon réunirent le manganèse au fer et donnèrent un ensemble de préparations ferro-manganiques qui étaient analogues à celles de fer en vogue à cette époque.

Les unes et les autres avaient le même but : la guérison de la chlorose et de l'anémie. Le manganèse avait été introduit dans les ferrugineux usuels par ces expérimentateurs parce qu'ils croyaient que ce métal faisait partie constituante du sang au même titre que le fer. Ce qui était une erreur.

Aussi, le succès ne couronna pas leurs efforts, et ces médicaments tombèrent à peu près en désuétude. Depuis cette époque, l'action des sels de manganèse a été mieux étudiée, et il ne se passe pas de semaines où nous n'ayons à préparer des doses stomachiques où il entre du bioxyde de manganèse. Quant aux sels de fer, ils ont tous eu successivement leur heure de succès. Leur emploi a duré tant qu'avait cours la théorie qui les avait fait naître. Citons les plus célèbres.

Le carbonate de protoxyde de fer issu du fait qu'il faut qu'un sel de fer soit au minimum pour être absorbé.

Le lactate de fer, fondé sur la croyance où l'on était que l'acide lactique était l'unique acide du suc gastrique.

Le protochlorure de fer qui s'appuie sur la démonstration que le suc gastrique contient 2 grammes d'acide chlorhydrique par kilogr. et non de l'acide lactique comme on le pensait il y a trente ans.

Cette dernière théorie est celle qui a cours aujourd'hui. Servons-nous en donc pendant qu'elle est en faveur et puisque les meilleures pilules de fer sont celles de protochlorure, celles de chlorure de manganèse le seront sans doute également. Nous vous proposons donc la formule suivante :

Pilules manganiques.

Chlorure de Manganèse. 0,025
Extrait de gentiane..... 0,0075
Poudre de réglisse...... 0,015

pour une pilule, à prendre au commencement de chaque repas. Ces pilules sont inaltérables. De même, comme préparation ferro-manganique, nous vous proposons la suivante :

Pilules ferro-manganiques.

Protochlorure de fer..... 0,025
Chlorure de manganèse. 0,025
Extrait de gentiane...... 0,0075
Poudre de réglisse....... 0,005

pour une pilule à conserver dans un flacon bouché. Ces pilules se conservent mieux que les pilules de proto-chlorure de fer seul, qui s'oxydent si facilement.. On peut se passer de les vernir si l'on ne doit les garder que 4 à 5 mois.

On les prescrit à la dose de 2 à 4 par jour à prendre au commencement des repas.

REVUE DES MÉDICAMENTS NOUVEAUX

LA TERPINE ET LE TERPINOL
(Lepine, Chéron, Vigier, Beaumetz).

On emploie la terpine et le terpinol : a) Dans les *affections des voies respiratoires* ; b) Dans les *affections du rein* ; c) Dans certaines *affections nerveuses*.

A. G. Sée a insisté beaucoup sur la propriété antisécrétoire de la terpine et a confirmé, en grande partie, les résultats obtenus par ses devanciers. Pour lui, la terpine est indiquée dans la phthisie pulmonaire à toutes les périodes « toutes les fois que la formation de pus est assez abondante pour fatiguer le malade, épuiser ses forces, et amener le dépérissement ». Il la conseille aussi dans l'hémoptysie du début de la tuberculose pulmonaire, le catarrhe et la bronchite chronique indépendante de l'asthme. Quand il y a dyspnée par encombrement des bronches, le médicament produit les plus heureux effets. Dans les hémoptysies du début, l'effet est plus rapide que celui de l'ergotine « soit seule, soit aidée par l'injection de morphine, elle constitue le véritable hémostatique du poumon». La dose varie dans ces cas de 20 centigr. à un gramme.

Lepine, à qui l'on doit l'introduction de ce médicament dans la thérapeutique, a insisté sur ses *propriétés diurétiques*. Lorsque l'on veut augmenter la quantité des urines, il faut administrer des doses faibles. « On urine plus, dit-il, avec 0,40 c. qu'avec 1 gr. » Si les reins sont malades, une assez grande prudence est nécessaire. Il ne faudrait pas, dans ce cas, dépasser 0,50 centigram. Morra conseille la terpine dans le catarrhe vésical.

D'après Lépine, la terpine est efficace dans les névralgies ; 1 gr. produit le même effet que plusieurs grammes d'essence de térébenthine et le médecin lyonnais a pu amender un cas d'hystéro-épilepsie.

Mode d'administration.— La terpine doit être administrée en solution. Vigier a proposé la formule suivante que nous recommandons.

Terpine............................	5 grammes
Glycérine à 30°................. ⎫	
Alcool à 95..................... ⎬	ââ 70 grammes.
Sirop simple.................... ⎭	

Chaque cuillerée à bouche renferme 0,50 de terpine. Si l'on veut une solution aqueuse, il faut 200 grammes d'eau distillée pour dissoudre 1 gramme de terpine ; Lépine conseille la solution aqueuse quand les voies biliaires sont malades. La terpine est généralement bien tolérée par l'estomac où elle se transforme peut-être en terpinol, point qui est loin d'être élucidé.

Chéron résume ainsi la formule de la terpine : 1 gramme par jour dans la bronchite chronique pour diminuer et tarir l'expectoration ; 0 50 cent. à 1 gramme dans la même maladie pour la faciliter, et nous tenons à dire que c'est là une excellente médication.

1 gramme par jour comme antinévralgique ;

0,50 cent. par jour comme diurétique, cette dernière application restant douteuse.

Le terpinol est un dérivé de la terpine, inoffensif, même à doses élevées (2 gr. 1/2 en douze heures) ; il s'élimine surtout par la voie pulmonaire et très peu par l'urine où son odeur est beaucoup moins appréciable que dans l'air expiré. Cette odeur a été comparée à celle de la jacinthe et du gardénia.

Dans les catarrhes, les bronchites, il masque la fétidité par son odeur spéciale (Mora), ce qui le rend supérieur à la terpine.

Par contre, son action sur l'appareil urinaire est moins prononcée. Le terpinol peut s'administrer sous forme de capsules ou de pilules. Capsules de 10 c. 6 à 12 par jour ou pilules de 10 c. Tanret propose la formule suivante :

Terpinol........................ ⎫	
Benzoate de soude.............. ⎬	ââ 10 c.
Sucre.......................... ⎭	q. s.

ACTION DU PIMENT DES JARDINS DANS LE RHUMA-TISME MUSCULAIRE ET DANS LES NÉVRALGIES.

M. Poulet propose, sous le nom d'*apone*, un médicament dont la base est le piment des jardins. Le principe actif de cette plante est la *capsicine*, qui forme avec l'ammoniaque une masse savonneuse. Voici la formule employée :

Piment incisé......................	200 gr.
Ammoniaque liquide.............	100 —
Essence de thym. .... }	
Chloral hydraté. .... }	ââ 10 —
Alcool à 60°	1 litre.

On fait macérer pendant un mois le piment dans l'alcool ad-ditionné de la quantité d'ammoniaque prescrite.

On passe avec expression. On ajoute le chloral et l'essence, et l'on conserve pour l'usage dans un flacon hermétiquement bouché. La combinaison de l'ammoniaque et de la capsicine s'effectue assez lentement, de sorte qu'il convient de préparer l'*apone* assez longtemps à l'avance.

L'apone s'emploie soit pur, soit mélangé avec partie égale d'huile d'olive, en frictions à l'extérieur, pour provoquer une révulsion énergique. A l'intérieur, on prendra 10 à 20 gouttes dans un peu d'eau et l'on boira aussitôt après une demi-tasse de thé froid.

Ce médicament s'est montré utile dans le rhumatisme et la névralgie rhumatismale, dans le coryza, la grippe, la dyssen-terie, la diarrhée *à frigore*, les hémorrhoïdes. Ce médicament est un diaphorétique puissant.

LE TRIBROMURE D'ALLYLE DANS LE SPASMODISME.

Pour M. A. de Fleury (de Bordeaux), le tribromure d'allyle serait le médicament par excellence à opposer au spas-me sous toutes ses formes, à l'insomnie essentielle ou sympto-matique, à l'angine de poitrine, à l'asthme essentiel et surtout au phénomène douleur partout où il prédomine.

Le tribromure d'allyle, étudié par Wurtz, est obtenu par l'action de l'iodure d'allyle sur une fois et demie son poids de brome. C'est un liquide neutre, incolore, très soluble dans l'éther. Des grenouilles chez lesquelles on injecte 10 cent. de ce corps sont immédiatement sidérées. Dans la thérapeutique humaine, M. de Fleury emploie le tribromure d'allyle à la dose de 3 ou 4 gouttes incorporées soit à de l'éther sulfurique administré en injection sous-cutanée, soit dans des capsulines ingérées par la voie stomacale.

L'ANÉMONE PULSATILE ET L'ANÉMONINE.

Vigier a expérimenté sur lui-même l'action des diverses préparations d'anémone, et il se croit autorisé à affirmer que l'olfaction des homœopathes est peu efficace. L'alcoolature de feuilles d'anémone, prise à la dose de 6 à 10 grammes par jour, calme la fièvre catarrhale, et supprime presque complètement la sécrétion nasale ; il a obtenu les mêmes effets avec l'anémonine, qu'il suppose être le principe actif de l'anémone, prise à la dose de 2 à 5 centigr. par jour.

La préparation de l'anémonine est d'une rare simplicité. En effet, l'eau distillée d'anémone, très acre et impropre à tout usage, laisse déposer au fond des vases qui la contiennent, des lamelles blanches qui constituent l'anémonine. On n'a qu'à la recueillir et à la purifier par des cristallisations successives dans l'alcool.

L'anémonine est soluble dans les alcalis. La solution devient jaune et neutre ; il s'est donc fait un anémonate de la base. L'anémonine a pour formule atomique : $C^{15}H^{12}O^{6}$. L'acide anémonique possède un équivalent d'oxygène en plus. Il se passe probablement ceci : l'essence d'anémone âcre et nauséeuse s'oxyde lentement dans les bouteilles d'eau distillée; il se fait d'abord de l'anémonine et s'il survient une cause plus oxydante que ce milieu, il se fait de l'acide anémonique.

L'acide chlorhydrique dissout l'anémonine sans l'altérer

(ce qui explique la facilité absorptive dans l'estomac) : les acides azotique et sulfurique la détruisent. M. P. Vigier en a absorbé jusqu'à 0,10 centigr. à la fois sans éprouver d'effet toxique. L'anémonine aurait, dit-on, une action sur le cœur ; il suffit, dans tous les cas, d'en absorber 2 à 4 centigr. par jour pour ressentir un effet médicamenteux.

Il tient l'extrait alcoolique de feuilles d'anémone pour une préparation infidèle.

De toutes les préparations d'anémone, la meilleure est, d'après M. Vigier, l'*alcoolature* de racine, contrairement à ce qui a lieu pour les autres renonculacées, l'aconit principalement, dont la préparation la plus active est la teinture de racine *sèche*. On ne doit employer l'anémone qu'à l'état frais ; la racine fraîche, qui contient plus de principe actif que les autres parties de la plante, doit avoir la préférence.

On prépare l'alcoolature de racine d'anémone en faisant macérer pendant 15 jours 1 k. de cette racine dans 1 k. d'alcool à 90° ; on presse et on filtre. Cette préparation s'emploie à la dose de 2 à 4 gr. par jour.

Voici les formules proposées par M. P. Vigier :

1° Anémone...................................... 0,01
   Sucre pilé..................................... 0,09

pour 1 paquet. En prendre 2 à 4 par jour.

2° Anémonine...................................... 0,01
   Poudre de réglisse.............................. 0,02
   Sirop de gomme.................................. Q. S.

pour une pilule. A prendre comme les prises.

3° Sirop d'alcoolature de racine d'anémone :
   Sirop de fleur d'oranger............... 95
   Alcoolature de racine d'anémone... 5

Mêlez.

Chaque cuillerée à bouche contient un gramme d'alcoolature. En prendre de deux à quatre cuillerées par jour dans de l'eau. (*Société de médecine pratique de Paris*, séance du 16 juin.)

L'ACÉTANILIDE, SON ACTION PHYSIOLOGIQUE ET THÉRAPEUTIQUE COMME NERVIN ET ANTITHERMIQUE

Les deux réactions suivantes très sensibles permettent de retrouver l'acétanilide : 1º On agite le liquide contenant la substance avec de l'éther, on évapore, puis on ajoute au résidu quelques gouttes d'acide sulfurique et un cristal de bichromate de potasse ; il se forme un précipité rose caractéristique ; 2º on agite le liquide avec du chloroforme, on décante, on évapore avec une parcelle de protoazotate de mercure et l'on obtient une coloration verte. Ces deux réactions, très sensibles, n'ont pas permis de retrouver l'acétanilide dans l'urine de malades qui avaient absorbé de 1 gr. 50 à 2 gr. de cette substance ; elles en ont au contraire révélé la présence quand elle était directement ajoutée à l'urine en bien plus faible proportion. Il semble résulter de ce fait que la substance ne s'élimine pas par le rein à l'état d'acétanilide.

L'auteur a fait un certain nombre d'expériences sur les animaux soit par ingestion gastrique (chien), soit par injection hypodermique (lapin, cobaye). (Nous regrettons que l'auteur ne donne pas le titre de ses solutions, car la difficulté due à l'insolubilité de la substance a géné de fort habiles chercheurs pour des études précises.) Ces expériences lui ont donné les résultats suivants.

L'acétanilide exerce encore une grande influence sur le système nerveux ; elle produit d'abord une courte période d'excitation suivie bientôt de collapsus. Il y a de l'anesthésie et de l'analgésie généralisées. Augmentation de la pression intravasculaire et vaso-constrictive périphérique. Abaissement de la température centrale et périphérique. A dose toxique, elle réduit l'oxyhémoglobine et la transforme en méthamoglobine et la mort survient par diminution de la capacité respiratoire du sang. Puis M. Weill, précisant davantage, ajoute : «Dans le mécanisme de l'action de la substance, la prépondérance devait appartenir à son influence directe sur les cellules bulbo-médullaires. »

Au point de vue thérapeutique, il recommande de ne pas dépasser la dose de 0 gr. 50 par prise (on peut aller jusqu'à 2 gr. en 24 heures). C'est, dit-il, un puissant antithermique et un *nervin* précieux. Elle peut être employée pour combattre l'élévation de la température dans toutes les maladies. Elle agit utilement dans tous les cas où l'excitabilité du système nerveux est exagérée. Et, à ce propos, il dit qu'aucun épileptique prenant l'acétanilide n'a eu d'accès depuis le début du traitement (1 gr. 50 par jour).

Les urines ne sont pas, en général, modifiées, quelquefois un peu diminuées. L'accoutumance paraît se produire.

H. Ch.

TRAITEMENT DE LA MIGRAINE PAR L'ETHOXYCAFÉINE

L'éthoxycaféine est un dérivé de la caféine découvert par Filchne ; sa formule est $C^8 H^9 AZ^4 O^2 OC^2 H^5$. Cette substance a une action sédative marquée sur le système cérébro-spinal et des propriétés narcotiques incontestables (Dujardin-Beaumetz). A la dose de 25 centigr., ses effets thérapeutiques sont surtout appréciables dans le traitement de la migraine, et il y aurait avantage à la substituer à la caféine dans le traitement de cette affection. Voici la formule que l'on peut employer, afin de bien faire tolérer cette drogue par l'estoma :

Ethoxycaféine................	0 gr. 25
Salicylate de soude..........	0 gr. 25
Chlorhydrate de cocaïne.....	0 gr. 10
Eau de tilleul...............	60 gr. »
Sirop de capillaire..........	20 gr. »

A prendre en une seule fois.

NOUVEAU TRAITEMENT DE LA DIARRHÉE VERTE DES NOURRISSONS.

(P. Vigier).

L'auteur rappelle la découverte du bacille, qui donne cette coloration verte aux déjections des petits enfants, par M. le professeur Damaschino et M. le Dr Clado en 1884; et la communication faite récemment à l'Académie de Médecine, par M. le professeur Hayem sur la culture de ce bacille et le moyen de le détruire, travail qu'il a fait avec son interne, M. Lesage. Ces deux expérimentateurs ont trouvé que l'acide lactique tuait rapidement ce microbe. Ils ont formulé une solution à 2 % qu'ils administrent à la dose de 4 à 5 cuillerées à café par jour, ce qui correspond à 0,50 d'acide lactique. M. Hayem a soin de désinfecter les linges souillés par les matières. Par ces soins, ils ont fait disparaître rapidement cette affection de leur service d'hôpital. Cette découverte importante bouleverse absolument l'ancienne pratique qui n'employait dans ces cas-là que les alcalins.

M. P. Vigier, trouvant la solution d'acide lactique désagréable à prendre, croit qu'on pourrait avec avantage la remplacer par le sirop suivant :

> Acide lactique.......... 2 gr.
> Sirop simple........... 98 gr.
> Essence de citron....... 1 goutte

Mélez et filtrez au papier.

Ce sirop ressemble tout à fait au sirop de limons, et se prescrit à la dose de 2 à 3 cuillerées à café par jour.

L'ANTIPYRINE COMPARÉE A LA QUININE ET A L'ACIDE SALICYLIQUE AU POINT DE VUE DE SON ACTION THÉRAPEUTIQUE.

(GABRIEL TAVAJ).

L'antipyrine ne peut être considérée comme un fébrifuge général, parce qu'elle ne produit pas un abaissement de température dans toutes les maladies. Mais son action est infaillible dans la phthisie où elle surpasse par sa sûreté et sa rapidité toutes les autres substances employées.

Pour abaisser une température de 39°5, chez un phthisique, l'auteur dut administrer 2 gr. 40 d'antipyrine ; le même résultat ne fut obtenu qu'avec 3 gr. d'acide salicylique et 1 gr. 50 de quinine, doses dangereuses amenant des sueurs profuses (acide salicylique) ou un état d'empoisonnement (quinine).

L'antipyrine ne présente aucun de ces inconvénients. Il y a toujours des sueurs, mais beaucoup moins qu'avec l'acide salicylique.

Il n'y a jamais de collapsus. Les effets du médicament se produisent de la même manière lorsqu'on l'introduit sous la peau ou dans le rectum ; les injections sous-cutanées surtout sont actives. L'antipyrine est soluble et non désagréable au goût, ce qui la rend très utile dans la médecine infantile.

On doit l'administrer avec précaution dans l'état de faiblesse du cœur.

A dose de 1 gr. 80 à 4 gr., l'antipyrine abaisse les températures élevées, de 1° à 4° ; l'effet se produit 1/2 heure à 2 heures après l'administration du médicament, et persiste durant 26 et même 76 heures.

L'antipyrine ne perd pas son activité, même lorsqu'on l'administre pendant des semaines.

THÉRAPEUTIQUE MÉDICALE

Traitement de la phthisie laryngée dans la période ulcéreuse.

(Dʳ ASTIER.)

1° Pour calmer les douleurs, badigeonner le larynx avec la solution suivante :

Extrait d'opium..... } āā 0,50 c.
Extrait de belladone. }
Dissous dans eau dist.
de laurier cerise...   20 gr.

(KRISHABER.)

Ou bien, faire des insufflations de morphine, 2 fois par jour 7 milligr. de morphine mélangés avec de l'amidon (Mackenzie), et augmenter la dose jusqu'à 3 centigr.

Moure emploie les pulvérisations avec 30 centigr. de chlorydrate de morphine dans 500 gr. d'eau distillée.

M. Astier préfère déposer dans le larynx, au moyen d'un tube insufflateur, un peu de la poudre suivante :

Acétate de plomb.......... 2 gr.
Chlorhydrate de morphine. 20 c.
Sucre de lait............. 10 gr.

Après avoir détergé la muqueuse avec une pulvérisation au chlorate de potasse ou au bicarbonate de soude.

2° Cautérisation des surfaces ulcérées, soit à l'aide du nitrate d'argent, soit avec le galvano-cautère, dont l'action est plus rapide, soit avec la teinture d'iode, soit au moyen de la préparation suivante :

Iode.................... 0,30 c.

Iodure de potassiun.... 3 gr.

Glycérine............. 10 gr.

Le Dr Coupard emploie la liqueur de Villate quand la suppuration est abondante.

Pour modifier les surfaces malades, M. Astier se loue de l'emploi de l'iodoforme, qu'il applique en suspension dans la glycérine au moyen de badigeonnages, ce qui est beaucoup plus avantageux que les insufflations de poudre simple, qui répugnent au malade.

3° Si l'œdème rend l'asphyxie imminente, pratiquer sans hésiter la trachéotomie.

4° Veiller à l'alimentation des malades.

On supprime l'impossibilité de la diglutition soit en insensibilisant les parties par la cocaïne, soit au moyen d'un tube (qui n'a pas besoin d'être bien long, suivant le Dr Beverlez Robinson), introduit dans l'œsophage.

Acide lactique. — Krause a pu obtenir la cicatrisation des ulcères tuberculeux au moyen de l'acide l'actique employé en solutions de 10 à 80 %, et même à l'état pur.

V. L.

—

Nouveau traitement du choléra.

(Dr DUBOUÉ.)

Dans un récent travail, le docteur Duboué expose des vues originales sur le traitement du choléra asiatique. Ayant remarqué que le choléra n'atteignait jamais les ouvriers tanneurs, il propose comme moyen prophylactique l'emploi du tannin intus et extra. A l'intérieur, 0,60 centigr. de tannin par jour pour un homme, et 0,40 pour une femme. Contre la diarrhée prémonitoire, encore le tannin, associé ou non à l'opium.

La thérapeutique la plus curieuse proposée par l'auteur est celle qui s'adresse à la période algide. M. Duboué songe à injecter par la trachée une certaine quantité d'eau, qui serait absorbée par le poumon et remplacerait l'eau perdue par l'organisme. Il se fonde sur des expériences faites sur des animaux, et a fait construire par Collin toute une série d'instruments destinés à la réalisation de son procédé.

A la période de réaction, l'auteur préconise le sulfate de quinine, les saignées, l'eau froide, l'acide phénique et la créosote. (*Prog. médic.*, 18 juin 1887.)   V. L.

—

Le Gelsemium dans les névralgies.

L'extrait fluide se prépare suivant cette formule :

Gelsemium en poudre n° 60... 100

Alcool à 94°............... q. s.

Pour faire extrait fluide... 100

Emploi : névralgies du trijumeau et des nerfs dentaires.

Doses : 0,05 à 0,20 centigr., 3 fois par jour.

Ce médicament, très actif, doit être manié avec prudence.

La teinture se prépare (par déplacement) selon cette formule :

Gelsemium en poudre n° 60... 1
Alcool à 94°.............. q. s.

Pour faire teinture 100

(*Journal de med. de Bruxelles*, 6 juin 1887.) V. L.

La cocaïne contre les quintes de toux.

M. Cadet de Gassicourt s'est servi avec succès d'une solution de cocaïne au vingtième contre les quintes de coqueluche. On badigeonne la gorge et les fosses nasales trois fois par jour.

M. Moutard-Martin emploie une solution au cinquantième. On fait quatre ou cinq badigeonnages par jour.

Le traitement réussit non seulement dans la coqueluche, mais contre toutes les toux quinteuses telles que les bronchites à toux spasmodique.

M. Gouguenheim a employé les badigeonnages de la pituitaire. M. Sanné dit qu'il faut faire le badigeonnage en deux fois : on touche d'abord l'isthme du gosier, puis, l'anesthésie obtenue, on va badigeonner le pharynx et l'orifice laryngé. Si l'on se hâte trop d'aller profondément, on provoque la crise que l'on veut conjurer. (*Praticien*, 13 juin 1887.) V. L.

La pilocarpine contre les convulsions urémiques.

(Dr EDWARD R. STONE).

Chez un enfant de 6 ans pris de convulsions dépendant d'une néphrite scarlatineuse, l'auteur a pratiqué avec succès une injection sous-cutanée d'un douzième de grain d'hydrochloride de pilocarpine.

Les convulsions, qui avaient duré toute la journée, ont cessé rapidement ; la salivation et la diaphorèse se sont établies aussitôt. (*Union méd.*, 23 juin 1887). V. L.)

La grindelia robusta comme antiasthmatique.

Préparation :

Pr. Grindelia en poudre (feuilles et sommités fleuries) n° 30. 100
Alcool à 940 } de chaque q. s.
Eau distillée }

Pour faire extrait 100

On mêle 3 parties d'alcool avec 1 partie d'eau distillée, et l'on prépare avec le mélange l'extrait fluide d'après le procédé habituel.

Emploi : comme antiasthmatique et dans les affections des bronches.

Dose : 2 à 4 gr. toutes les 3 ou 4 heures. (*Journal de méd. de Bruxelles*, 5 juin 1887.) V. L.

—

Mixture contre la tuberculose.

(POTAIN.)

Chlorure de sodium....... 10 gr.
Bromure de sodium....... 5 gr.
Iodure de potassium...... 1 gr.
Eau distillée............. 100 gr.

Faire dissoudre une cuillerée à café tous les matins dans une tasse de lait. (*Union médicale*, 7 novembre 1886

G. Y.

—

Pilules contre la chlorose.

Protoiodure de fer..... 10 gram.
Carbonate de potasse.
Miel .... }âà 5 gram.
Poudre de gomme et de
 guimauve.......... q. s.

Pour 100 pilules. De 1 à 10 par jour.

Autre formule.

Limaille de fer porphyrisé
Thridace................ }âà 2 gr.
Poudre de digitale... 0,60 centig.

Pour 36 pilules. 3 à 4 matin et soir.

G. Y.

—

Poudre antiseptique.

Magnésie calcinée........ 6 gram.
Sous-nitrate de bismuth.. 2 gram.

Chlorhydrate de morphine 0.05 *c.*
Pour 10 cachets.

Un à deux par jour, une demi-heure avant les repas.

G. Y.

—

Boisson antinarcotique.

(VAN MONS.)

Vinaigre de vin.......... 45 gr.
Café torréfié pulvérisé..... 15 gr.

Faire bouillir pendant quelques instants, passer et ajouter :

Sucre..... 10 grammes.

Employé dans les accidents suivant les abus de l'opium et de ses préparations. Deux cuillerées chaudes toutes les 4 heures.

G. Y.

—

Atonie des organes digestifs

Magnésie calcinée....... 3 gram.
Safran en poudre....... 2 —
Cannelle pulvérisée..... 1 —

Pour 20 pilules. De 2 à 6 par jour.

G. Y.

—

Poudre antigastralgique.

Magnésie.......... 5 grammes.
Cannelle .... 2 —
Opium brut........ 0,05 centig.

12 cachets. Deux par jour avant les repas.

G. Y.

—

Pilules antinévralgiques.

(JOLLY.)

Carbonate de fer....   8 grammes.
Sulfate de quinine..   0.40 centig.
Extrait d'opium.....   0.05   —
Sirop de sucre.....   q. s.

Pour 16 pilules, huit par jour.
G. Y.

—

Poudre antidiarrhéique.

Sous-nitrate de bismuth. 10 gram.
Opium brut...........   0.20 c.
Essence d'anis..........   2 goutt.

Pour 10 cachets.

Un à deux par jour, avant les repas. G. Y.

—

Potion cordiale stimulante

Vin rouge..........⎫ āā 60 gram.
Eau dist. de menthe.⎭
Sirop de capillaire..   30 gram.
Teinture de cannelle   10   —
G. Y.

Autre formule.

Teinture de valériane.....   10 gr.
Ether sulfurique alcoolisé.   4 gr.
Eau distillée de menthe...   150 gr.
Sirop de fleur d'oranger..   40 gr.
G. Y.

THÉRAPEUTIQUE CHIRURGICALE

—

Salicylate de bismuth dans les ulcères de jambe.

(DESPLATS.)

L'auteur emploie une pommade de salicylate de bismuth au dixième.

Le membre est maintenu dans un bandage ouaté et silicaté pendant 3 semaines ou 1 mois. A cette époque, la guérison est complète. (*Thérap. cont.*, 24 juin, 1887.)
V. L.

—

Emplâtre anticancéreux.

(RICHTER.)

Extrait de ciguë....... .   30 gr.
—   de jusquiame....   15 gr

Poudre de belladone.....   4 gr.
Acétate d'ammoniaque,   q. s.

En quantité suffisante pour recouvrir la surface ulcérée.
G. Y.

—

Savon antiseptique.

(HÉLOT.)

Le médecin a souvent besoin, avant ou après avoir fait une opération ou un accouchement, de se laver les mains. Le docteur Hélot conseille l'emploi du mélange suivant :

Crème de savon des
parfumeurs...... .....   90 gr.
Acide borique...........   15 gr.
Incorporez mécaniquement.

On emploie le mélange ci-dessus comme le savon ordinaire; il peut également servir à graisser les instruments et le speculum. Il est aujourd'hui reconnu que l'acide borique a sur les autres antiseptiques l'avantage de ne pas être irritant pour les mains, même lorsqu'on en fait usage d'une façon très répétée. Notre jeune confrère, Vigier, successeur de Bouton Chartaud, a publié sur ce sujet de précieuses observations.

S. M.

—

Précautions à prendre dans l'anesthésie par la cocaïne en injections hypodermiques.

(Société de Thérapeutique.)

M. Dujardin-Beaumetz recommande le décubitus dorsal du malade pendant l'injection pour éviter la syncope.

La dose de cocaïne maxima ingérée en 24 heures ne doit pas dépasser 50 centigrammes. Il est prudent de toujours fractionner la dose en plusieurs prises : chaque prise peut n'être que de 1 centigramme.

Il faudra user de précautions, surtout chez les cardiaques, les aortiques, les anémiques, chez lesquels les troubles syncopaux sont favorisés par la dyscrasie circulatoire. (*Le Praticien*, 13 juin 1887.)V. L.

—

La cocaïne dans l'incontinence nocturne d'urine.

(Dujardin-Beaumetz.)

L'auteur a fait chez un jeune homme de dix-sept ans atteint d'incontinence nocturne d'urine, une injection intra-vésicale de la solution suivante :

Cocaïne......   0 gr. 50 centig.
Eau..........   100 gram.

A la suite de ce traitement, le malade, pour la première fois, a passé une nuit tout entière sans accident, et a pu à son réveil uriner abondamment. (*Le Praticien*, 13 juin 1887.)

V. L.

—

La cocaïne dans l'angine phlegmoneuse et l'amygdalotomie.

On pratique des badigeonnages avec une solution de cocaïne au cinquième, en ayant soin de dépasser les limites de la surface enflammée.

Le malade peut alors déglutir ses aliments.

On peut, au moyen du même traitement, pratiquer l'amygdalotomie sans douleur. (*Praticien*, 13 juin 1887.)   V. L

—

Solution antiseptique pour la bouche.

(David.)

Hydrate de chloral...   1 gram.

Eau distillée......... 100 gram.
Essence d'anis....... 10 gouttes.
Essence de menthe... 5 gouttes.

Après les repas, on se lave la bouche avec cette solution, afin d'empêcher la fermentation et le développement des micro-organismes et de la carie dentaire. (*Union médicale*, 10 octobre 1886.)

G. Y.

—

Beauté et santé des gencives.
(VIDAL.)

Poudre de quinquina..... 15 gr

Poudre de ratanhia....
Poudre de chlorate de } âà 5 gr.
potasse............

On porte cette poudre sur soi dans une tabatière et on se frotte trois ou quatre fois par jour les gencives avec le pulpe du doigt imprégné de cette poudre que l'on peut aromatiser avec l'essence préférée. (*Revue de Thérapeutique médico-chirurgicale.*)

G. Y.

—

GYNÉCOLOGIE ET PÉDIATRIE

—

Traitement de l'avortement
(AUVARD.)

Quand après l'expulsion de l'embryon ou du fœtus, les annexes sont retenues dans la cavité utérine, s'il ne survient aucun incident, la méthode d'expectation, avec précautions antiseptiques rigoureuses, est la meilleure.

S'il surgit des accidents (hémorrhagie, septicémie), on se comportera différemment dans l'un et l'autre cas.

Contre l'*hémorrhagie* : injections chaudes et, au besoin, tamponnement.

Contre la *septicémie*: 1° Dès que l'écoulement génital devient fétide, ou mieux avant l'apparition de la fétidité, comme mesure préventive, faire des injections vaginales fré-quentes avec un liquide antiseptique (liqueur de Van Swieten pure ou dédoublée toutes les deux heures) ; 2° si les injections vaginales ne suffisent pas, avoir recours aux injections intra-utérines ; 3° si, enfin, malgré les moyens précédents, la fétidité persistait et si, surtout, il y avait une élévation de température, avoir recours, comme dernière ressource, au curage de la cavité utérine.

—

Injection désinfectante anti-leucorrhéique.

Chlorate de potasse.... 12 gram.
Laudanum Sydenham. 10 —
Eau de goudron...... 300 —

Faites dissoudre, deux ou trois cuillerées à bouche pour chaque litre d'eau chaude ; à employer en injections, matin et soir, dans le but de faire cesser l'odeur fétide des écoulements leucorrhéiques qui accompagnent parfois certains cas d'endométrite, de polypes, de corps fibreux, d'ulcérations du col ou même de simple vaginite. La durée de l'injection sera chaque fois de cinq à six minutes.

—

Injections hypodermiques d'ergot.

(HILDEBRANDT.)

Extrait aqueux d'ergot. 3 parties.
Glycérine........ } ââ 7 parties.
Eau distillée...... }

A injecter de 3 à 5 gouttes et jusqu'à 20 gouttes progressivement sous la peau de l'abdomen ou de la cuisse, dans les hémorrhagies utérines. (*Revue de Thérapeutique médico-chirurgicale.*)

G. Y.

—

Potion emménagogue à l'acide oxalique.

(POULET.)

Acide oxalique............ 2 gr.
Eau tiède................. 200 gr.
Sirop d'écorce d'orange
amère................. 60 gr.

Par cuillerée à bouche d'heure en heure. (*Revue de Thérapeutique médico-chirurgicale.*)

G. Y.

—

Pilules contre la métror-rhagie.

(C. PAUL.)

Poudre d'ergot de seigle..... 4 gr.
Poudre de feuilles de digitale. 1 gr.
Pour 20 pilules.
En prendre quatre par jour.

G. Y.

—

Pommade contre le masque de la grossesse.

(MONIN.)

Oxyde de zinc...... 0 gr. 20 cent.
Précipité blanc.... 0 g.. 10 cent.
Beurre de cacao... } ââ 10 gr.
Huile de Ricin.... }
Essence de Rose... X gouttes.

Mêlez. Onctions matin et soir sur le visage, pour faire disparaître le masque des femmes enceintes.

STANISLAS MARTIN.

—

Poudre contre le chancre phagédénique de la vulve.

(TERRILLON.)

Acide pyrogallique.... 20 gram.
Poudre d'amidon...... 80 gram.

Mêlez. — Dans les chancres phagédéniques anfractueux avec prolongements multiples : on insuffle cette poudre au moyen d'un soufflet dans la profondeur de la plaie : les pansements sont renouvelés deux fois par jour. La préparation doit être fraîche et conservée dans un flacon bien bouché. (*Gazette de*

gynecologie, 15 novembre 1886.)
G. Y.

—

Le gossypium herbaceum comme hémostatique utérin.

L'extrait fluide d'écorce de cotonnier se prépare ainsi :

Ecorce de racines de cotonnier...................... 100
Glycérine.................. 35
Alcool à 94°.............. q. s.

Pour faire extrait fluide 100

Son action équivaut à celle du seigle ergoté. Elle est plus sûre pour provoquer les contractions utérines.

Dose : 4 à 15 gr. par jour.
(*Journal de médec. de Bruxelles*, 5 juin 1887.) V. L.

—

Guérison instantanée de la coqueluche par les vapeurs d'acide sulfureux.

(Dr MOHN.)

Le docteur Mohn a découvert, par hasard, l'action de l'acide sulfureux, en désinfectant, au moyen du soufre, la chambre de son fils atteint de coqueluche. Les vapeurs sulfureuses amenèrent la guérison instantanée du jeune malade, ainsi que de sa sœur, qui toussait encore à la suite d'une coqueluche. Quatre ans plus tard, le remède fut employé avec succès pour une autre fille du docteur. L'auteur multiplia alors ses cas de guérison dont il cite aujourd'hui un assez grand nombre.

Manière d'opérer. — Le malade évacue d'abord sa chambre. Alors on brûle 25 gr. de soufre par mètre cube et on laisse l'anhydride sulfureux agir pendant 5 heures. Ensuite on expose à l'air les effets et la literie, et on aère largement la chambre. Le soir le malade est réintégré dans sa chambre et couche alors dans une pièce et dans un lit complètement désinfectés... et il est guéri de la coqueluche.
(*Thérapeut. Contemp.*, 17 juin 1887.) V. L.

—

Traitement de l'eczéma vulvaire chronique et rebelle des petites filles.

1° Trois fois par jour, pulvériser largement sur la région, une solution phéniquée à 2 %.

2° Une fois par semaine, toucher légèrement les surfaces malades avec un pinceau trempé dans l'acide acétique ordinaire.

3° S'il y a des ulcérations un peu profondes déterminées par le grattage, les panser avec la poudre suivante :

Iodoforme finement pulvérisé.................. 5 gr.
Alun................... 10 gr.

—

SYPHILIS ET MALADIES CUTANÉES

Acné pilaris arthritique.

(Besnier.)

1° Tous les jours avec une tasse de tisane de fraises sauvages, matin et soir, une cuillerée à soupe de :

Sirop de saponaire.... 300 gram.
Bicarbonate de soude
pulvérisé........... 10 gram.

2° Trois bains par semaine contenant chacun :

Bicarbonate de soude. 150 gram.

3° Calotte de caoutchouc.

4° Régime sobre, ni poisson de mer, ni café, ni liqueurs, ni boissons acides.

G. Y.

Traitement de la rhinite syphilitique.

(Diday.)

1° Iodure de potassium aux doses ordinaires (1 à 2 gr. par jour).

2° Aspirer doucement, matin et soir, par les narines, la vapeur d'une pincée de poudre de cinabre, que l'on projette en plusieurs fois sur une plaque de fer rougie au feu.

3° Aspirer par les narines un peu de solution iodurée versée dans le creux de la main, ou de la liqueur de Labarraque, pure ou diluée dans l'eau.

4° Eviter d'arracher les croûtes soit avec les doigts, soit en se mouchant.

5° Priser 3 fois par jour une pincée de la poudre suivante :

Lycopode } de chaque 8 gram.
Calomel . }

6° Désinfecter les fosses nasales par des injections d'eau phéniquée. (*Gaz. hebd.*, 27 juin 1887.)

V. L.

Collutoire chlorhydrique.

(Kopp.)

Acide chlorhydrique... 10 gram.
Sirop de mûres....... 75 gram.

Dans les salivations opiniâtres, q. s. pour aciduler fortement un infusé de sauge et se gargariser toutes les heures avec ce mélange.

G. Y.

Collutoire alumineux.

(Kortum.)

Alun........ .... 30 gr.
Décocté d'écorce de chêne. 500 gr.

Faire dissoudre. Dans la fétidité de l'haleine due à l'emploi du mercure ; salivation mercurielle. En gargarisme toutes les heures.

G. Y.

Traitement de l'impétigo

(Dr SAERBS.)

Contre l'impétigo du cuir cheve-lu et des autres régions couvertes de poils, l'auteur conseille l'essence de térébenthine, appliquée au moyen de frictions énergiques avec les doigts. 5 minutes après la friction, on nettoie la région avec du savon phéniqué, puis à l'eau chaude.

2 ou 3 fois par jour. (*Union médicale*, 23 juin 1887.) V. L.

—

L'iodure d'ammonium dans la syphilis.

Ce médicament a l'avantage d'être de tous les iodures le plus instable au sein de nos tissus. Par suite, c'est à lui qu'il faudra recourir dans les cas où l'action thérapeutique a besoin d'être immédiate (gommes cérébrales, ataxie locomotrice).

Employé d'abord par Magendie, puis délaissé, son usage fut repris par Richardson.

L'iodure d'ammonium est plus actif que l'iodure de potassium lui-même; il a réussi dans des cas de syphilis et de scrofule où le premier avait échoué.

Doses : 8 à 10 grammes par jour. On augmente rapidement la dose. (*France médicale*, 21 juin 1887.)
V. L.

LARYNGOLOGIE, OPHTHALMOLOGIE, RHINOLOGIE

La cocaïne dans les explora-tions laryngoscopiques et rhinoscopiques.

M. Gouguenheim se sert d'une solution de cocaïne au dixième, et chez les enfants ou les sujets ner-veux d'une solution au vingtième.

Le topique est appliqué à l'aide d'une éponge ou d'un bourdonnet d'ouate. Il ne faut pas se contenter d'un badigeonnage superficiel, mais brosser pour ainsi dire la muqueuse qu'on veut insensibiliser.

L'anesthésie ainsi obtenue dure au moins cinq minutes.

Nota. — Il est bon, suivant le même auteur, de badigeonner la base et la face inférieure de la langue afin d'éviter les réflexes que peuvent déterminer le contact du miroir laryngoscopique ou la pression des dents contre lesquelles est appliquée la langue durant l'exploration. (*Le Praticien*, 13 juin 1887.) V. L.

—

Traitement de la pharyngite sèche.

(Dr J. MOURE.)

1° Traiter l'ozène par les moyens

ordinaires (irrigations antiseptiques, pulvérisations).

2° Traiter le pharynx par des gargarismes, des badigeonnages, des pulvérisations. Moure emploie en attouchements la solution iodo-iodurée, et la teinture de *Capsicum annuum* au cinquantième ou centième dans la glycérine. Pour les pulvérisations, il se sert d'acide phénique, de chlorure de zinc au millième.

3° Cure aux eaux sulfureuses.

4° Traitement général à l'iodure de potassium, huile de foie de morue, etc. (*Bull. gén. de thérap.*, 15 juin 1887.)

V. L.

—

Inhalations laryngées.

(Sandas.)

Essence de térébenthine. 100 gram
Goudron de Norwège... 20 »
Chloroforme.............. 1 »

Ces inhalations donnent à la voix une pureté et une étendue remarquables. M^r le Dr Sandras en a constaté les bons effets.

Il y a vingt-cinq ans, nous avons publié, dans le *Bulletin général de thérapeutique*, un moyen très simple de faire les inhalations : au lieu de mettre le liquide dans un vase, et d'ouvrir la bouche pour en aspirer les vapeurs après s'être couvert la tête d'une serviette, nous conseillions de verser le mélange dans un bol, de le couvrir d'un entonnoir en verre, en terre ou en fayence, et d'en mettre l'extrémité effilée dans la bouche; une seule aspiration, dans la circonstance, suffira ; il n'en est pas de même pour les fumigations chaudes d'eau de guimauve, de pavot, ou autres qui sont calmantes ; on peut les aspirer plus longtemps. Par ce moyen on ne tuméfie pas la figure, on ne provoque pas la transpiration qui, par un changement brusque de température, peut déterminer une fluxion.

S. M.

—

Gargarisme alumineux.

(Bennati.)

Alun............... 5 grammes.
Eau d'orge filtrée.. 300 —
Sirop diacode...... 15 —

Enrouement, aphonie. Se gargariser 5 ou 6 fois par jour et continuer au delà de la guérison apparente.

G. Y.

—

Pulvérisations astringentes contre la phthisie laryngée.

Alun ou tannin ou sulfate de zinc............. 0,25 à 0,50 c.
Teinture d'opium.. 25 gout.
Eau. .... 40 gr.

Poudre en insufflation contre la phthisie laryngée.

Acétate de plomb....... 2 gr.
Morphine.............. 0,2 dég.
Sucre de lait...·....... 10 gr.
  (*Thérap. Contemp.* 17 juin 1887.)   V. L.

—

Poudre contre l'ozène.

(MEYER.)

Poudre de charbon....⎫
Poudre de quinquina..⎬ââ P. E.
Poudre de myrrhe.....⎭
  Pour priser.
                    G. Y.

—

Traitement de la migraine ophthalmique.

(GILLE DE LA TOURETTE.)

D'après l'auteur, la migraine ophthalmique trouverait un puissant remède dans le bromure de potassium, qui, comme on sait, est sans action dans la migraine simple.

Doses : 2 à 3 gr. de bromure de potassium tous les jours de la semaine, 3 à 4 la deuxième, 4 à 5 la troisième, 5 à 6 la quatrième. La durée minimum du traitement est de 3 mois. (*Thérapeut. Contemp.*, 24 juin 1887.)   V. L.

—

Collyre contre l'iritis.

(GUAITA.)

Chlorhydrate de cocaïne 0 gr. 20 c.
Sulfate d'atropine..... 0 gr. 05 —
Acide borique...,..... 0 gr. 25 —
Eau distillée......... 10 gr.
  F. S. A. un collyre.

Le Dr Jessop a aussi remarqué que le mélange de la cocaïne et de l'atropine agit rapidement et sûrement comme mydriatique, en diminuant la douleur, la congestion ciliaire, ainsi que la tension intra-oculaire. Cela permet, suivant l'auteur, d'éviter l'application de sangsues ou de vésicatoires autour de l'œil malade. (*Union médic.*, 25 juin 1887.)   V. L.

PHARMACOLOGIE

—

Préparation instantanée des solutions de sublimé.

(AUGERET.)

Pour se procurer immédiatement une solution antiseptique, ainsi qu'on en a besoin dans la pratique courante des accouchements, il suffit d'ajouter à 1 litre d'eau ordinaire 1 gramme de sublimé et 1 gramme de chlorure de sodium. L'addition de ce dernier sel permet la dissolution du bichlorure de mercure. M. Sauter, de Genève, a préparé des pastilles comprimées contenant un gramme de sublimé. Il suffit de les faire dissoudre au moment de s'en servir. (*Lyon médical*, 19 juin 1887.)

V. L.

Injections sous-cutanées de pilocarpine à l'état normal et à l'état pathologique.

La pilocarpine est surtout efficace pour amener une élimination considérable de liquide (dans le cas d'amblyopie toxique, par exemple). En outre, elle constitue un excitant très énergique de la sensibilité rétinienne. (Darier.)

Lausberg, de New-York, est arrivé à faire supporter 4 et 5 centigrammes de pilocarpine en faisant ces injections goutte à goutte et y passant au besoin plusieurs heures.

On doit redouter l'usage de la pilocarpine dans les cas d'albuminurie. (Poncet.)

(*France médic.*, 21 juin 1887.)

V. L.

Ergot du Diss.

Cet ergot est recueilli sur une plante de la famille des graminées, appelée Diss (*ampelodesmos tenak*) par les Arabes de l'Algérie. Il a été longuement étudié au point de vue des préparations qu'il fournit et de leurs effets. L'extrait correspond à l'ergotine Bonjean. Il a été employé par les Drs Fourneaux, Lelièvre et Charbonnier. M. Lallemand relate plusieurs cas, dans l'un desquels (un accouchement) l'ergot pulvérisé a été donné à la dose de 50 centigrammes à un intervalle de 20 minutes avec de bons résultats. Dans plusieurs hémoptysies, l'extrait fluide a arrêté le flux sanguin qui ne s'est pas renouvelé.

L'ergot du Diss serait deux fois plus actif que celui du seigle. On peut l'avoir à un prix moins élevé ; il est très répandu et peut être très facilement recueilli. De plus, il est moins hygroscopique, n'étant pas attaqué par les acares. Ce sont là des qualités qui doivent faire prendre son usage en considération. (*Nouveaux remèdes*.)

G. Yvon.

REVUE DES MÉDICAMENTS NOUVEAUX

ACTION PHYSIOLOGIQUE ET THÉRAPEUTIQUE DU MÉTHYLAL.

(MAIRET ET COMBEMALE).

Déjà M. Personali, dans une note présentée à l'Académie de médecine de Turin en 1866, avait fait connaître l'action hypnotique du méthylal aux doses de 1 à 5 grammes par kilogramme du poids du corps des animaux en expérience.

Suivant l'auteur précité, le sommeil obtenu est profond avec abolition des réflexes, ralentissement mais augmentation d'amplitude des mouvements respiratoires, accélération du pouls et abaissement de la pression sanguine, diminution de la température ; et par suite échanges nutritifs moins actifs.

En outre, fait important, le méthylal agit comme antago-niste de la strychnine et suspend les convulsions tétaniques déterminées par ce dernier agent.

Le méthylal est vite absorbé et vite éliminé : son action est rapide et n'amène aucun trouble.

MM. Mairet et Combemale ont repris cette intéressante ques-tion en s'attachant surtout à l'étude des applications du mé-dicament au traitement des maladies mentales.

I. *Action physiologique.* — Il résulte des 20 expériences entreprises par les auteurs sur des animaux, les conclusions suivantes :

1° L'introduction du méthylal par la *voie hypodermique*, aux doses de 25 à 50 centigrammes par kilogramme du poids du corps amène le sommeil au bout d'un quart d'heure. Le sommeil est calme, mais les réflexes persistent, quoique plus lents ; le réveil a lieu au bout de plusieurs heures, avec une lourdeur et une apathie disparaissant bientôt.

Entre 50 centigrammes et 1 gramme 20 centigrammes par kilogramme du poids du corps, le sommeil est invincible et les réflexes presque abolis ; la température s'abaisse légèrement.

Au-dessus de 2 grammes, on constate d'abord des phénomènes paralytiques surtout paraplégiques, une hyperexcitabilité musculaire, une anesthésie plus ou moins accentuée, de la dilatation pupillaire, de l'hyperthermie, une accélération du pouls, de la difficulté de la respiration qui se fait en plusieurs temps, un hérissement des poils. Deux ou trois heures après, tous ces phénomènes s'amendent, notamment la parésie qui a souvent disparu, et le sommeil devient calme. Au réveil, l'animal reste abruti, sans appétit, maigrit, et il lui faut plusieurs jours pour se remettre.

La mort peut survenir à ces doses élevées ; à l'autopsie, l'on constate des congestions et des hémorrhagies internes.

2° Par la *voie stomacale*, même résultat, plus tardif, mais aussi plus persistant.

3° Par la *voie pulmonaire* (pulvérisations), mêmes résultats, mais avec irritation des muqueuses oculaire, nasale et bronchique.

Le méthylal est donc un *hypnotique*. Aussi les auteurs n'ont-ils pas hésité à l'expérimenter sur l'homme.

II. *Action thérapeutique*. — Le médicament a été administré aux aliénés dans un julep ordinaire aux doses de 1 à 8 gr. Il ressort des observations consécutives qu'au début des folies simples le méthylal reste sans action hypnotique même aux plus hautes doses (8 gr.), qu'au contraire il procure le sommeil pendant les poussées aiguës d'agitation à la période d'état (aux doses de 5 à 6 grammes). Au bout de trois à huit jours, l'accoutumance se produisant, il faut augmenter les doses, ou bien laisser reposer le malade pendant deux ou trois jours. Le sommeil obtenu est continu ou interrompu.

Le méthylal est sans effet dans les folies alcoolique et syphilitique.

En somme, le méthylal est un hypnotique avantageux par son innocuité et son goût sucré qui le fait accepter facilement par les malades.

Le méthylal est actuellement d'un prix élevé. Mais il est naturel de penser que son prix diminuera considérablement si son usage devient général. Au début de leurs recherches, les auteurs payaient cette substance 0 fr. 40 le gramme, tandis qu'aujourd'hui le médicament leur est offert à 0 fr. 23 le gramme par les mêmes fabricants. (*Progrès médical,* 2 juillet 1887.)

V. L.

L'ORTIE BLANCHE (LAMIUM ALBUM) COMME HÉMOSTATIQUE. — SA VALEUR THÉRAPEUTIQUE.

(Dr FLORAIN):

L'idée d'employer l'ortie pour arrêter les hémorrhagies remonte à Zacutus Lusitanicus, qui, en 1694, préconisait cette plante contre les crachements de sang.

On employa les fleurs de l'ortie en infusion contre les flueurs blanches. Le suc, à la dose de 15 à 20 grammes, fut employé dans les métrorrhagies; aujourd'hui les sages-femmes de certains pays l'emploient en macération dans le vin blanc. Chanel, Sydenham, Ginestet et d'autres ont prescrit le suc d'ortie contre l'avortement et les hémorrhagies utérines.

Il n'y a pas longtemps, Faber (de Schondorf) a obtenu de bons résultats de l'infusion des semences et des sommités d'*Urtica dioïca* et d'*urtica urens* dans la diarrhée et la dysenterie.

Voici la manière dont le docteur Rothe conseille d'employer l'ortie pour pratiquer l'hémostase. Ces plantes, récoltées alors qu'elles sont en fleur, sont soumises à la macération dans de l'alcool à 60 degrés pendant une semaine. On peut alors plonger dans le liquide ainsi obtenu des tampons d'ouate qui sont appliqués sur les surfaces saignantes et procurent des résultats aussi efficaces que le perchlorure de fer.

L'ortie blanche ou laurier blanc est une labiée bien différente des orties proprement dites, avec lesquelles elle n'a de ressemblance que par son faciès général. Cependant, M. le docteur Florain, se basant sur des recherches entreprises par lui à ce sujet, croit pouvoir mettre cette plante au rang de l'*Urtica dioïca* et de l'*Urtica minor,* comme agent hémostatique.

L'auteur a obtenu avec l'ortie blanche un succès dans un cas de métrorrhagie où le seigle ergoté, l'alun, le tannin et le perchlorure de fer avaient échoué tour à tour. Le médicament qu'il emploie est préparé selon la formule suivante :

Teinture d'ortie blanche. . . . . 100 gr.
Sirop simple. . . . . 50 gr.
Eau. . . . . 25 gr.

Doses : Une cuillerée à bouche toutes les demi-heures jusqu'à ce que l'hémorrhagie soit arrêtée ; ensuite une cuillerée toutes les quatre heures.

L'effet du médicament paraît être dû au tannin et à l'acide gallique qui existent dans la plante ainsi qu'il résulte des analyses de Saladin, et peut-être aussi à un principe actif spécial que M. Florain pense avoir réussi à isoler et qu'il appelle la *laminé*. Cet alcaloïde pourrait constituer, suivant l'auteur, un succédané de l'*Hamamelis virginica*, du *gossypium herbaceum*, de l'*ustilago maidis*, de l'*ambrosia artemisiæ folia* et de l'*hydrastis canadensis*. (*Bull. gén. de thérapeut.*, 15 juin 1887.)

V. Laporte,

L'ÉCORCE DE PANAMA COMME SUCCÉDANÉ DU POLYGALA.

(Rudolph Kobert).

Les inconvénients de l'emploi du polygala senega comme expectorant sont, d'une part, l'inégalité des produits livrés par le commerce, et de l'autre, la quantité insignifiante de principe actif (*acide polygalique* ou *séneguine*) contenu dans la racine de la plante, ce qui nécessite l'administration d'infusions très concentrées renfermant au moins 5 parties du médicament pour 100 d'eau ; ajoutons que cette substance est l'objet de nombreuses falsifications.

C'est avec raison que Rudolphe Robert propose de le remplacer par l'écorce de panama ou quillaya savonneux (*quillaia saponaria*), qui contient les deux principes actifs du polygala médicinal en proportion beaucoup plus forte et, de plus, est d'un prix cinq fois moins élevé. En outre, la décoction d'écorce de quillaya à 2,5 % a un goût bien plus agréable que celle de polygala, et on observe beaucoup plus rarement l'intolérance amenant les vomissements et la diarrhée.

Les essais thérapeutiques faits à Halle, Fribourg, et Strasbourg, sont très favorables à l'emploi du médicament nouveau.

Les ulcérations du tube digestif sont toujours une contreindication. (*Journ. de ph. et de ch.*, 1er juillet, 1887.)

V. L.

REVUE DES MÉDICATIONS NOUVELLES

—

ESSENCE DE TÉRÉBENTHINE DANS LES AFFECTIONS INTESTINALES DOULOUREUSES INFANTILES.

Le Dr Bedford Brown considère l'essence de térébenthine comme éminemment adoucissante pour la muqueuse intestinale irritée et enflammée. Cette substance aurait à la fois des propriétés cicatrisantes, désinfectantes et antiseptiques qui la rendraient précieuse dans le traitement des maladies de l'intestin chez les enfants. Elle serait capable en outre d'exciter les sécrétions salivaires, stomacales, pancréatiques et intestinales. Mais l'auteur signale surtout son action contre les phénomènes douloureux, avec accompagnement de diarrhée ou de constipation, et quelquefois de vomissements et d'amaigrissement, constituant l'entérite si commune chez les enfants nourris au biberon.

L'essence de térébenthine est aussi indiquée dans l'entérite vraie et la dysenterie, ainsi que dans le choléra infantile des grandes chaleurs où l'intestin est manifestement irrité par les acides lactique, butyrique et acétique qui s'y forment.

La dose pour un enfant de 1 an est de deux gouttes qu'on peut répéter toutes les trois ou quatre heures. (*Union Médicale*, jeudi 16 juin 1887.)

V. L.

TRAITEMENT DE LA MIGRAINE OPHTHALMIQUE ACCOMPAGNÉE.

(Gilles de la Tourette et P. Blocq).

La migraine ophthalmique accompagnée se distingue de la migraine ophthalmique simple par l'addition aux douleurs de tête et aux troubles visuels, de l'aphasie transitoire et des troubles sensitifs ou moteurs plus ou moins accusés du côté de la face et des membres.

On conçoit facilement que cette série de troubles, bien que transitoires, fait de cette maladie un état inquiétant et grave, d'autant plus que chacun des symptômes (hémiopie, aphasie, paralysies sensitives et motrices) peut subsister longtemps et même s'établir d'une façon permanente.

Il est donc urgent d'opposer un traitement actif à la migraine ophthalmique quand elle se montre accompagnée.

Les auteurs, conformément aux indications premières et déjà relativement anciennes de M. le professeur Charcot, ont récemment expérimenté avec succès le traitement bromuré. Voici quelles en doivent être les règles. Le traitement sera :

1° *De longue durée.*

2° *Constant*, la moindre suspension amenant une rechute plus grave que l'état primitif.

3° *Energique*, car les doses faibles sont sans action, et d'autre part les doses élevées ne présentent aucun danger.

En conséquence, des principes énoncés, le malade prendra :

2 ou 3 grammes de bromure tous les jours de la 1re semaine.

3 ou 4	—	—	2^e	
4 ou 5	—	—	3^e	—
5 ou 6	—		4^e	—

et recommencer ensuite la même série.

On pourra, suivant la marche de la maladie, diminuer ou augmenter parallèlement les doses, mais le traitement ne devra pas être suspendu avant la disparition complète de tous les signes.

Le traitement, dans tous les cas, devra durer au moins trois mois. (*Progrès médical*, 11 juin 1887.)

V. L.

TRAITEMENT DU CATARRHE BRONCHIQUE CHEZ LES ENFANTS.

(James Carmichael).

L'hygiène, suivant l'auteur, tient la première place dans le traitement.

Les enfants auront des vêtements très légers et très larges à la taille, le bandage ombilical des nouveaux-nés sera enlevé. On couchera l'enfant sur le côté sain et l'on ne le laissera pas trop longtemps couché ; on le prendra sur les bras et on provoquera même au besoin ses cris et ses pleurs. La nourrice appliquera de temps en temps ses mains mouillées sur le dos et la poitrine de l'enfant pour provoquer une brusque inspiration.

La chambre sera bien ventilée et pas trop chauffée. Les repas seront légers et fréquents. On emploiera les toniques : quelques gouttes de vin ou d'eau-de-vie ; un peu de koumys chez les nouveaux-nés ; sous-carbonate d'ammoniaque par petites doses.

Lorsqu'il survient une atélectasie spasmodique : belladone à haute dose et fréquemment renouvelée.

Dans les catharres aigus, maintenir l'air de la chambre saturé de vapeur d'eau en tendant un drap mouillé autour du berceau en faisant évaporer de l'eau.

On enveloppera la poitrine d'ouate imbibée d'eau froide ou chaude et recouverte d'un makintosh ; on pourra l'asperger d'essence d'eucalyptus, de pin ou de térébenthine.

L'auteur proscrit l'ipéca, à moins de toux sèche constante.

Chez les enfants vigoureux et au début on peut employer l'antimoine, l'apomorphine ou l'ipéca, avec ou sans les alcalins.

Une perle ou deux de térébenthine diminuent l'irritation bronchique. (*Bull. gén. thérap.*, 30 juin 1887.)

V. L.

EMPLOI DU THYMOL COMME TŒNIFUGE.
(Dr Numa Campi).

L'essence de thym est, comme on sait, peu soluble dans l'alcool, l'éther et les alcalins ; sa saveur est chaude, amère et âcre. C'est après le sublimé le meilleur agent microbicide.

L'auteur l'a employé avec succès contre l'*ankylostome duodénal*, helminthe parasite de l'intestin où il amène des hémorrhagies ayant pour conséquence une anémie générale (*anémie des mineurs*).

Le médicament doit être administré de la façon suivante :

1° Prendre le soir, longtemps après la digestion du dernier repas, 15 grammes d'huile de ricin.

2° Prendre le lendemain matin : d'abord 8 grammes de thymol fractionnés en douze doses à absorber de quart d'heure en quart d'heure ; ensuite une seconde dose d'huile de ricin.

L'auteur conseille d'atténuer l'influence dépressive du remède par l'administration concomitante d'un stimulant quelconque.

Son action curative est d'ailleurs infaillible. (*Union médicale*, 14 juille1887.)   V. L.

TRAITEMENT DE LA SYPHILIS.
(Vidal).

Période secondaire. — I. 1° Frictions, d'abord quotidiennes, puis bi-hebdomadaires, avec :

Onguent napolitain préparé à l'axonge fraîche. .   60 gr.
Baume du Pérou. . . . .   4 gr.

Divisez en 16 bols de 4 gr. chacun. Pratiquez alternativement des frictions sur la peau de chaque mollet, préalablement lavée au savon, avec un de ces bols.

Ce traitement doit durer trois mois.

2° Après chaque repas, se nettoyer les dents avec la pommade suivante :

> Poudre de ratanhia . . . . 5 gr.
> Poudre de quinquina rouge. . . . . 15 gr.

Quand les frictions sont impossibles à pratiquer, l'auteur emploie chez l'adulte les pilules de sublimé suivant la formule de Dupuytren, et chez les enfants la liqueur de Van Swieten prise dans du lait.

On continuera le traitement mercuriel avec des suspensions pendant toute la première année de la maladie, à moins de contre-indications telles que le phagédénisme et toutes les formes ulcératives de la syphilis. Dans ce cas, on se bornera à la médication tonique et iodée.

II. Dans la seconde année, on combine l'action du mercure avec celle de l'iode. M. Vidal emploie le sirop suivant :

> Deutoiodure de mercure. . . . . . 0 gr. 15 centigr.
> Iodure de potassium . . . . 15 gr.
> Eau distillée. . . . . 50 gr.
> Sirop de quinquina . . . . 450 gr.

Ne pas filtrer.

Doses : Une à deux cuillerées à soupe par jour dans une infusion de menthe ou de tilleul.

Accidents tertiaires. — On leur oppose l'iodure de potassium à hautes doses : 2 à 4 grammes. Dans les accidents cérébraux on peut aller jusqu'à 6 grammes.

On peut employer comme succédané de l'iodure de potassium le sirop iodo-tannique à la dose de 6 à 8 cuillerées par jour.

Les contre-indications de l'iodure de potassium sont : les maladies des reins, les affections aiguës ou chroniques des yeux, la dyspnée, les ulcérations de la trachée et des bronches, la sténose du larynx. Dans ces cas, on prescrira le mercure à petites doses. (*Semaine médic.*, 29 juin 1887.)

V. L.

MÉDECINE ET THÉRAPEUTIQUE MÉDICALE

Lavements à l'eau chaude dans la dysenterie.

(TRIPIER.)

M. Tripier, de Lyon, a obtenu rapidement la cessation des douleurs dans les coliques de plomb par l'emploi de lavements d'eau à 45° on 48°. Même heureux résultat chez les tabétiques atteints de ténesme vésical ou rectal. Même succès encore dans un cas de douleurs fulgurantes très vives des membres inférieurs.

Mais le traitement a surtout réussi contre la dysenterie : soulagement immédiat, disparition du sang dans les selles, diminution de la fréquence de ces dernières. Dans les cas graves, il est bon d'administrer la décoction d'ipéca à l'intérieur en même temps que le lavement.

Le lavement d'eau chaude est le meilleur adjuvant de l'ipéca et a l'immense avantage de toujours calmer le ténesme.

La quantité d'eau à injecter est de 300 à 500 grammes chez l'enfant et de 1 litre chez l'adulte. (*Thérapeutique contemporaine.*)

Emploi de la morphine dans le diabéte.

(Dr MITCHEL BRUN.)

Dans un travail important sur la pathologie et la thérapeutique de la glycosurie, le docteur Mitchel Brun met en lumière l'action des préparations morphinées sur l'excrétion du glucose. Les médicaments à base de morphine amènent toujours chez les diabètiques une amélioration manifeste, qui malheureusement ne paraît durer qu'autant que le traitement est continué. (*Bull. général de thérapeut.*, 15 juin 1887.) V. L.

Traitement de l'asthme des foins.

(Dr BENOIT).

Les accès de la Rhinobronchite spasmodique sont combattus efficacement par des moyens locaux, tels que les douches nasales tièdes et l'insufflation d'un mélange pulvérulent de parties égales de chlorhydrate de morphine et de sousnitrate de bismuth.

Contre les manifestations oculaires : collyres astringents aux sulfates de cuivre et de zinc, sédatifs à la morphine, lotions à l'acétate de plomb, fomentations d'eau tiède simple ou salée.

Contre les éternuements et les spasmes : badigeonnage de la muqueuse nasale avec une solution de cocaïne à 4 % (A. Frankel et Da Costa) ou insufflation d'un peu de la poudre suivante :

Acide borique........... 2
Salicylate de soude....,. 2,5
Chlorhydrate de cocaïne.. 0,12

(*Philpots.*)

Au moment des accès, respirer 10 gouttes d'iodure d'éthyle sur un mouchoir (Lawrence) ou 3 à 6 gouttes de nitrite d'amyle.

Dans tous les cas, faire quitter au malade l'endroit où l'accès s'est déclaré. (*Thérapeutique Contemporaine.*)

—

Injections sous-cutanées de sel marin dans l'anémie aiguë.

(Dr PREGALDINO.)

On dissout 6 gr. de sel marin cristallisé pur dans 1 litre d'eau bouillie, et on filtre.

Après avoir antiseptisé la surface cutanée où l'on doit faire la piqûre, on injecte 20 à 30 centimètres cubes de la solution dans le point où le tissu cellulaire est le plus abondant. On facilite l'absorption de la liqueur par un léger massage. (*Thérapeut. Cont.*, 17 juin 1887.)   V. L.

—

Action thérapeutique de l'eau de Châtel-Guyon dans la constipation.

(Dr A. DESCHAMPS.)

D'après les observations de l'auteur, l'eau de Châtel-Guyon paraît s'adresser particulièrement aux constipations causées par l'atonie musculaire de l'intestin, quelle qu'en soit l'origine première. L'effet laxatif est d'autant plus rapide et facile que les digestions sont plus lentes et plus mauvaises. Il est important de faire des réserves pour les parésies intestinales dues à un état cérébral morbide, car dans ces cas l'amendement de la maladie n'est obtenu qu'au prix d'un ébranlement total du système nerveux, qui peut avoir des conséquences regrettables.

La dose maximum d'eau de Châtel-Guyon est de 600 grammes. (*Bull. géné. de Thérapeutique*, 15 uin 1887.)   V. L.

—

L'atropine contre le ptyalisme.

(Dr OTTO NEBOSI.)

L'atropine serait au dire de l'auteur un médidament très efficace contre le ptyalisme, surtout celui d'origine nerveuse. L'auteur cite un cas de démence alcoolique dans lequel le malade sécrétait jusqu'à 1 litre de salive en 24 heures, et un autre de manie épileptique chez lequel la quantité de salive ne fut point mesurée, mais n'en était pas moins très notable, car le malade avait mouillé tous ses habits. Or, ces accidents cessèrent par l'administration, continuée plusieurs jours. d'atropine à la dose de 75 cent. de milligr. à 1 miligr.

Il faut avoir soin de ne se servir que d'une solution fraîche. (*Paris médical*).

—

Liqueur de Fowler en injections dans les engorgements de la rate.

(MOSLER).

Mosler a publié un nouveau cas de guérison d'engorgement lencémique de la rate par les injections parenchymenteuses de liqueur de Fowler.

Ce traitement est contre-indiqué chez les malades sujets aux hémorrhagies. On ne doit l'appliquer que si la rate est dure et peut-être atteinte aisément à travers les parois abdominales avec l'aiguille de la seringue de Pravaz.

L'auteur recommande en outre, avant de commencer les injections, un traitement général préparatoire destiné à réduire l'engorgement plénique, et qui doit être continué pendant la période des injections. Dans son cas, le traitement préparatoire consista dans l'administration des pilules suivantes :

Pipérine	5 grammes
Huile essentielle de feuilles d'eucalyptus	10 —
Chlorure de potassium	2 —
Cire blanche	2 —
Magnésie	6 —

Pour 200 pilules. De 10 à 15, 2 ou 3 fois par jour.

On continua pendant 3 semaines, injectant tous les 2 jours dans la rate une seringue pleine.

Pour supprimer la douleur, on applique une vessie de glace sur la piqûre pendant les deux heures qui suivent l'injection. (*Paris médical*).

—

Acétanilide comme sédatif du système nerveux,

(DUJARDIN-BEAUMETZ.)

A la dose de 1 gr. 5 à 2 gr., et par fractions de 50 centigr., chez les malades non fébricitants, l'administration de l'acétanilide, même prolongée pendant plusieurs mois, n'offre aucun inconvénient.

M. Dujardin-Beaumetz pense que ce médicament est efficace dans les cas suivants :

1° Dans les douleurs d'origine rhumatismale, surtout névralgiques et musculaires.

2° Dans les douleurs causées par la compression ou l'altération des nerfs (exemple : dans la névrite optique).

3° Dans les douleurs, dues à la sclérose médullaire, principalement dans les douleurs fulgurantes.

4° Dans l'épilepsie. (*Journal de Pharm. et de Chim.*, tome XV.)

—

Traitement des dilatations de l'estomac.

(EWLD.)

L'auteur propose *l'électricite* et le *massage*, qui, suivant lui, augmentent l'aptitude digestive de la muqueuse stomacale d'une manière rapide.

M. Audhoui avait d'ailleurs déjà préconisé le massage contre l'inertie stomacale. (*Thérap. cont.* 1er juillet 1837.)

V. L.

—

Traitement du tic douloureux par le salicylate de soude.

(DERCUM.)

L'auteur a obtenu chez une dame la cessation d'un tic douloureux siégeant au maxillaire supérieur droit par l'emploi du salycilate de soude aux doses de 20 à 24 grains, trois fois par jour. (*Lyon médic.*, 3 juillet 1887.)

V. L.

—

Pilules contre l'urticaire.

(N. GUENEAU DE MUSSY.)

Jaborandi pulvérisé, $\Big\}$ à 0 gr. 10
Extrait gaïac......
Benzoate de lithine 0 gr.20 centig.

Pour une pilule. Deux dans les vingt-quatre heures. On peut élever ce nombre jusqu'à quatre.

Ce traitement s'adresse aux arthritiques atteints d'urticaire chronique. On y joint une cure aux eaux sulfo-arsénicales. (*Union Médicale*, 16 juin 1887.)

V. L.

THÉRAPEUTIQUE CHIRURGICALE

Nouvelles indications thérapeutiques de la morphine.

(Dr LUTAUD.)

L'auteur a observé chez les femmes morphinomanes un symptôme important qui avait échappé à ses devanciers : c'est la suppression des règles.

Cette observation a conduit l'auteur à rechercher si la morphine ne pourrait pas être employée dans les affections aggravées par la menstruation et inopérables, telles que le cancer et les tumeurs fibreuses.

Dans une série de faits communiqués à la Société de médecine de Paris, M. Lutaud démontre l'efficacité des injections morphinées dans le traitement du cancer utérin.

Il a obtenu la suppression des hémorrhagies et des douleurs, et la prolongation de l'existence.

Les doses injectées doivent être élevées : 15 à 60 centigrammes. (*Union médic.*, 30 juin 1887.)

V. L.

—

Traitement de l'érysipèle, d'après la méthode de Kroske.

Le malade étant chloroformé, on cerne le territoire envahi par une série de scarifications (200 à 300 pour un érysipèle du sein), sur lesquelles on applique les compresses imprégnées de liqueur de Van Swieten qui seront renouvelées trois fois par jour.

Le traitement laissant des cicatrices parfois indélébiles sera rejeté pour les érysipèles siégant sur les régions découvertes.

Classen a obtenu onze succès par cette méthode. (*Paris médical,* *2* juillet 1887.) V. L.

Pommade à la craie contre l'érysipèle.

(DYCE-DUCKWORTH.)

Craie.................... 75 gr
Axonge.................. 30 gr.
Acide phénique.......... 10 gr.

On fait fondre l'axonge. On réduit la craie en poudre impalpable et l'on y verse l'axonge fondue, en ayant soin de bien triturer.

On applique cette pommade une ou plusieurs fois en 24 heures. Elle est fraîche, calmante, nullement irritante. (*Journ. de pharm. et de chim.,* 1er juillet 1887.) V. L.

Nouveau traitement des épistaxis.

(VERNEUIL.)

Contre des épistaxis rebelles d'origine toxémique et dyscrasique, M. le Professeur Verneuil a employé avec succès des applications de vésicatoires sur la région du foie.

Il paraît assez difficile de se rendre compte nettement du rapport de cause à effet entre l'état du foie et l'hémorrhagie nasale.

Notons que le fait avait été déjà signalé par Galien. (*Arch. gén. de méd.,* juin 1887.)

—

Traitement du tétanos par l'arsenic (DALTON.)

L'auteur a obtenu deux guérisons par l'administration de liqueur de Fowler aux doses de 5 et 8 gouttes, de trois heures en trois heures, concurremment avec l'emploi de la morphine, des bromures, du chloral et même des inhalations de chloroforme. Les malades étaient de plus maintenus dans une chambre obscure.

Le traitement a été d'environ un mois et demi. (*Gaz. des hôpit.,* 5 juillet 1887.) V. L.

GYNÉCOLOGIE ET PÉDIATRIE

Cocaïne contre le choléra infantile. (Dr HER.)

Le Dr Her, d'Ottœssa, a obtenu des succès par l'emploi de la cocaïne chez des enfants présentant déjà du refroidissement des membres, les yeux éteints avec cyanose du visage et fréquence croissante du poul.

Il administrait 1 centigramme de chlorhydrate de cocaïne toutes des deux heures ou toutes les heures suivant le cas. *Paris Médical* 2 juillet 1887.)   V. L.

Traitement des végétations de l'orifice vulvaire.

(BLACHEZ.)

Poudre de sabine......}
Poudre d'alun por-} de chaque
phyrisé...........} 3 grammes
Mêlez.

Saupoudrer chaque soir avec une pincée de cette poudre les parties malades.   V. L.

Broncho-pneumonie infantile traitée par l'iodure de potassium.

(Dr ZINIS.)

Il résulte des observations de l'auteur entreprises depuis 1877 sur des enfants de six mois à cinq ans que l'iodure de potassium réussit surtout au début de la maladie, chez les enfants vigoureux et au-dessus de 1 an, en l'absence de rougeole et de coqueluche concomitante.

L'auteur emploie une solution de 50 centigrammes à 1 gr. 50 du médicament dans 3 onces d'eau, en 24 heures. Les résultats sont un abaissement de température de 1 à 2 degrés en deux ou trois jours,

une diminution de la dyspnée e de la toux, une plus grande facilité dans l'expectoration. En même temps, tous les signes révélés par la percussion diminuent. (*Bull. gén. de Thérap.*, 30 juin 1887.)
       V. L.

Traitement des diarrhées infantiles infectieuses.

(CADET.)

L'auteur recommande la formule suivante:

Eau sucrée........ 20 gr.
Laudanum de Sy-
   denham........ 1/2 à 2 gouttes
Acide chlorhydri-
   que dilué........ 2 gouttes

à donner en une seule fois. Répéter cette dose plusieurs fois par jour selon les indications. (*Lyon médic.*, 17 juillet 1887.)
       V. L.

Lavement contre les convulsions des enfants.

(Dr J. SIMON.)

Musc.............. 0 gr. 20
Campbre......... 1 gr.
Hydrate de chloral 0 gr. 50
Jaune d'œuf...... n° 1
Eau distillée...... 150 gr.

On doit, avant l'administration de ce lavement, avoir vidé l'intestin par un grand lavement simple ou additionné d'huile. (*Progrès medic.*, 11 juin 1887.)   V. L.

Teinture contre la lientérie infantile.

(J. Simon.)

Teinture de quinquina. 5 gr.
Teinture de rhubarbe. 2 —
Teinture de columbo. 2 —
Teinture de noix vo-
mique.............. 0 — 50 c.
Mêlez.

Doses : 5 à 10 gouttes avant les principaux repas, dans de l'eau froide ou de l'eau chargée de vin de quinquina.

Régime spécial composé d'aliments réduits en pulpe, tels que pulpe de viande, de légumes cuits, œufs, et de temps en temps purée de pommes de terre ou de lentilles. (*Union médic.* 16 juillet 1887.)

V. L.

—

Traitement de la coqueluche.

M. Cadet de Gassicourt a expérimenté avec succès contre la coqueluche la teinture de *grindelia robusta*, à la dose de 40 à 100 gouttes par jour. (L'extrait éthéré est deux fois plus actif que l'alcoolature.)

M. Blachez préconise le bromure de potassium à doses progressives de 2 à 8 gr. par jour. (*Progrès médic.*, 11 juin 1887.)

V. L.

—

Acide lactique employé contre la dyspepsie du premier âge et particulièrement contre la diarrhée verte.

(Hayem.)

Un bacille particulier produit la matière verte qui colore les selles des nourrissons diarrhéiques.

Le développement de ce bacille est arrêté par l'acide lactique. M. le professeur Hayem a obtenu de bons résultats en administrant aux petits malades une solution d'acide lactique à 2 % à la dose d'une cuillerée à café donnée à l'enfant un quart d'heure après la tétée, cinq fois à huit fois en 24 heures, ce qui représente à peu près 40 à 60 centigr. d'acide lactique pur par jour. (*Arch. gén. de méd.*, juin 1887.)

OPHTHALMOLOGIE, LARYNGOLOGIE

Tonsillite folliculaire.

Quinine et fer, gargarisme avec acide borique, glycérine et infusion de roses; ou bien badigeonnages des régions enflammées avec le boroglycéride. (*Bull. thérap.*, 15 juin 1887.)

V. L.

—

Traitement de la tonsillite ordinaire ou esquinancie.

(F. P. ATKINSON.)

Citrate effervescent de potasse, 3 ou 4 fois par jour. — Pastilles au gaïac et au suc de mûres. — Gargarisme iodé (20 à 25 gouttes de teinture d'iode ordinaire dans 30 gr. d'eau).

Alimentation principalement liquide, composée de thé de bœuf et de lait, avec 150 gr. de vin par jour.

Quand le pus se forme, simplement gargarisme, vin de Porto et thé de bœuf.

PHARMACOLOGIE ET TOXICOLOGIE

Sur l'incompatibilité de quelques médicaments.

(RUTHERFORD HILL.)

L'auteur cite deux exemples d'incompatibilité :

1° *Alun et Bicarbonate de potasse.* Une prescription médicale, pour gargarisme, avec alun, chlorate de potasse et bicarbonate de potasse, donne un produit effervescent dans lequel l'action astringente de l'alun est annulée. Le sulfate d'alumine de l'alun réagit sur le bicarbonate de potasse suivant l'équation suivante : $Al^2 3SO^4 + 6 K H C O^3 = 3 K^2 SO^4 + Al^2 6 H O + 6CO^2$.

Il y a donc incompatibilité chimique et thérapeutique, et il faut supprimer l'addition de bicarbonate de potasse.

2° *Sulfate de quinine, Iodure de Potassium, Acide nitrique dilué.* Sulfate de quinine....... 1 gr.50 Acide nitrique dilué (1/5). q. s. Iodure de potassium..... 2 gr. 50 Eau q. s. pour faire..... 180 gr.

Dans ce cas, l'acide nitrique met en liberté l'iode de l'iodure de potassium d'après l'équation :

$$4H Az O_3 + 2K I = 2K Az O^{32} + 2H^2 O + 2 AzO_2 + 2 I.$$

L'iode libre se combine avec le sulfate de quinine et donne de l'iodosulfate insoluble ou hérapathite, sous forme de précipité brun-verdâtre. Dans ce cas, il faut donc remplacer l'acide nitrique par l'acide sulfurique.

(*Chemist and Druggist.*)
M. BOYMOND.

—

Empoisonnement par l'acide chromique.

(LIMBECK.)

Un homme de 49 ans but un tiers de litre environ d'un liquide pour piles électriques (éléments zinc, charbon, acide chromique), dans une intention de suicide.

Un quart d'heure après l'ingestion du liquide, il éprouvait de violentes douleurs au bas-ventre, des vomissements et de la diarrhée.

Transporté à la clinique du professeur Pribram, il présentait des signes de profonde dépression et de collapsus dangereux : peau froide, lèvres cyanosées, pouls petit et fréquent, respiration accélérée. L'estomac fut lavé avec 18 litres d'eau ; une demi-heure après, le malade vomissait un liquide renfermant encore beaucoup d'acide chromique. Contre le collapsus, on administra du camphre. Dans l'après-midi, la peau était toujours froide, les lèvres cyanosées, le ventre douloureux et ballonné. L'urine était rare, rouge-brun avec globules de sang et épithéliums.

L'acide chromique se retrouvait, tant dans l'urine que dans les vomissements.

Le jour suivant, à la diarrhée, s'ajouta l'albuminurie.

Le sixième jour, le malade était guéri. (*Prager med. Wochenschrift* 1887, 25, et *Annnali di Chimaca e di Farmacologia*, Maggio 1887, 338.)

M. BOYMOND.

Phénate de mercure.

Le phénate de mercure, $C^6 H^5 O$ Hg, HO, se prépare en précipitant 271 parties de bichlorure de mercure en solution aqueuse par 132 parties de phénate de potasse cristallisé et lavant le précipité rouge orangé qui ne présente qu'une faible odeur de phénol. Le phénate de mercure a été administré par dose de 0 gr. 02 centigrammes. (*Amer. Journ. of Pharmacy*, XVII, 1887, 293.)

M. BOYMOND.

Sur le cucur.

(ATKINSON.)

Le cucur (*cucurnis myriocarpus*) est une plante très usitée par les Cafres, à cause de ses propriétés émétiques. Les naturels mâchent la pulpe du fruit, les feuilles et les tiges de la plante, et en avalent le suc. 20 grains de pulpe de pépin frais, absorbés par l'auteur, causèrent seulement des coliques, un peu de diarrhée, mais pas de vomissements. 69 grains donnés à un gros chien provoquèrent de la diarrhée ; 118 grains amenèrent chez cet animal des vomissements abondants ; il n'y eut pas d'effet purgatif. (*Edinburgh med. Journal.*)

M. B.

REVUE DES MÉDICAMENTS NOUVEAUX

NOUVEAU TŒNIFUGE.

Le Dr Numa Campi, dans le *Raccoglitor medico*, appelle de nouveau l'attention sur l'usage de l'acide thymique ou du thymol pour le traitement du ver solitaire. Cet agent provient d'une labiée, le thym, très répandu en France et dans l'Italie méridionale. Elle contient une substance volatile appelée thymine, isomère à la turpentine également tœnicide. Il est évident que cette plante doit ses propriétés anthelminthiques au thymol, bien que le tannin et les autres principes amers qui lui sont associés aient aussi quelque importance. Dans l'état de pureté, l'acide thymique ou thymol ressemble au camphre, mais il est plus transparent et il a une apparence cristalline. Très peu soluble dans l'eau, il fond immédiatement dans l'alcool, l'éther et les solutions alcalines. Il a un goût acide, une odeur brûlante et persistante avec l'odeur du thym.

Nous connaissons peu de chose de ses effets biologiques. Lewin, il y a quelques années, mit en relief ses propriétés germicides et antiseptiques quatre fois plus actives que celles de l'acide phénique. Bucholtz a constaté dernièrement qu'une solution de 1 pour 2000 empêche la prolifération bactéridienne, action énergique n'ayant de supérieure que celle du bichlorure de mercure, tandis que la benzoïne, les acides phénique, salicylique, borique, la créosote, le sulfate de quinine, le cuivre, le zinc et l'alcool ont un pouvoir antiseptique moindre. L'effet du thymol n'est pas limité aux micro-organismes ; il retentit sur les animaux les plus élevés dans l'échelle des êtres et particulièrement sur l'homme. Les leucocythes sont rapidement attaqués et perdent leur motilité. Employé chez les ouvriers du St-Gothard par Federici, il a déterminé la destruction de l'ankylostome duodénal, le parasite produisant l'anémie des mineurs. Le Dr Vanni l'administre à la dose de 6 grammes divisés en douze doses à prendre tous les quarts d'heure. A la fin de la 3e heure, le ver tout entier était rejeté. Le Dr Campi a adopté la méthode suivante. Dans la soirée, 20 grammes d'huile de ricin à prendre à jeun, le matin suivant 8 grammes de thymol divisés en 12 doses, une tous les quarts d'heure, puis 20 grammes d'huile de ricin après l'ingestion du dernier paquet de thymol. Quelques minutes après, un tœnia de trois mètres 1/2 de long était évacué avec la tête.

SUR LE TRIBROMURE D'ALLYLE.

Le *tribromure d'allyle* n'est pas un produit nouveau ; il a été obtenu par Wurtz en faisant agir l'iodure d'allyle sur deux fois et demie de son poids de brome. C'est un liquide incolore, soluble dans l'éther, bouillant à 217 degrés, ayant une densité de 2,436.

M. le docteur Armand de Fleury a employé ce corps contre l'hystérie, l'asthme, la coqueluche, l'angine de poitrine, les convulsions du premier âge, et il en a, paraît-il, obtenu de bons effets.

Il l'administre soit en injections hypodermiques, à la dose de 2 à 4 gouttes dissoutes dans 1 à 2 centimètres cubes d'éther, soit en capsules contenant chacune 5 gouttes, de 2 à 4 capsules par jour. (*Archives de pharmacie.*)

M. BOYMOND.

SUR LA SOLANINE.

(GENEUIL.)

Indications : Spasme, douleur. L'auteur a employé le médicament avec succès contre la sciatique, les névralgies rhumatismale, intercostale, faciale, contre le tic douloureux de la face, contre la dyspepsie, l'asthme et l'emphysème.

Modes d'administration et doses : 1o A l'intérieur, sous forme de pilules ou de cachets de 1 à 5 centigrammes chaque, à prendre au moment des repas ou longtemps après, en ayant soin de boire à la suite un peu d'eau sucrée.

Doses : 5 à 30 centigrammes. On peut donner dès le premier jour 20 centigrammes fractionnés ainsi : 6 le matin, 6 à midi et 8 le soir à six heures. On peut augmenter progressivement jusqu'à 40 centigrammes en quatre jours.

2° A l'intérieur : soit au moyen d'injections sous-cutanées de chlorhydrate de solanine en solution dans l'eau distillée, au nombre de deux à quatre par jour, chacune de 1 à 5 centigrammes; soit en saupoudrant une surface dénudée par un vésicatoire avec un paquet de 5 à 10 centigrammes de solanine, matin et soir. (*Union médicale*, 7 juillet 1887.)

V. L.

STROPHANTHUS, STROPHANTHINE ET INÉINE.

Le strophanthus, de la famille des Apocynées, est une plante rampante ligneuse, ou liane qui croît en Asie, et surtout sur les côtes occidentales de l'Afrique, Guinée, Gabon, Congo, où elle est employée pour empoisonner les flèches. Son nom varie suivant les localités : *Hombé, Inée, Onaye ou Onage.*

La strophanthine est une substance jaune amorphe, brûlant sans résidu, se réduisant facilement en poudre, mais ayant une tendance à s'agglomérer probablement par absorption d'humidité. Elle est facilement soluble dans l'eau et l'alcool, insoluble dans le benzol et l'éther de pétrole, presque insoluble dans l'éther et le chloroforme *purs*. Ces deux derniers agents renfermant des traces d'alcool, dissolvent une petite quantité de strophanthine. Si à une solution de strophanthine dans l'alcool concentré, on ajoute un excès d'éther pur, la strophantine se dépose sous forme de précipité blanc quelque peu floconneux au début, s'agglomérant ensuite, ce qui permet même de retirer la strophanthine par ce procédé. Une notable quantité de strophanthine reste en dissolution dans l'alcool. Elborne et d'autres auteurs ont remarqué que lorsqu'on ajoute de l'éther à de la teinture de strophanthus, il se produit une opalescence ; ce phénomène pourrait être attribué à la séparation de la strophanthine. Straser dit avoir retiré 8 à 10 pour cent de strophanthine des semences du *Strophanthus Kombé*.

La strophanthine n'est pas précipitée par les réactifs *ordinaires* des alcaloïdes et présente tous les caractères des glucosides. Elle ne renferme pas d'azote. Traitée par l'acide sulfurique étendu, elle donne naissance à la *strophantidine* insoluble dans l'eau et soluble dans l'alcool, et à du glucose ; la solution réduit la liqueur de Fehling. Les solutions aqueuses de strophanthine moussent par l'agitation, comme le font celles de digitaline, de sénégine et de plusieurs glucosides.

L'acide azotique est sans action sur la strophanthine. L'acide sulfurique versé par gouttes sur la poudre développe une coloration verte passant au noir. Le perchlorure de fer seul, les acétates de plomb ne donnent pas de réaction. Le nitrate d'argent n'est réduit ni à chaud, ni à froid. Le tannin donne un précipité blanc soluble dans un excès de strophanthine.

Helbing a indiqué la réaction suivante : Une très petite quantité de strophanthine est dissoute dans quelques gouttes d'eau avec une trace de perchlorure de fer et on ajoute un peu d'acide sulfurique concentré. Il se forme un précipité rouge brun, qui, après peu de temps, une ou deux heures, passe au vert-émeraude ou au vert foncé, coloration persistant longtemps. De très faibles traces de strophanthine cristallisée peuvent être décelées de cette manière. Fraser a obtenu la strophanthine cristallisée ; Gerrard, dans de nombreux essais avec divers dissolvants, n'a pu y parvenir.

La strophanthine est un poison du cœur, agissant sur tout le système musculaire, mais surtout sur les muscles du cœur. Elle paralyse cet organe avec systole ventriculaire permanente. *L'inéine* ne possède pas les mêmes propriétés physiologiques. La strophanthine est toxique à très petite dose. On peut l'administrer à l'intérieur ou en injections hypodermiques, à la dose de trois dixièmes de milligramme.

La *teinture de strophanthus* se prépare en broyant les semences, séparées des aigrettes et des poils, avec du verre pilé, et les privant d'huile fixe par l'alcool concentré. On les épuise ensuite par 20 parties d'alcool à 85°. La dose à employer est de 5 à 10 gouttes.　　　　　　　　　　　M. B.

ANTIFUNGINE.

Sous ce nom, on vend une poudre blanche, constituée par du borate de magnésie et préparée par un procédé spécial ; on lui attribue des propriétés désinfectantes très énergiques et on en fait un spécifique contre la diphthérie.

L'antifungine est soluble dans 4 parties d'eau bouillante ; mais on emploie la solution à 15 pour cent, dont on donne à l'intérieur 5 à 20 gouttes toutes les heures. On pratique aussi des pulvérisations dans les chambres des diphthéritiques, et on applique directement la solution sur les fausses membranes avec un pinceau. (*Gazetta medica Italiana Lombardia*, VII, 1887, 270.)   M. B.

SUR LA DRUMINE.

(A. E. TANNER).

L'auteur, de Westminster Hospital à Londres, a eu l'occasion d'examiner un échantillon de « *drumine* », alcaloïde ou soi-disant tel, prôné comme succédané de la cocaïne, jouissant de ses propriétés anesthésiques et ne présentant pas ses désavantages.

Ce produit se présentait sous la forme de poudre blanche, inodore, insipide, qui sous le microscope paraissait formée de cristaux octaédriques, sans réaction sur le papier de tournesol humide, insoluble dans l'eau, l'acide acétique dilué, l'alcool, l'éther et le chloroforme, mais soluble dans l'acide chlorhydrique dilué ; cette dernière solution précipitait, par l'addition, l'ammoniaque en excès.

La solution chlorhydrique ne donnait pas de précipité par les réactifs usuels des alcaloïdes : iodure de mercure et de potassium, acide phosphomolybdique, etc.

La poudre chauffée doucement sur une lame de platine, donne un résidu grisâtre abondant, soluble avec effervescence dans l'acide chlorhydrique, et donnant tous les caractères du carbonate de chaux. Cette poudre ne renferme pas d'azote. Desséchée à 100°, elle perd 4,9 pour cent de son poids.

0 gr. 397 de la substance sèche calcinée avec soin dans un creuset de platine ont donné un résidu grisâtre du poids de 0 gr. 232, soit 60 pour cent. Il est évident pour l'auteur que ce produit est constitué pour la plus grande partie par de l'oxalate de chaux, et il signale cette supercherie. (*Pharmaceutical Journal*, 18 juin 1887, p. 1047.)   M. B.

REVUE DES MÉDICATIONS NOUVELLES

TRAITEMENT DE LA MANIE.

(Dr MAGNAN.)

On ne connaît pas de traitement spécifique de la manie. Le médecin doit éviter les moyens de contention (camisole de force). Il prescrira les bains tièdes prolongés, durant 1 ou 2 heures, dans les cas d'excitation considérable ; pendant le bain, on arrosera la tête avec un filet d'eau froide, ou bien on y appliquera des compresses mouillées. En même temps, on donnera le bromure de potassium à la dose de 5 gram., dans une potion que l'on fera prendre par moitié avant chaque repas. On peut administrer, le soir, à la place de la potion bromurée, une potion contenant 2 grammes de chloral pour procurer le sommeil au malade.

L'agitation parfois très intense qui signale le début de la manie est calmée parfois par le moyen suivant : on enveloppe le maniaque dans un drap mouillé et dans une couverture, puis on le fait boire abondamment : la forte sudation qui résulte de ce traitement amène une résolution immédiate.

On pourra essayer ensuite le traitement par le laudanum, en commençant par quinze gouttes et en augmentant chaque jour d'une goutte jusqu'à 5, 10 et même 15 grammes par jour.

On devra proscrire la morphine, qui ne produit aucune amélioration et présente le danger d'une spécialisation de la manie en morphinomanie incurable. Il est également inutile d'employer l'hyoscyamine et la digitale, dont l'action n'est que passagère. Quant aux purgatifs et aux vomitifs, ils ne font qu'affaiblir les malades.

Signalons à titre d'adjuvants les révulsifs contre les phénomènes de congestion.

M. Baillarger a préconisé le régime lacté.

Il faut veiller avec soin à l'alimentation des maniaques et ne pas tarder l'emploi du cathéthérisme s'ils refusent de manger. (*Pratique médicale*, 14 juin 1887.)

V. L.

TRAITEMENT DE L'ASTHME DE FOIN.

On relèvera la constitution par un régime et un traitement toniques. Ce traitement général est utile, mais il ne suffit pas pour préserver le malade : le traitement local qui fournit les succès les plus constants consiste à modérer ou à supprimer l'irritabilité de la muqueuse nasale. Les applications locales d'aconitine et d'atropine n'ont donné que des résultats insignifiants. Il n'en est pas de même des préparations de cocaïne sous forme de solution (de 5 à 15 0/0), de spray, ou de bougies composées de gélatine et de glycérine ; elles peuvent à l'occasion avoir leur utilité, mais on ne devra pas compter cependant sur un succès constant.

Il ne faut pas oublier le traitement constitutionnel : régime simple mais fortifiant, modération extrême sous le rapport des alcooliques, exercice ; emploi du tartrate de fer, du bromure d'ammonium, de la teinture de noix vomique, de l'arséniate de soude, du sulfate de quinine.

Pour le traitement local, on se sert d'une mixture composée de :

Glycérine..........................	25 gr.
Acide phénique....................	6 gr.
Chlorhydrate de quinine...........	4 gr.
Sublimé	3 centigr.

La quinine ne se dissout qu'à la condition de chauffer le

mélange. On commence par nettoyer les fosses nasales du mucus qui les encombre par une douche d'eau tiède contenant 30 grammes de boro-glycéride par demi-litre. On plonge ensuite un pinceau dans le mélange phéniqué, on exprime l'excédent et on porte le pinceau à l'intérieur des narines. On le dirige la pointe en haut et on badigeonne la paroi supérieure de la fosse nasale. On retire le pinceau pour le charger de nouveau et on procéde de même sur la paroi inférieure de la cavité nasale jusqu'au pharynx. Enfin, on badigeonne la face postérieure du voile du palais en introduisant un pinceau par la bouche et le pharynx.

Les effets sont plus ou moins désagréables et plus ou moins persistants. On observe habituellement un peu de céphalalgie, un écoulement muco-sanguinolent, parfois même un paroxysme semblable à celui de la fièvre de foin. Il faut donc prévenir le malade de la possibilité de ces accidents. (*British med. Journ.*, 11 juin 1887.)

THÉRAPEUTIQUE MÉDICALE

Incompatibilité médicamenteuse.

Il est dangereux de mélanger les alcaloïdes avec les bases ou les sels alcalins, comme dans l'exemple suivant :

Sulfate de strychnine 1 grain, élixir composé de bromure et de chloral 8 onces ; une cuillère à thé matin et soir.

Il se dépose un précipité cristallin en grande partie formé par la strychnine sous la forme d'un bromure de strychnine insoluble. Si l'on n'a pas soin d'agiter fortement la bouteille, la dernière dose produira des effets désastreux.

Il en sera de même de la prescription suivante : sulfate de morphine, 2 grains, liqueur d'acétate d'ammoniaque, eau distillée, sirop simple 2 drachmes.

Si, l'acide acétique étant neutralisé, il reste un excès de carbonate d'ammoniaque, l'alcaloïde se précipitera comme précédemment.

L'emploi simultané du calomel et de l'iodure de potassium a pour effet une double décomposition qui a lieu dans l'estomac et amène la formation d'un composé mercurique irritant.

La formule suivante peut donner lieu à un brusque dégagement de gaz et à une explosion : carbonate d'ammoniaque 2 scrup. Sirop de scille et sirop de sénéga ââ, une once.

L'acide acétique se combine avec l'ammoniaque, et l'acide carbonique est mis en liberté.

Lorsque les substances ordonnées tendent, par leur mélange, à produire des composés insolubles, on doit les mélanger de manière que le précipité qui en résulte soit facilement dissipé par l'agitation. Dans la formule : perchlorure de fer, 2 scrup., mucilage de gomme, arabique, une once, eau distillée, 4 onces, le fer et le mucilage doivent être étendus ensemble avant le mélange total.

Si l'on veut éviter la précipitation de l'iode dans l'eau dans laquelle on verse de la teinture d'iode, il faut préalablement ajouter à celle-ci de l'iodure de potassium.

Dans la prescription : chlorate de potasse, 1 scrup., acide chlorhydrique, 2 drachmes, eau distillée, 10 onces, il se produit du chlore libre si on ajoute le chlorate à l'acide, et il se forme de l'acide chlorique libre si on dissout d'abord le chlorate de potasse dans l'eau.

—

L'antifébrine dans la fièvre typhoïde, la phthisie et le rhumatisme.

(Snyers.)

Dans la fièvre typhoïde, donnée à la dose de 50 centigrammes, elle abaisse la température de 0,9° en une heure ; une nouvelle dose, administrée une heure après la première, peut ramener en une heure le thermomètre à 37°.

Chez les phthisiques, l'antifébrine possède une action réelle ; les doses de 20 à 25 centigrammes suffisent dans certains cas, pour abaisser la température de plusieurs degrés.

Dans le rhumatisme articulaire aigu, l'antifébrine rend aussi de grands services. M. Synyers publie cinq observations où l'antifébrine, administrée à la dose de 25 centigr. d'heure en heure jusqu'à concurrence de 1 gr. 50 à 2 grammes, a amené la cessation des symptômes inflammatoires en quelques jours. Seulement, ajoute-t-il, quand les symptômes articulaires sont dissipés, il importe de continuer pendant plusieurs jours l'emploi de l'antifébrine à la dose moyenne de 75 centigr. A.

—

Racine d'helleborus viridis dans les maladies du cœur.

(Tschistowitsch.)

Des essais ont été tentés par

l'auteur chez onze malades cardiaques.

L'extrait aqueux et l'infusion de la racine d'helleborus viridis ont amené dans six cas, à la dose de 15 gouttes d'une solution à 1 0/0 toutes les 2 heures, un ralentissement du pouls et une augmentation de la force des battements, une augmentation de la sécrétion urinaire et une prompte disparition des symptômes de la non-compensation. (*Bull. gén. de thérap.*, 15 juil. 1887.)

V. L.

—

Action du convallaria maïalis.

(NATHAUSON.)

L'auteur cite un cas d'insuffisance aortique, un autre d'insuffisance mitrale avec rétrécissement veineux, et un troisième d'insuffisance mitrale et aortique, tous les trois guéris par la convallarine pure, administrée aux doses de 3 à 30 centigrammes.

La convallarine, à la dose de 6 à 10 centigrammes, produit en outre des effets purgatifs. (*Sem. medic.* 29 juin 1887.)

V. L.

THÉRAPEUTIQUE CHIRURGICALE

Poudre composée pour solutions antiseptiques.

Sublimé............ 1 gramme.
Chlorure de sodium.. 1 —
Bleu de méthylène... 0 gr. 002

Ce mélange, versé dans *un litre d'eau ordinaire*, se dissout très facilement et donne économiquement une solution qui est aussi antiseptique que la liqueur de Van Swieten.

Le bleu de méthylène en colorant la solution permet ainsi d'éviter les erreurs et cette poudre est d'un emploi extrêmement commode pour des opérations chirurgicales et dans les accouchements.

A. L.

—

Traitement de la Stomatite membraneuse par l'iodoforme.

(Dr SEVESTRE.)

Sevestre conseille l'iodoforme en poudre pure, appliquée quatre fois par jour. Pas de douleurs, à peine quelques mouvements de dégoût très passagers. Les plus jeunes enfants avalent cette substance sans qu'il y ait jamais d'intoxication. Amélioration presque immédiate et guérison bien plus rapide que le chlorate de potasse. Quand la lésion occupe le bord de la gencive, il faut laver fortement avec une solution boriquée, puis éponger avant d'appliquer l'iodoforme.

Ce médicament est encore utile contre les fausses membranes diphthéritiques facilement accessibles, l'impétigo de la face, les plaies de mauvaise nature, et l'impétigo du cuir chevelu sous la forme d'éther iodoformé. (*British medical Journal*, 22 juin 1887.)

A.

Des injections d'éther iodoformé dans les abcès. — M. Trélat a observé, chez une jeune fille très robuste, une collection purulente à marche froide située à la fesse. La hanche jouait librement ; la colonne vertébrale, le bassin, ne présentaient rien d'anormal. Aucun antécédent personnel ou héréditaire n'autorisait à conclure à la tuberculose. M. Trélat crut finalement à un abcès dû à une fièvre typhoïde datant de onze mois. Le pus fut évacué, il en sortit près d'un demi-litre, et l'on injecta 80 grammes d'éther iodoformé. En deux mois la guérison était complète, et c'est à peine s'il reste une légère augmentation de volume. M. Trélat conseille de pratiquer également des injections d'éther iodoforme dans toutes les collections purulentes non tuberculeuses.

A.

L'antipyrine comme hémostatique.

(Gœtz.)

L'auteur a arrêté une épistaxis interne chez un jeune purpurique par l'injection dans les fosses nasales de solution d'antipyrine au trentième.

Il arrêta, avec un tampon imbibé du même liquide, une hémorrhagie consécutive à l'avulsion d'une dent et une métrorrhagie par corps fibreux. (*Rev. d'Hayem*, 15 juill. 1887.)

V. L.

Le méthylchloroforme comme anesthésique.

(Dubois et Roux.)

Se basant sur leurs expérimentations sur des chiens, les auteurs considèrent le méthylchloroforme comme un anesthésique supérieur au chloroforme : son action est plus lente que celle de celui-ci, mais le sommeil obtenu est calme, et le réveil n'est accompagné d'aucun trouble. De plus, le méthylchloroforme n'a pas l'odeur suffocante du chloroforme. (*Progrès médical*, 11 juin 1887.)

V. L.

Nouvelle solution antiseptique forte et non irritante.

(Professeur R. Lépine.)

Dans cette formule, les doses de

chaque substance composante étant très faibles, le mélange de celles-ci a un grand pouvoir antiseptique sans être aucunement irritante :

Sublimé......	0 gr. 001 milligr.
Acide phénique.........	0 gr. 10 centigr.
Acide salicylique.........	0 gr. 10
Acide benzoïque.........	0 gr. 0
Chlorure de chaux.......	0 gr. 05
Brome........	0 gr. 01
Bromhydrate acide de quinine........	0 gr. 20
Eau..........	100 gr.

M. S. A.

Ce liquide sert au pansement et au lavage des plaies, ainsi qu'aux injections intra-parenchymateuses. (*Pratique médicale*, 14 juin 1887.)

V. L.

—

Sur les acides gras de l'urine.

JAKSCH.

Conclusions : 1° Dans l'urine normale, on trouve des traces d'acides gras, au plus 8 milligrammes dans l'urine d'un jour, parmi lesquels les acides acétique et formique.

2° En faisant agir des agents oxydants sur l'urine normale, on peut élever la quantité d'acides gras de 0 gr. 9 à 1 gr. 5 par jour; on y reconnaît sûrement les acides acétique et formique et très vraisemblablement les acides butyrique et propionique.

3° Dans le cours des affections pathologiques, le poids des acides gras de l'urine s'élève à 6 centigrammes pour un jour (lipacidurie fébrile) : l'acide acétique est du nombre de ces acides ; dans la lipacidurie hépatique, on trouve chaque jour 0 gr. 6 d'acides gras dans l'urine et au delà : on trouve de l'acide acétique, des acides gras plus élevés dans la série, peut-être aussi de l'acide valérianique.

4° Dans l'urine fébrile et dans celle qui provient d'affections fébriles, et après la séparation des acides gras et volatils, on peut encore produire de nouveaux acides gras en faisant réagir des substances oxydantes ; mais on ne parvient pas à produire des quantités plus fortes que celles que l'on obtient dans les mêmes conditions avec l'urine normale, c'est-à-dire 0,9 à 1 gr. 5. Parmi ces acides, on a caractérisé les acides formique, acétique et butyrique. (*Zeitschrift für physiolog. Chemie*, 1889, 336.)

M. B.

—

Emploi du chlorhydrate d'hyoscine en ophthalmologie.

(GLEY ET RONDEAU.)

Les auteurs ont amené, par l'instillation dans l'œil d'une goutte de solution de chlorhydrate d'hyoscine au centième, une mydriase qui persista cinq jours chez deux sujets.

C'est donc un mydriatique puissant, à action plus durable que celle de l'atropine. (*Revue d'Hayem,* 15 juil. 1887.)

V. L.

PHARMACOLOGIE ET UROLOGIE

—

Albuminaté de fer.

(BIEL.)

On prend 30 grammes de blanc d'œuf, 180 grammes d'eau distillée, on agite et, après dissolution, on ajoute une dissolution de 10 grammes de perchlorure de fer liquide dans un mélange de 45 grammes d'eau distillée de cannelle spiritueuse et de 45 grammes de glycérine.

En agitant le mélange, on dissout le précipité qui se produit tout d'abord, ou bien on le chauffe légèrement au bain-marie. On filtre pour séparer quelques pellicules albumineuses et on obtient un liquide limpide, d'un rouge brun, qui contient 5 p. 100 d'oxyde de fer. (*Pharm. Zeitschrift für Russland,* 1886, 659.)

M. B.

—

Conservation du salicylate de soude.

Le salicylate de soude peut être modifié par différents agents physiques.

C'est ainsi que lorsqu'il est cristallisé ou en poudre, si on le place en présence de la lumière, dans un vase en verre, pendant quatre ou six semaines, il brunit, perd sa réaction acide, donne une solution brune, tandis que les parties protégées contre la lumière restent incolores et conservent leur réaction acide.

De plus, le salicylate de soude peut moisir. Quand il est parfaitement sec et conservé dans un vase à l'abri de la lumière, aucune altération ne l'atteint ; dans un papier, il devient grisâtre et inerte. Il importe donc de préserver le sel de l'humidité et de la lumière.

On a aussi remarqué que la

nature de l'eau qui servait à faire les solutions influait sur sa conservation. Quand c'est de l'eau ordinaire, la solution brunit en quelques heures. Dans l'eau distillée, au contraire, aucune modification ne se produit. (*Pharm.* (*Centralhalle.*)

M. B.

—

Cinchonidine comme succédané de la quinine.

(Le Juge de Segrais.)

Le sulfate et le bromhydrate de cinchonidine sont aussi efficaces que les mêmes sels de quinine et ont l'avantage d'être d'un prix moins élevé. (*Rev. d'Hayem*, 15 juil. 1887.)

V. L.

—

L'hydroquinone.

G. Silvestrini et Z. Picchini.)

L'hydroquinone est un antipyrétique puissant, à action prompte, mais fugace, surtout marquée dans la fièvre typhoïde, le rhumatisme, et l'érysipèle, moins sûre dans la tuberculose et la pneumonie, presque nulle dans la malaria.

Le médicament agit mieux à doses faibles (30 à 50 centig. d'heure en heure chez un adulte) qu'à doses fortes.

L'élimination se fait par les urines sous forme de quinhydrone, qui leur donne une couleur vert olive foncé.

L'hydroquinone paraît agir sur les centres nerveux régulateurs de la chaleur. (*Rev. d'Hayem*, 15 juil. 1887.)

V. L.

—

Le sulfate de spartéine.

(H. Leo.)

1º Chez l'homme bien portant, le sulfate de spartéine n'amène qu'une légère augmentation de la diurèse; il ne modifie sensiblement ni le pouls, ni la pression artérielle.

2º Sur 24 malades présentant des affections cardiaques diverses, 7 ne ressentirent aucun effet du médicament, 8 éprouvèrent du malaise, 9 furent améliorés. Chez ces derniers, il y eut augmentation de la diurèse. Cinq n'eurent plus de palpitations ni d'anxiété précordiale. Un seul présenta une régularisation partielle de l'arythmie du pouls.

L'auteur compare l'action du sulfate de spartéine à celle de l'iodure de potassium. Jusqu'à la dose de 3 grammes, il n'y a pas d'intoxication à craindre. (*Rev. d'Hayem*, 15 juillet 1877.)

V. L.

REVUE DES MÉDICAMENTS NOUVEAUX

NOUVEAU RÉACTIF DE LA CODÉINE. — NOUVELLES APPLICATIONS.

Lafon (*Pharmaceutische Post*, 8 août 1886) déclare que quand on ajoute un soupçon de codéine à une solution de 1 gr. d'ammoniaque silinite et de 20 centigr. d'acide sulfurique, on obtient une belle couleur verte. Cette expérience peut démontrer la présence de moins de 1 centigramme de codéine. La coloration verte diminue graduellement avec l'absorption de l'acide sulfurique par l'eau, et elle se change en un brun rougeâtre. Cette réaction est caractéristique de la codéine et n'est produite par aucun autre alcaloïde ou glucoside, à l'exception de la morphine, qui est employée dans la thérapeutique. La morphine peut en tout cas être distinguée de la codéine par la réaction qui lui est propre.

Le Dr M. Schneider (*Centralblatt für die gesammte Therapie*, août 1886) recommande l'emploi de la codéine à beaucoup plus fortes doses qu'elle n'est généralement administrée. Il l'a prescrite dans environ trente cas à la dose de 1 à 2 décigr. et à l'exception d'un seul cas où il se produisit des vomissements, il a obtenu des résultats très satisfaisants. Les malades dormaient presque toujours toute la nuit sans ressentir aucune sensation désagréable à leur réveil. L'emploi des sels de codéine à doses de 1 à 5 centigrammes, comme ils sont généralement administrés, est absolument sans effet. La codéine peut être employée avec avantage dans le traitement des personnes habituées à la morphine. Dans ces cas, le Dr Schneider emploie des doses de 1 décigramme administrées toutes les trois heures au commencement du traitement, et il réduit graduellement la force de la dose et leur nombre, quand le besoin d'une préparation opiacée a disparu.

Le Dr Mohammed (*Birmingham medical Review*, août 1886) propose comme mode d'administration de ce médicament assez désagréable, un mélange de glycérine et de gélatine pure auquel on ajoute un peu d'acide citrique, de citron ou une autre substance aromatique et dont on fait des pastilles. On peut aussi le préparer sous forme de gelée faite de la même manière que la gelée de jarret de veau. (*Presse médicale Belge*, n° 6, 1886.)

G. Yvon.

UN NOUVEAU MÉDICAMENT TONIQUE : LA PEREIRINE.

(Soleiro.)

Ezequiel a extrait, en 1838, un alcaloïde de l'écorce du pao-pereira et lui a donné le nom de pereirine. Cet alcaloïde possède des propriétés toniques et fébrifuges. Il est peu soluble dans l'eau, plus soluble dans l'éther. Pereiro l'a employé avec succès, à la dose de 2 grammes par jour, dans des cas de fièvre malarique rebelle. D'après cet auteur, c'est un bon succédané de la quinine. (*La Sperimentale*, Marzo 1887, 311.)

M. B.

LE PICRATE D'AMMONIAQUE COMME FÉBRIFUGE.

Le Dr H. Martyn Clark, envoyé en mission à Punjab, n'a pas traité moins de 10,000 cas de fièvre par le picrate d'ammoniaque, et, dans la moitié des cas, il a noté les résultats obtenus.

Dans 9 cas sur 5.000, le picrate n'a pas réussi, et alors on a fait agir simultanément la quinine.

La dose ordinaire est de 1/8 de grain à 1 grain 1/2, quatre ou cinq fois par jour, dans une pilule.

Un demi-grain est une bonne dose moyenne.

Ainsi donné, le résultat est bientôt visible.

Dans la plus grande partie des cas traités, les doses de 1/2 grain à intervalle ont prévenu la recrudescence de l'attaque suivante de fièvre, tandis que chez 20 % environ des malades, les attaques successives qui se manifestaient avant le traitement ont cessé. Dans un cas seulement de la fièvre quarte, en dépit de grandes quantités de sel, la fièvre se manifesta encore à six reprises, diminuant graduellement d'intensité, et finit par céder. On obtint également le même succès dans toutes les formes de fièvre ; mais c'est un fait curieux à noter que c'est seulement dans les cas de forme tertiaire que le médicament fit défaut.

Le docteur Clark a aussi employé ce mode de traitement dans 25 cas de névralgie fiévreuse de différents nerfs, 6 cas de maux de tête accompagnés de fièvre et un cas de colique également malarienne. Dans tous les cas, la guérison fut complète et rapide.

Enfin, outre que le médicament est très bon marché et s'emploie à très petite dose, le picrate d'ammoniaque ne produit aucun des effets fâcheux de la quinine, tels que mal de tête, bourdonnements d'oreilles, désordre de la digestion, nausées, etc., etc., qui accompagnent toujours aux Indes, l'absorption de la quinine.

M. B.

SUR L'EMPLOI DE LA SANTONINE.

Le Dr Laure rapporte, dans le *Lyon médical*, un fait qui montre les dangers que peut faire courir la santonine, même à des doses modérées. Il s'agissait d'un enfant de trois ans et demi plongé dans un demi-coma interrompu de temps en temps par des cris ou des vomissements ; le ventre était extrêmement sensible ; la température rectale au-dessous de 37°. L'anurie était complète.

L'enquête établit que l'enfant avait pris l'avant-veille une prise de santonine de 10 centigrammes. Du lait, du thé au rhum, des lavements furent prescrits, mais l'état ne se modifia pas ce jour-là, ni le lendemain. Ce ne fut que le surlendemain, après un bain, que le cours des urines se rétablit ; à partir de ce moment, les phénomènes allèrent en s'amendant et le petit malade guérit définitivement.

L'emploi de la santonine est si répandu dans le public qu'il est bon de signaler des faits semblables. D'après Kilner, la santonine blanche serait plus toxique que la santonine devenue jaune par l'exposition à la lumière solaire, qui ne lui fait perdre cependant aucune de ses propriétés thérapeutiques. Au point de vue de la dose, M. Laure pense qu'on ne doit pas dépasser celle de 5 centigrammes chez un enfant de moins de deux ans.

Dans tous les cas, on ne saurait trop recommander d'associer la santonine à un purgatif, le calomel par exemple, pour en faciliter l'élimination. C'est ce mode d'élimination de la santonine, variable probablement avec chaque individu, qui décide de son innocuité ou de son action toxique. Cette élimination peut être lente, comme dans l'observation citée, où les accidents ont éclaté le surlendemain seulement, alors que le jour même les urines avaient présenté la teinte pseudo-hématique.

Lewin et Caspari recommandent d'administrer la santonine en solution huileuse ; sous cette forme, le médicament serait absorbé par l'intestin et assez lentement pour permettre un contact direct et prolongé avec les vers intestinaux. On n'observait jamais, dans ces conditions, des troubles nerveux ou visuels. Becker et Binz considèrent l'éther et surtout le chloral comme le meilleur antidote de la santonine. M. Laure, n'ayant pas d'accident nerveux à combattre, a cru préférable de faciliter l'élimination du poison par le rein et de tonifier le petit malade.

DU KÉFIR ET DE SON EMPLOI DANS LES MALADIES INFANTILES.

(Monté.)

Le kéfir s'obtient par la fermentation du lait de vaches. La préparation que M. Monti recommande s'obtient par le séjour des grains de kéfir dans l'eau tiède pendant six heures. Les grains ainsi gonflés sont mélangés au lait bouilli dans la proportion de deux grandes cuillerées par litre ; huit heures après, ce liquide est mis en bouteille et conservé à une température de 15°.

Le liquide ainsi préparé peut servir par son mélange avec parties égales de lait à la fabrication d'un autre kéfir dont la richesse alcoolique équivaut, après fermentation, à celle du kéfir obtenu par le premier procédé. Au reste, cette richesse varie avec la durée de la fermentation. Est-elle courte ? Le kéfir renferme des faibles quantités d'alcool et d'acide carbonique. C'est le kéfir n° 1, obtenu après vingt-quatre heures d'embouteillage. Prolongée de vingt-quatre heures, cette fermentation produit le kéfir n° 2 et, après quarante-huit heures en plus, le kéfir n° 3.

On obtient un kéfir, moins mousseux, moins riche en alcool et en acide carbonique par le procédé de Levy. Ce kéfir consiste dans la fermentation à une température de 8 à 12 degrés du mélange d'un dixième de lait caillé avec neuf parties de lait pur bouilli. Moins chargé d'alcool que les précédents, ce kéfir, qu'on pourrait appeler « kéfir sans kéfir » n'en possède pas toutes les propriétés.

Le kéfir préféré de M. Monti est celui des n°ˢ 1 et 2, parce qu'il contient des peptones, une quantité modérée d'alcool et d'acide carbonique, enfin de l'acide tartrique, toutes substances eupeptiques. Néanmoins il ne l'administre pas à l'état de pureté. Chez les nouveaux-nés, âgés de moins de trois mois, il le coupe avec moitié, et de trois à sept mois, avec un tiers d'eau. Plus tard, la quantité de kéfir peut être augmentée dans le rapport d'une partie d'eau pour trois de lait. Enfin, à l'âge de dix-huit mois, il administre le kéfir pur.

D'après l'auteur, les avantages de cette alimentation sont les suivants: Prévenir les vomissements et la diarrhée, sans provoquer la constipation; augmenter la diurèse. (*Allgem. Wiener Med. Zeitung*, n° 25, 1887.)

REVUE DES MÉDICATIONS NOUVELLES

TRAITEMENT DES FRACTURES DU CRANE, APPLICATION DE LA MÉTHODE ANTISEPTIQUE.

(Reclus.)

Voici le traitement appliqué sur trois malades atteints de fracture du crâne.

Le premier, 53 ans, tombe de l'impériale d'un omnibus ; il est transporté, le 25 mars, à l'hôpital et les symptômes observés ne laissent aucun doute sur la nature de sa lésion (perte de connaissance totale, écoulement abondant et persistant de sérosité sanguinolente par l'oreille droite, ecchymose sous-conjonctivale tardive). M. Reclus prescrit de laver le conduit auditif avec une solution antiseptique, d'insuffler profondément de la poudre d'iodoforme et de l'oblitérer à l'aide d'un tampon d'ouate également iodoformé. Aucune complication n'est survenue et le malade est sorti guéri après quatre semaines.

Chez deux autres malades présentant les mêmes symptômes M. Reclus a pratiqué les injections antiseptiques dans le conduit auditif et l'a oblitéré avec de la ouate iodoformée. La guérison a eu lieu rapidement et sans complication.

Kirmisson pratique également des injections du conduit auditif avec une solution de bichlorure de mercure et croit que les germes septiques peuvent en suivant le liquide écoulé par l'oreille arriver jusque dans la cavité crânienne, et là, provoquer l'inflammation des sinus et de la méningite consécutive. C'est le mécanisme par lequel s'infectent les plaies opératoires dont les sécrétions ont traversé les pièces de pansement et ont servi de conducteur aux poussières atmosphériques.

A.

NOUVEAU TRAITEMENT DES HÉMORRHOIDES PAR LA DILATATION FORCÉE DE L'ANUS.

(Trélat).

Au lieu de pratiquer la dilatation digitale sans chloroforme comme faisait Nélaton, le professeur de la Charité anesthesie toujours les malades et se sert d'un spéculum dilatateur spécial qu'il a imaginé. L'instrument, construit par Collin, représente une pince dilatatrice dont les mors seraient continués par deux valves dirigées perpendiculairement à l'axe des branches de la pince. Les deux valves se terminent par un segment de sphère et représentent ainsi, quand elles sont en contact, un tube fermé à une extrémité. A l'état d'écartement total, l'instrument développe une circonférence de 19 cent. 5.

Pour opérer, l'anesthésie doit être poussée assez loin, sinon la douleur peut déterminer des troubles réflexes assez graves pour compromettre la vie du malade.

Une fois introduit, l'instrument doit être écarté lentement, progressivement ; la dilatation peut ainsi demander deux ou trois minutes. Une fois une première dilatation obtenue, M. Trélat en pratique immédiatement une seconde, parfois une troisième dans un autre sens, « pour réaliser l'assouplissement complet de l'anneau sphinctérien ».

Les suites de l'intervention sont fort simples : dans la règle, l'hémorrhagie est insignifiante si l'opération a été conduite avec assez de lenteur ; la douleur est fort modérée au réveil du patient et les pansements consécutifs se borneront à l'application de compresses boriquées. Pendant les premiers jours, il y a naturellement incontinence fécale, mais peu à peu le sphincter se reconstitue et bientôt il reprend son fonctionnement normal.

Ce traitement est préférable à la cautérisation au fer rouge, à l'écrasement linéaire, à l'emploi de la ligature élastique à l'acide nitrique, car la dilatation cause une douleur consécutive beaucoup moindre et exerce, en outre, une action sur la contracture du sphincter.

TRAITEMENT DE L'ANTHRAX PAR LES FLÈCHES CAUSTIQUES AU CHLORURE DE ZINC.

M. Polaillon fait connaître le traitement suivant de l'anthrax qui lui a donné les meilleurs résultats. Plusieurs cas doivent être distingués.

1º Lorsque l'anthrax est en suppuration et la peau perforée sur plusieurs points, il introduit par les ouvertures des flèches de pâte de Canquoin qu'il enfonce dans le bourbillon de manière à le remplir de pâte caustique. En quelques heures le bourbillon forme une masse solide, séparée des tissus sains par une zone de tissus cautérisés ; et en quelques jours, cette eschare s'élimine, laissant à sa place une surface bourgeonnante qui marche rapidement vers la cicatrisation.

2º Lorsque le bourbillon de l'anthrax commence à se former et n'apparaît que par un petit pointillé blanchâtre à la surface de la peau, M. Polaillon fait une voie à l'introduction des flèches caustiques en sectionnant la tumeur avec le bistouri ou le thermo-cautère. Ces ponctions doivent être espacées les unes des autres de deux centimètres environ. Une eschare comprenant tout l'anthrax se forme et s'élimine rapidement. La marche de la maladie en est considérablement abrégée.

3º Lorsque l'anthrax est à son début, s'il n'y a pas de suppuration, et si la fièvre est modérée, cet auteur conseille les applications émollientes, en attendant le moment où le bourbillon apparaîtra pour le détruire avec le caustique. Mais si l'anthrax s'accompagne d'un appareil fébrile intense, s'il est volumineux, il n'hésite pas à le larder de flèches de Canquoin. Par ce moyen, tous les phénomènes inquiétants sont ordinairement enrayés.

Dans tous les cas, M. Polaillon recouvre la surface de l'anthrax d'une épaisse couche de compresses imbibées d'une solution de sublimé à 1 pour 100. Dans certains cas, il applique un cataplasme de farine de graine de lin avec la solution de sublimé, de manière à obtenir l'effet antiseptique du sublimé et l'effet émollient du cataplasme.

La durée moyenne de ce cataplasme est de 21 jours, c'est par conséquent une durée très abrégée. (*Rev. gén. de clin. et de thér.*, 4 août 1887.)

THÉRAPEUTIQUE MÉDICALE

Traitement de la bronchite par la Grindelia robusta.

(Constantin Paul.)

Dans le traitement de la bronchite emphysémateuse avec expectoration abondante, l'auteur a une très rapide et très notable diminution de l'expectoration, ainsi qu'un soulagement manifeste des troubles fonctionnels. Egalement bons résultats chez les enfants strumeux, atteints de toux coqueluchoïde persistante. Chez les phthisiques, on peut, avec l'extrait de *Grindelia robusta*, amener un soulagement des accidents de nervosisme et une diminution parfois considérable de l'expectoration. Ce médicament n'a aucune action directe sur la tuberculose pulmonaire. On a préconisé aussi le *Grindelia robusta* contre les palpitations de croissance.

En résumé, cette préparation paraît surtout avoir une action marquée sur l'élément catarrhal dans les lésions broncho-pulmonaires, et elle est appelée à rendre des services dans la thérapeutique. On peut la prescrire, sans inconvénient, à la dose de 3 à 4 grammes par jour ; C. Paul l'a ordinairement administrée par trente gouttes à la fois, répétées à deux ou trois reprises dans la journée.

A.

Remède de Durande dans les calculs biliaires.

(S. W. Lewaschew.)

Ce remède se compose, comme on sait, de parties égales d'éther et de thérébenthine.

Lewaschew considère comme meilleure la combinaison de 3 parties d'éther avec 2 parties de térébenthine.

D'après l'auteur, le vrai remède de la lithiase biliaire est le salicylate de soude, puis l'eau en grande quantité. (*Rev. d'Hayem*, 15 juil. 1887.)

V. L.

Le borate amorphe de quinine comme antithermique.

(Hayem.)

Ce médicament, sans action sur la température normale, abaisse celle des fébricitants de 1·5 à 2·.

Comme antipériodique, il est inférieur au sulfate de quinine et au citrate de cinchonidine ; il coupe les accès, mais son action est passagère.

L'auteur a employé le médicament aux doses de 0 gr. 30 à 0 gr. 50, répétées plusieurs fois par jour de façon à aller jusqu'à 2 et 4 grammes. (*Rev. d'Hayem*, 15 juil. 1887.)

V, L.

La cataphorèse contre les névralgies.

(Dᵣ LUMBROSO.)

Ce traitement consiste, comme on sait, à faire passer dans la partie malade un fort courant constant à travers un électrode imbibé de chloroforme.

M. Lumbroso ajoute aux précédents renseignements déjà fournis sur cette méthode un conseil qui mérite l'attention. Il est indispensable, avant d'imprégner l'électrode de chloroforme de la mouiller *avec de l'eau* ; le chloroforme pur, en effet, s'opposerait au passage du courant. (*Sem. médic.*, 29 juin 1887).

V. L.

—

Xylol dans la variole.

(OETVOES.)

L'auteur a essayé ce médicament avec succès sur 465 varioleux.

Il emploie le xylol à la dose de 2 à 3 grammes dans du vin ou dans une potion. (*Rev. d'Hayem* 15 juil. 1887.)

V. L.

—

Urologie infantile ; l'acétonurie.

(BAJINSKY.)

Il faut savoir, nous apprend l'auteur, que l'urine des enfants contient souvent à l'état normal de légères quantités d'acétone.

La proportion d'acétone augmente dans les fièvres et les convulsions. (*Sem. médic.*, 29 juin 1887.)

V. L.

—

Action physiologique de la vanilline.

(GRASSET.)

La vanilline, qui donne à la vanille son arome, est placée à côté des aldéhydes aromatiques (aldéhydes benzoïque, cuminique, cinnamique, etc.)

On a, à plusieurs reprises, constaté des accidents chez les ouvriers qui manipulent les vanilles et chez des personnes ayant absorbé des mets vanillés. M. Grasset a recherché, de concert avec M. Rouillès, si l'on devait attribuer ces accidents à la vanilline.

D'après les expériences qu'il a faites sur des grenouilles, la vanilline aurait une action convulsivante, qui s'exercerait principalement sur la moelle ; à cette action convulsivante succéderait une action dépressive, qui s'exercerait également sur la moelle et surtout sur les nerfs moteurs, tout en laissant intacts les nerfs sensitifs.

La vanilline exerce localement une action irritante ; en injection hypodermique, chez le chien, elle produit une élévation de température d'un demi-degré environ.

5 à 6 centigrammes sont toxiques pour la grenouille. M. Grasset n'a

pas trouvé de dose toxique pour les animaux supérieurs.

La vanilline paraît ralentir les fermentations putrides. Le chloral est considéré par M. Grasset comme l'antidote ou l'antagoniste de la vanilline.

La vanilline représente, par ses propriétés physiologiques, un diminutif de la strychnine. On pourrait l'administrer comme eupeptique, spécialement dans les dyspepsies atones et putrides. Elle pourrait être encore employée, à la dose de 5 centigrammes, pour corriger certains médicaments qui, comme le chloral, sont mal supportés par l'estomac. La dose serait de 20 à 25 centigrammes, administrée dans une potion gommeuse, dans les cas où le médecin voudrait utiliser les propriétés excito-motrices de la vanilline. (*Acad. de médecine.*)   M. B.

Benzoate de soude dans quelques maladies de la gorge et du larynx.

(Dr ALBERT RENAULT.)

L'auteur a obtenu la guérison de trois malades atteints de laryngite aiguë récente datant d'un jour à un jour et demi, par l'emploi du benzoate de soude à la dose de 6 grammes en vingt-quatre heures.

Le médicament ne doit pas être pris en une seule fois, mais fractionné en doses de 50 centigramme.

En outre on ne se servira pas du benzoate de soude artificiel fabriqué avec le chlorure du benzol. Il est préférable de faire usage du sel obtenu au moyen de l'acide benzoïque tiré du benjoin. (*Lyon médical*, 26 juin 1887.)

V. L.

THÉRAPEUTIQUE CHIRURGICALE

Traitement de la Grenouillette par la pilocarpine.

(SAFRANTINI.)

Dans un cas de cette affection de forte dimension, espérant que la pilocarpine amènerait une sécrétion exagérée, et par suite une distension forcée de la tumeur, et qu'un passage se produirait à travers les conduits de Warthon, l'auteur pratiqua une simple injection hypodermique de 1 centigramme de pilocarpine. Il en résulta une diminution de moitié de la tumeur et une seconde injection acheva la cure, en dégageant complètement les conduits.

—

Hydrocèle, emploi du chlorure mercurique.

(JAMES MILLER.)

L'auteur conseille d'injecter dans le sac après évacuation 15 gouttes d'une solution de sublimé renfermant 2 milligrammes de sel.

Ce traitement a donné des résultats et il semble moins douloureux et aussi efficace que l'injection iodée.

A.

—

Traitement du mal de Pott.

Dans une communication faite à l'Académie de médecine de Bruxelles, M. *Casse* préconise presque exclusivement le corset plâtré, tel que Sayre l'emploie en Amérique, dans le traitement du mal de Pott dorsal, lombaire et même cervical.

L'appareil doit être inamovible dans la période de consolidation vertébrale. Plus tard, pour le rendre amovo-inamovible, il glisse sous le tricot, qui recouvre immédiatement la peau, une lame de zinc sur laquelle il fend le corset : sur les bords de la section, on applique des crochets qui permettent de lacer le corset.

Enfin, pour aider à la reconstitution générale de l'organisme, il ordonne constamment le séjour de la mer. (*Bulletin de l'Académie de médecine de Belgique.*)

—

Pommade antisyphilitique.

(DIDAY.)

Turbith minéral......... 3 gr.
Axonge................... 30 gr.
Mêlez.

On couvre le soir d'une couche d'axonge, puis d'un cataplasme de farine de lin entouré de coton, les croûtes d'impétigo, d'ecthyma et de rupia siégeant sur le cuir chevelu. Le lendemain matin, on enlève avec précaution et sans] faire saigner la croûte ramollie par le topique, puis on frictionne deux fois par jour la surface mise à nu avec un peu de la pommade au turbith.

Dans les ulcérations on introduit un bourdonnet de charpie enduite de la même pommade. (*Union médicale,* 30 juin 1887.)   V. L.

—

HELMINTHOLOGIE

La rhubarbe contre les oxyures vermiculaires.

(Sidney Martin.)

Dans un grand nombre de cas, l'auteur a vu la rhubarbe employée à petites doses faire sortir un grand nombre de vers et régulariser en même temps les mouvements de l'intestin, de telle façon même qu'il devient inutile de recourir aux injections.

L'auteur conseille la formule suivante.

Teinture de rhubarbe 111 gouttes
Carbonate de magnésie 0,20 centi.
Teinture de gingembre 1 goutte.
Eau distillée........ 12 gram.

Cette dose doit être reprise 3 ou 4 fois par jour suivant l'effet produit sur l'intestin.

A.

Nouveau traitement du pédiculi.

(Vartanian et Robinson.)

Les auteurs accueillent la formule suivante :

Acide salicylique. 2 à 3 grammes.
Vinaigre de toilette 25 —
Alcool à 80°...... 75 —

Faire dissoudre. — Frictions avec un morceau de flanelle sur les parties suspectes. Une seule friction suffit pour détruire le pédiculi.

A.

PHARMACOLOGIE

Pilules kératinisées.

(Dr Unna.)

On désigne sous le nom de *kératine* la substance cornée qu'on a soumise à l'action digestive de la pepsine et de l'acide chlorhydrique.

La corne ordinaire et les os râpés, les tiges de plumes contiennent, en outre de la substance cornée, de la gélatine, de l'albumine, etc., qui sont dissous par le suc gastrique. Par la digestion artificielle de la matière cornée, on obtient la kératine, qui a la propriété d'être insoluble dans les acides, mais soluble dans les alcalis. M. le Dr Unna, de Hambourg, a mis cette particularité à profit pour protéger contre l'action du suc gastrique certains médicaments qui ne doivent agir que sur l'intestin : il les administre sous forme de pilules enrobées dans la kératine. Ces pilules passent inaltérées dans l'estomac ; elles sont, au contraire, dissoutes dans le suc alcalin de l'intestin, et ce n'est qu'à ce moment que le médicament produit son effet. Ce sont les tiges de plumes qui fournissent la kératine la plus pure ; la préparation est assez simple et relativement peu coûteuse ; on achète actuellement la kératine à 7 francs le décagramme. Pour kératiniser des pilules, on dissout 1 partie de kératine dans 4 parties d'ammoniaque ; on enduit les pilules de cette solution et on opère comme pour les pilules gélatinisées. Ces pilules sont noires, luisantes ; on les fait sécher à l'air sur du papier ciré. (*Journal Pharm. Als.-Lor.*)

M. B.

Fabrication de la lanoline.
(GAWALOWSKI.)

Les eaux de lavage de la laine sont passées tout d'abord dans un tamis à mailles serrées qui retient les impuretés en suspension, puis sur de la paille ou de la sciure, après quoi on traite le liquide par du sulfate de magnésium, qui donne du savon de magnésie mélangé à de la chlolestérine, que l'on recueille, qu'on lave à l'eau et dessèche à l'air. Puis on décompose ce savon avec de l'acide ; on produit ainsi une écume formée d'acides gras et de cholestéine que l'on sépare et traite par la benzine du pétrole, en vase clos, en chauffant vers 30· pour faciliter la dissolution et que l'on presse dans la laine au moyen d'un filtre-presse clos. On retire la benzine par la distillation, on sépare les traces persistantes d'acide chlorhydrique par une addition de 1/10 à 1/4 pour 100 de carbonate de magnésium, on broie avec de l'eau, on lave à l'eau fréquemment renouvelée, jusqu'à ce que celle-ci ne soit plus laiteuse et ne renferme plus de carbonate de magnésium. On fond de nouveau la matière, on la passe dans un tissu de laine et quand elle est froide on y incorpore de l'eau qui rend la lanoline blanche, ferme et douce au toucher. (*Rem. and. Druggist,* juillet 1886.)

M. B.

REVUE DES MÉDICAMENTS NOUVEAUX

LE SALINAPHTOL. — LE CAMPHORATE D'ANILINE.

I. *Le salinaphtol*. — On a donné le nom de *salol* à une combinaison d'acide salicylique et de phénol obtenu par le professeur Nencki ; un autre professeur, Kobert, de Dorpat, propose comme un succédané avantageux du salol, un composé analogue, dans lequel le phénol est remplacé par le B naphtol ; d'où le nom de salinaphtol. M. le Dr Lépine, professeur à la Faculté de Lyon, a commencé l'étude physiologique de ce produit qui, à notre avis, ne fixera pas longtemps l'attention. Nous nous contenterons pour le moment de résumer, d'après M. Lépine, les renseignements de la *Wiener med. Presse* (juin 1887) :

Ce corps est insoluble dans l'eau, sans odeur ni saveur. Il n'est pas dédoublé, ni dissous dans le suc gastrique, mais il l'est rapidement par le ferment sécrété par la muqueuse de l'intestin grêle (ainsi que du cœcum et de l'appendice vermifore chez certains animaux), voire même par les parties supérieures du gros intestin.

Il ne fatigue pas l'estomac ; et, à la dose de 0 gr. 3 à 0 gr. 5, quatre fois par jour, il ne produit ni bourdonnement d'oreilles, ni céphalalgie, ni aucun symptôme d'intoxication, même après plusieurs semaines d'ingestion journalière. Son dédoublement dans l'économie se reconnaît par la présence de l'acide salicylique dans l'urine qui prend, comme on sait, une coloration violette par l'addition de quelques gouttes de perchlorure de fer. Dans le rhumatisme articulaire aigu, il paraît agir aussi bien que le salol et, en tout cas, il est mieux supporté. On peut l'employer aussi dans les autres cas où le salol est indiqué, sauf que son action sur les ferments de la putréfaction est moins marquée.

II. *Le camphorate d'aniline.* — Tomaselli a récemment attiré l'attention sur les propriétés antiseptiques de la combinaison d'acide camphorique et d'aniline. D'après Hager, ce sel peut être préparé en dissolvant 50 parties d'acide camphorique dans 150 parties d'alcool absolu, et ajoutant à la solution 56 parties d'aniline, ou mieux, quantité suffisante pour neutraliser, et laissant le mélange s'évaporer spontanément dans un endroit obscur. Le produit obtenu se présente en petits prismes blancs ou rougeâtres, inodores, ayant une saveur âcre et piquante, facilement solubles dans l'eau, l'alcool et l'éther. Vulpius critique cette formule comme prescrivant une proportion trop forte d'aniline et parce qu'il est très difficile de constater le point exact de la neutralisation avec les réactifs ordinaires ; le papier teint avec la matière colorante violette des pétales de dahlia, que l'aniline colore en vert, est toutefois l'indicateur le plus sensible.

Vulpius considère l'emploi de l'alcool comme inutile et même nuisible et préfère chauffer ensemble en vase clos à la température du bain-marie d'eau bouillante, 100 parties d'acide camphorique finement pulvérisé et 93 p. d'aniline. La cristallisation commence au bout de quelques minutes, mais se termine lentement ; elle est accélérée quand on promène le liquide sur les parois du ballon. Le produit est soluble dans l'alcool et l'éther, dans 30 p. d'eau ; il semble être décomposé par le chloroforme et le sulfure de carbone. La glycérine en dissout 1/10 de son poids, et cette solution étendue d'eau peut être utilisée en injections hypodermiques.

La dose maxima administrée en une fois par Tomaselli a été de 20 centigrammes, et la dose maxima d'un jour de 80 centigrammes. Le médicament prescrit comme antispasmodique, était dissous, dans 4 parties d'éther ou d'éther alcoolisé et enfermé dans des capsules gélatineuses. (*Pharmaceutical Journal et Un. pharm.*)

M. BOYMOND.

LA RACINE DU MELON COMME SUCCÉDANÉ DE L'IPÉCA.

Heberger, décrivant le principe amer des cucurbitacées, attribuait déjà des propriétés émétiques et purgatives à la racine de melon. Il lui donne le nom d'émétine du melon.

Voici ses caractères : masse compacte, brunâtre, d'une cassure luisante ; elle est très déliquescente ; sa couleur aqueuse a une saveur légèrement piquante, amère ; elle est sans action sur les acides et les alcalis ; elle colore l'éther. L'alcool la dissout instantanément ; elle est précipitée de cette solution par l'acétate de plomb et par l'infusion de noix de galle. L'ammoniaque liquide et la potasse caustique la dissolvent facilement ; les acides produisent dans cette solution un précipité gris brunâtre difficilement soluble dans l'eau.

Un très grand nombre d'expériences ont été faites sur des animaux pour prouver les propriétés émétiques de la substance qui nous occupe et récemment de nouvelles expériences, plus concluantes, ont été faites à l'hôpital militaire de Lemberg. On a cru pouvoir en conclure que, pour un adulte, on ne pourrait sans un grand danger dépasser la dose de 25 grammes de poudre de racine. Une solution de 9 centigrammes d'émétine du melon provoque des vomissements.

Les racines qui ont servi à faire ces expériences provenaient de plantes cultivées ; les plantes sauvages sont beaucoup plus actives. D'après le Dr Langewicz, celles-ci constituent un vomitif infaillible à la dose de 50 à 75 centigrammes.

De nouvelles et nombreuses expériences pourront seules faire connaître exactement les propriétés médicamenteuses de cette racine. (*Bollettino farmaceutico et Farmacista italiano.*)

M. B.

MUCILAGE DE FUCUS CRISPUS.

En ces temps de cherté de la gomme arabique, M. Peter Boa propose l'emploi du mucilage de *Fucus crispus* qui, dans bien des cas, peut la remplacer.

Le mucilage peut se faire à froid ou à chaud ; l'auteur indique comme donnant un mucilage suffisamment clair pour tous les usages, le procédé qui consiste à traiter la mousse par l'eau chaude au bain-marie et à filtrer la solution sur du coton cardé supporté par une mousseline. On prend le quart d'une once de carrayaheen, qu'on lave avec soin pour enlever la poussière et le sable, on laisse en contact, pendant une heure environ, avec 24 onces d'eau froide, ensuite on fait bouillir pendant cinq minutes ou l'on chauffe au bain-marie d'eau bouillante pendant le double de ce temps ; on passe comme il a été dit. On obtient ainsi 18 onces de mucilage ressemblant par l'apparence et la viscosité au mucilage de la gomme arabique et n'ayant pas plus de saveur.

Avec ce nouveau mucilage, le baume de copahu donne une émulsion plus complète et plus durable ; l'huile de foie de morue également, mais la division est un peu moindre : 6 gros de mucilage, une once d'huile et deux onces d'eau donnent une émulsion qui tient très bien ; si l'on remplace le mucilage de carrayaheen par la même quantité de mucilage de gomme, elle se sépare au contraire très-aisément.

Le mucilage de carrayaheen donne une gelée claire avec le sous-acétate de plomb ; il peut être mêlé à l'alcool rectifié et à l'acide nitrique dilué ; il donne avec le perchlorure de fer un léger précipité gélatineux. (*Pharmaceutical Journal et Un. Pharm.*)

M. BOYMOND.

DE QUELQUES MÉDICAMENTS STIMULANT L'ACTION DU FOIE.

La podophylline à petites doses est un stimulant du foie. Pendant cet accroissement de sécrétion de la bile la proportion des matériaux solides particuliers à la bile n'est pas diminuée. Si la dose est trop élevée, il n'y a pas augmentation dans la secrétion biliaire. La podophylline est un puissant irritant intestinal.

L'évonymine est un puissant stimulant du foie ; ce médicament exerce sur l'intestin une action presque aussi irritante que la podophylline.

La sanguinaire est un énergique excitant de l'action du foie. Elle stimule l'intestin, mais pas d'une façon aussi puissante que la podophylline.

L'érisine stimule énergiquement le foie. Elle n'agit pas sur l'intestin aussi puissamment que la podophylline.

La leptandrine a une action modérée sur le foie. C'est un faible stimulant intestinal.

La coloquinte est un énergique stimulant hépatique et intestinal. Elle rend la bile plus aqueuse, mais elle augmente la sécrétion des matériaux biliaires.

Le jalap est un stimulant puissant du foie et de l'intestin.

La ménispermine n'excite pas le foie ; elle excite légèrement les glandes intestinales.

Le baptisin jouit d'un pouvoir considérable comme stimulant de l'intestin et du foie.

Le phytolaccin a une action très puissante comme stimulant hépatique. Il excite aussi légèrement les glandes intestinales.

L'hydrastin a un pouvoir modéré d'excitation du foie. C'est un faible stimulant intestinal.

La juglandine est un excitant hépatique modéré et un léger stimulant intestinal.

Le chlorhydrate d'ammoniaque passe pour avoir des propriétés cholagogues, mais c'est un fait encore douteux : il excite néanmoins certainement les glandes de l'intestin.

Le calomel est un purgatif puissant, mais la question de savoir s'il excite le foie n'est pas encore résolue.

Le sublimé corrosif est un puissant stimulant hépatique, mais agit faiblement sur l'intestin.

Le sulfate de potasse est un puissant irritant intestinal, mais son action sur le foie est variable et peu continue.

Le taraxacum est un faible stimulant hépatique.

L'acide chlorhydro-nitrique dilué a sur le foie une action stimulante modérée.

Le boldo, le bromure de potassium, le nitrate de potasse et le savon dur ont chacun sur le foie une action stimulante. (*The Western medical Reporter*, 1886.)   G. YVON.

THÉRAPEUTIQUE MÉDICALE

Le chionanthus virginica comme diurétique.

L'écorce de chionanthus virginica, arbuste de l'Amérique du Sud, renferme de la saponine. Elle a été employée dans les maladies du foie, l'ictère. On lui attribue des propriétés diurétiques et diaphorétiques.

Henning l'administre sous forme d'extrait fluide :

Extrait fluide de chionanthus.................... 30 gr.
Eau................. 120 gr.

Une cuillerée à café toutes les 3 ou 6 heures.

Il adjoint à cette formule du podophyllin et de l'acétate de potasse (*Ital. Gazz. et Lo Sperimentale*, Mazzo, 1887, 310).

M. B.

—

Le salix nigra (saule noir) comme sédatif.

L'extrait fluide du saule noir est préconisé à la dose de 3 à 5 grammes par jour, comme sédatif dans les déréglements des organes génitaux des deux sexes : abus du coït masturbation, spermatorrhée, hypéresthésie ovarienne, dysménorrhée etc. Il a été vanté comme régulateur des menstrues. Le saule noir qui se trouve sur le bord des grands fleuves de l'Amérique du Nord, n'é-

tait connu jusqu'à présent que par ses racines amères purgatives et fébrifuges. (*Handelsbericht von E. Merck.* Januar 1887.)

M. B.

—

Liniment antinévralgique.

(N. Gueneau de Mussy.)

Alcoolat de mélisse.... 50 gr.
Teinture d'aconit..... 10 —
Chloroforme.......... 5 —

Mêlez. On imbibe un morceau de flanelle de ce liniment, et on l'applique sur la région douloureuse. On recouvre le tout de taffetas gommé.

—

Liniment contre la colique néphrétique.

(Dr Reliquet.)

Chloroforme......... 15 gr.
Extrait de jusquiame. 15 gr.
Laudanum de Sydenham.............. 5 gr.
Huile de camomille.. 150 gr.

En embrocations sur tout le ventre.

S. M.

—

L'embrocation d'Elliman.

Un liniment qui depuis près d'un demi-siècle, jouit d'une vogue méritée en Angleterre, vient de faire son apparition en France ; c'est l'embrocation d'Elliman, dont une autre préparation est également très répandue dans la médecine vétérinaire. Nous lui souhaitons la bienvenue: il comble, en effet, une véritable lacune. Le vieil opodeldoch est bien hors d'usage et en réalité les liniments huileux sont d'un emploi souvent incommode.

L'embrocation d'Elliman ne renferme aucun narcotique : son odeur est agréable et elle n'a pas l'inconvénient des substances grasses. C'est un excitant cutané. Il est indiqué toutes les fois qu'il est nécessaire de produire une légère révulsion à la surface de la peau (courbatures, douleurs rhumatoïdes, etc). Les sportsmen qui se livrent en Angleterre à de violents exercices en font cas comme de la meilleure médication capable de les remettre de leurs fatigues.

Dr H.

—

Action du convallaria maïalis.

(NATHANSON.)

L'auteur cite un cas d'insuffisance aortique, un autre d'insuffisance mitrale avec rétrécissement veineux, et un troisième d'insuffisance mitrale et aortique, tous les trois guéris par la convallarine pure, administrée aux doses de 3 à 30 centigrammes.

La convallarine, à la dose de 6 à 10 centigrammes, produit en outre des effets purgatifs. (*Sem. médic.* 29 juin 1887.)

V. L.

—

Atropine contre le mal de mer.

(F. REBATE.)

Eau distillée...... 10 gr.
Sulfate d'atropine. 0 gr. 003 m.

Une seringue à la fois. Répéter toutes les 7 à 8 h. N'a pas vu d'accidents. Ce procédé dans plusieurs cas, a supprimé non seulement les vomissements, mais encore la sensation épigastrique si pénible. (*Lyon méd.*, 1887, p. 415.)

H. Ch.

—

Collodion antigoutteux.

(MONIN.)

Collodion élastique
Ether sulfurique.. } ãã 15 gr.
Acide salicylique.. 4 gr.
Chlorhydrate de morphine.......... 1 gr.
Mêlez.

Application toutes les heures sur le gros orteil atteint de goutte. La douleur cesse bientôt, mais le gonflement persiste, ce qui empêche de redouter la métastase. (*Union médic.*, 21 juillet 1887.)

V. L.

—

Mixture contre le mal de mer.

(BEDD.)

Bromure de sodium... 5 gr.

Bromure d'ammonium   2 gr. 50
Hydrolat de menthe..   200 gr.

Faites dissoudre. Une cuillerée avant le repas, et une autre avant de se coucher. Faire usage de ce remède trois jours avant de s'embarquer.

S. M.

—

Mixture contre la constipation.

Teinture de rhubarbe.....   10 gr.
Teinture de noix vomique..   6 —
Teinture de badiane........   4 —

Mêlez. Dix gouttes de ce mélange dans un peu d'eau, cinq à dix minutes avant les repas.

S. M.

—

Franciscea uniflora comme purgatif.

(MANAC).

On prépare un extrait fluide avec la racine du *Franciscea uniflora* (mercure végétal), qui a été employé avec succès, dit-on, comme antisyphilitique, à la dose de 5 à 20 gouttes, trois fois par jour. A haute dose, il est purgatif, diurétique et emménagogue. A très haute dose, il est toxique.

M. B.

—

Prises contre l'atonie gastro-intestinale.

(G. SÉR.)

Magnésie calcinée.} à 15 gr.
Craie lavée.......}
Colombo pulv.....   1 —
Vanille pulvérisée..   0 — 50

Mêlez. Une demi-cuillerée à café, avant chaque repas, aux personnes atteintes d'atonie gastro-intestinale avec tympanisme. Dans certains cas, on prescrit, en outre, 5 à 10 gouttes de teinture de noix vomique, dans une cuillerée de café noir, à la fin du repas; purgatifs salins de temps en temps.

S. M.

THÉRAPEUTIQUE CHIRURGICALE

Pommade pour pansements antiseptiques.

Iodoforme..............   2 gr. 50
Essence d'eucalyptus..   20 gr.
Paraffine..............   50 gr.
Vaseline..............   50 gr.

(*Centralblatt für die. ges. Therapie*, V, 1887, 283.)

M. B.

—

Moyen de faire rendre des objets avalés.

Il s'agit dans cet exemple de dents artificielles avalées. L'auteur fit prendre à son client trois grandes tranches de pain, puis quatre grandes cuillerées d'une bouillie épaisse de farine, après quoi il lui administra un émétique. Les dents furent expulsées, enveloppées dans

la matière tenace des vomissements.

Cette pratique, usitée envers les prisonniers qui ont avalé des pièces fausses qu'ils veulent soustraire, a été recommandée par Sir James Payet. (*Union médic.*, 23 juillet 1887.)

V. L.

—

Nouveau traitement des brûlures et des congélations.

(ZUBOFF.)

L'auteur a employé avec succès son remède dans soixante cas de brûlures et de congélations. Il consiste dans l'application de compresses imbibées de permanganate de potasse. On se sert d'une solution de 5 à 15 centigrammes de permanganate dans 30 grammes d'eau. Les compresses, constituées par une pièce de toile ou de coton, sont fréquemment renouvelées.

Le remède n'est sûrement efficace que dans les congélations du premier ou du second degré, et dans les brûlures du premier degré.

Dans tous les cas, il supprime rapidement la douleur et enlève les inflammations ; quand les ampoules sont intactes, la suppuration est toujours prévenue.

L'auteur cite une personne qui s'était brûlée au premier degré dos, la poitrine et le ventre en prenant un bain de vapeur ; la solu-

tion de permanganate supprima les douleurs en une heure ; l'épiderme s'exfolia, et la guérison fut obtenue au bout d'une semaine. (*Monde de la Science et de l'Industrie*, 25 juillet 1887.)

V. L.

—

Accidents toxiques à la suite de pansements au sublimé.

(FRÆNKEL.)

L'auteur reconnaît que le sublimé surpasse tous les antiseptiqués dans le pansement des plaies. Mais il peut produire des accidents toxiques caractérisés anatomiquement par une inflammation avec névrose de la muqueuse du gros intestin et parfois aussi de l'intestin grêle. Cliniquement, ces lésions se traduisent par des coliques, du ténesme, de la diarrhée accompagnée d'hémorrhagies intestinales. Peut-être le sublimé provoquerait aussi des altérations rénales. L'altération intestinale se montrerait plutôt chez les gens dénourris et chez les obèses ; il y aurait d'ailleurs de véritable idiosyncrasies. L'intoxication se produit surtout quand la plaie pansée avec le sublimé est très étendue, ou quand l'absorption est très facile (péritoine en cas de laparotomie, utérus après l'accouchement). Il est donc important d'employer le sublimé avec prudence et de se servir de solutions faibles, quoique encore antiseptiques. (*Arch. für path. Anat. und Physiol.*, Band 99, 276.)

M. B.

Coloration des liqueurs antiseptiques.

(P. VIGIER.)

On emploie aujourd'hui la solution de bichlorure de mercure en si grande abondance pour le pansement des plaies que M. Vigier croit le moment venu de la distinguer de la liqueur de Van Swieten et d'autres solutions incolores, employées pour l'usage interne, par une couleur qui saute aux yeux et soit plus apparente que les étiquettes actuellement en usage. Il croit qu'on éviterait ainsi des accidents possibles avec un poison tel que le sublimé. Il propose pour celle-là la couleur violette, parce qu'on ne boit jamais rien de violet, et on formulerait ainsi :

Sublimé.......... 50 centigr.
Eau distillée...... 1000 gram,
Violet de méthyla-
  niline dit violet
  de Paris...... 1 milligram.

Si on voulait pousser plus avant ce système, on pourrait colorer en rose la solution d'acide borique, qui répondrait ainsi à la formule suivante :

Acide borique...... 35 gram.
Eau distillée....... 1000 —
Fuchsine cristallisée 1 milligr.

Celle de borax pourrait être colorée en vert par le vert d'aniline.

Toutes ces matières colorantes sont dans le commerce. La solution phéniquée resterait incolore, parce qu'elle est remarquable par son odeur. M. Vigier soumet cette idée à l'appréciation des chirurgiens, ayant la certitude que, mise largement en pratique, elle éviterait bien des méprises.

M. B.

MALADIES CUTANÉES ET VÉNÉRIENNES

Traitement de la blennorrhagie.

On admet généralement aujourd'hui que la blennorrhagie est une maladie parasitaire. L'observation semble prouver que le parasite ne peut vivre que dans un milieu acide, et les injections avec les liquides alcalins non irritants se présentent naturellement à l'esprit. Sur cette donnée, le docteur Costellan, après s'être assuré par le papier réactif de l'acidité de muco-pus, prescrit trois ou quatre injections chaque jour avec une solution de bicarbonate de soude au centième. En général, sept ou huit jours de ce traitement suffisent pour produire une diminution notable de l'écoulement et une convalescence rapide. Ces injections font disparaître tout de suite la sensation de brûlure qui accompagne la miction. (*The med. Record*, 30 avril 1887.)

—

Pommade contre l'eczéma du cuir chevelu.

(JACKSON).

Soufre sublimé et lavé.... 4 gr.
Axonge benzoïnée........ 100 gr.
Mêlez.

Quand l'eczéma est sec, on procède ainsi qu'il suit pour obtenir la chute des écailles. On graisse la tête avec de l'huile d'amande douce, on la couvre d'une calotte de flanelle imbibée d'huile et par-dessus on place un bonnet de soie huilé intérieurement. Le lendemain on lave le cuir chevelu à l'eau de savon, puis on applique la pommade soufrée. Quand il y a une rougeur très prononcée, on commence par des onctions de vaseline pure. (*Union médic.*, 26 juillet 1887.)

V. L.

—

Pommade contre le prurit de l'anus.

Cocaïne.... ... 0 gr. 30 cent.
Vaseline........ 30 gr.

Mêlez. Dans le cas de prurit anal par l'eczéma, on prescrit de fréquentes lotions d'eau tiède, des cataplasmes de fécule. Puis, quand l'inflammation a diminué, on introduit dans le rectum, pendant la nuit, des mèches enduites de la pommade ci-dessus. Régime sévère, d'où seront exclus les aliments épicés et poivrés.

S. M.

—

Autre traitement du prurit de l'anus.

Le docteur Bangs fait remarquer que cette pénible et incommode affection est souvent sous la dépendance d'une irritation qui a son siège dans les organes génitaux, comme un rétrécissement de l'urèthre, un engorgement aigu ou chronique de la prostate, et que dans plusieurs cas il a obtenu la cessation du prurit par la guérison de la maladie qui en était la source. Dans un cas qui était lié à une prostatite aiguë, la terrible démangeaison a été guérie par des lavements d'eau très chaude. Dans un autre cas où un prurit intense avait résisté à tous les moyens de traitement, l'urèthre présentait une excessive sensibilité due à des excès sexuels. L'affection prurigineuse fut guérie par le passage d'une sonde et la cessation des excès. Notre confrère rapporte d'autres faits intéressants qui démontrent la liaison qui peut exister entre la démangeaison de la peau et les conditions morbides de l'appareil de la génération. (*The New-York med. Journ.*, 16 avril 1887.)

—

MALADIES DES ENFANTS

**Traitement de la diphthéri-
par l'eau oxygénée.**

(HOFMOKL).

L'auteur, à la suite de Vogelsang, a expérimenté ce traitement. L'eau oxygénée est, suivant lui, un excellent topique sans influence fâcheuse sur l'état général.

La formule suivante est excellente :

Eau oxygénée (solution à
  2 0/0).................. 200 gr.
Glycérine pure........... 3 gr

On peut la donner par voie gastrique ou par inhalation.

Une cuillerée à café toutes les heures ou toutes les deux heures.

On peut mettre cette préparation dans un ventilateur pour l'administrer en inhalation.

Les effets du médicament sont une salivation abondante. Les fausses membranes sont rejetées en 3 ou 4 jours et quelquefois de 6 ou 9.

Les enfants prennent de l'appétit. (*Paris médic.*, 23 juillet 1887.)
V. L.

—

Lavage de l'estomac chez les enfants.

(LOEY.)

Les lavages de l'estomac ont été employés avec succès par l'auteur chez dix-neuf enfants de un à seize mois, atteints de dyspepsie grave. L'auteur commence par vider l'estomac, puis y fait passer de l'eau tiède légèrement salée jusqu'à ce qu'elle ressorte parfaitement claire.

Le soulagement est souvent instantané.

Un très petit nombre de lavages quotidiens ou espacés suffit à amener la guérison.

Ce traitement n'est nullement contre-indiqué dans le cas de bronchite concomitante. (*Prog. méd.*, 23 juillet 1887.)
V. L.

ODONTOLOGIE

Emploi de l'eau oxygénée dans l'art dentaire.
(SMITH.)

L'auteur insiste beaucoup sur les diverses applications que l'on peut faire de cet agent déjà bien connu à l'art dentaire. L'eau oxygénée détruit les végétations cryptogamiques et empêche la décomposition des matières organiques ; elle est inodore et incolore, non vénéneuse, et ne produit pas de taches. Elle est à recommander pour la désinfection des canaux dentaires, surtout dans les cas d'abcès des alvéoles. Smith cite trois cas de sa pratique, dans lesquels, par nettoyage et irrigation répétés des canaux avec l'eau oxygénée, il a obtenu la guérison de fistules gingivales chroniques et d'abcès des terminaisons de la racine. Il l'applique aussi au blanchiment des dents noircies et au traitement de la pyorrhée alvéolaire et des diverses formes de gingivite et de stomatite. (*Central-blatt für die gesammte Therapie*, V, 1887, 270.)

M. B.

—

Elixir dentifrice au salol.

Salol...............	1 gr.
Alcool...............	100 gr.
Teinture de cochenille	3 à 5 gr.
Essence de rose......	1 goutte.
» de menthe...	2 gouttes.

Une cuillerée à thé dans un verre d'eau. (*American Journal of Pharmacy*, XVII, 1887, 187.)

M. B.

UROLOGIE

—

Nitro-prussiate de soude comme réactif de l'albumine.

(G. NYA.)

L'auteur recommande l'usage du nitro-prussiate de soude comme réactif applicable à la recherche de l'albumine dans l'urine, de la même manière qu'on emploie le ferrocyanure de potassium, c'est-à-dire en ajoutant la solution du réactif dans l'urine préalablement acidulée par l'acide acétique. Lorsqu'il y a formation d'un trouble dû à la précipitation des urates, ce trouble disparaît sous l'influence de la chaleur. Le nitro-prussiate de soude doit être conservé avec soin à l'abri de la lumière pour éviter a décomposition. (*Med.-Chir. Rundschau*, 1887, 4, et *Archiv. der Pharmacie*, XXV, 1887, 500.)

M. B.

—

Dosage de la globuline dans l'urine et dans les liquides séreux. (POHL.)

Pour le dosage de la globuline l'auteur donne la préférence au sulfate d'ammoniaque, qu'il ajoute aux liquides séreux, directement, et aux urines acides, après neutralisation préalable avec l'ammoniaque et séparation, par filtration, du précipité de phosphates. A l'urine ainsi alcalinisée, on ajoute une solution saturée de sulfate d'ammoniaque. Après une heure de repos, on recueille le précipité sur un filtre taré, on le lave avec la solution de sulfate d'ammoniaque, on le dessèche à 100° et on le pèse. On incinère le tout et on déduit le poids des cendres. (*Archiv für exper. Pathol. et Rundschau für die Pharmacie*, XIII, 1887, 369.)   M. B.

—

Recherche de l'acide oxalique dans l'urine.

(SALKOWSKI.)

Dans la méthode de Neubauer, le précipité fourni par l'alcool contient, outre des chlorures, du sulfate de chaux et des urates, aussi de l'oxalate de chaux.

On peut extraire l'oxalate de chaux de la manière suivante. Le précipité est épuisé plusieurs fois par de l'alcool à 80°, lavé avec une petite quantité d'eau chaude, dissous dans un peu d'acide chlorhydrique étendu ; la solution filtrée est neutralisée avec de l'ammoniaque et acidulée avec l'acide acétique ; après 24 heures, l'oxalate de chaux est déposé sur les parois du vase. (*Zeistschrift für physiolog. Chemie*, X, 1886, 106.)

M. B.

PHARMACOLOGIE

Fabiana imbricata ou Pichi.

Solanée du Chili, recommandée par le Dr Rodriguez, comme remède contre les maladies du foie et des organes de la vessie. On en utilise les feuilles et les branches. Le Dr Deurarchi par ses analyses y trouve une huile éthérée aromatique, une résine, une substance fluorescente cristallisante en aiguilles, ainsi que de l'Escaline et et de la Fraxine.

M. B.

—

Préparation des suppositoires avec des extraits.

(COMMUNEAU.)

Les pharmaciens de province sont souvent embarrassés pour délivrer des suppositoires contenant des extraits, aux clients des campagnes qui les attendent.

On arrive à un bon résultat en plaçant la capsule contenant le beurre de cacao fondu, dans l'eau fraîche, faisant dissoudre les extraits dans la glycérine, et coulant en mélasse ; quelques minutes suffisent pour les solidifier assez pour pouvoir projeter, dans l'eau froide, les suppositoires encore contenus dans leurs moules. Cinq minutes après, on peut enlever le papier et les suppositoires sont iréprochables; un quart d'heure suffit pour en préparer une douzaine de cette manière. (*Journal Ph. et Ch.*)

M. B.

REVUE DES MÉDICAMENTS NOUVEAUX

LE PHTALATE DE MORPHINE.
(Bombelon.)

L'auteur considère le *phtalate de morphine* comme le sel le plus avantageux à employer, dans la pratique médicale, à cause de sa grande solubilité et de sa facile conservation.

L'acide *phtalique*, résultant de l'oxydation de la naphtaline, dissout facilement la morphine. La préparation du phtalate s'effectue de la manière suivante :

Le chlorhydrate de morphine pur est précipité par l'ammoniaque ; la morphine est lavée, exprimée, redissoute dans l'acide acétique étendu, précipitée de nouveau, lavée et exprimée. On fait dissoudre à chaud cette morphine, ainsi obtenue et pure, dans la solution d'acide phtalique pur, jusqu'à ce qu'il reste de l'alcaloïde indissous ; après refroidissement, on filtre, on évapore à consistance sirupeuse et on fait sécher le produit sur des plaques de verre. Les lamelles de *phtalate de morphine*, vitreuses, incolores, se conservent parfaitement et sont solubles dans l'eau presque en toutes proportions. La solution de phtalate se conserve beaucoup plus longtemps que celle des autres sels de morphine, sans altérations cryptogamiques et sans modifications chimiques.

Les injections hypodermiques ne sont pas douloureuses. (*Pharm. Zeitung*, 1887, 488, et *Pharm. Rundschau* V, 1887, 237).

M. Boymond.

DE L'ACÉTANILIDE CONTRE LES DOULEURS LANCINANTES.
(Fischer.)

L'auteur a expérimenté quatre-vingt-dix fois le médicament chez dix ataxiques. Tous sauf un furent soulagés.

Le médicament resta sans action contre des douleurs d'autre nature, telles que : sciatique, clou hystérique, névralgie dentaire, etc.

Mais il fut suivi d'un bon résultat dans une névralgie occipitale d'origine syphilitique, dans un cas de démence paralytique (syphilitique avec douleurs nocturnes lancinantes dans les jambes), dans trois cas de céphalées anémiques, dans quatre cas de migraine. V. L. (*Lyon médic.*, 10 juil. 1887.)

LE GAIAC COMME EMMÉNAGOGUE

(James Stanger.)

L'auteur emploie le gaïac contre les aménorrhées idiopathiques indépendantes d'une cause mécanique. Doses : 0,50 centigrammes de poudre de résine de gaïac, à prendre chaque matin dans un verre de lait, pendant quelques semaines.

Pendant une menstruation douloureuse, prendre toutes les trois heures une drachme de teinture ammoniacale de gaïac. V. L. (*Lyon médic.* 10 juil. 1887.)

LE BORATE D'AMMONIAQUE CONTRE LA PHTHISIE.

Un des médicaments en vogue aujourd'hui, pour le traitement de la phthisie, est le borate d'ammoniaque préconisé par le professeur Lashkewich, qui lui attribue une grande valeur. Ce sel produit un effet marqué sur l'expectoration et, dans quelques cas, diminue la pyrexie dans les premières périodes de la maladie.

La dose administrée est de 30 centigrammes par jour, combinée avec la codéine, la jusquiame et autres sédatifs. En inhalations ou en pulvérisations, le borate d'ammoniaque diminue aussi l'expectoration, l'irritation et les phénomènes douloureux de la bouche et du larynx. (*The Lancet* et *American Journal of Pharmacy*, XVII, 1887, 506.)   M. B.

CYANHYDRATE DE CHLORAL.

(Hermes.)

L'auteur préconise ce produit pour obvier aux effets incertains de l'eau de laurier cerise, de l'eau d'amande amère et d'autres préparations analogues.

Le cyanhydrate de chloral a été préparé par Pinner et Bischoff, qui lui ont attribué l'action physiologique de l'acide cyanhydrique pur. Il est représenté par la formule $CCl^3 - CH \begin{cases} OH. \\ CN. \end{cases}$

La solution aqueuse donne des cristaux pulvérulents formés de tables rhombiques et de prismes. Il est facilement soluble dans l'eau, l'alcool et l'éther. Avec la vapeur d'eau, il se volatilise en petite proportion. Il est aussi décomposé par les alcalis, avec reproduction d'acide cyanhydrique.

Le cyanhydrate de chloral est un produit stable et sa solution se conserve longtemps sans altération, 6,46 parties de cyanhydrate de chloral correspondant à une partie d'acide cyanhydrique anhydre. Pour obtenir une solution égale en action à l'eau distillée d'amande amère, on fera dissoudre 0 gr. 06 centigr. de cyanhydrate de chloral dans 10 grammes d'eau. (*Pharmac. Centralhalle*, XXVIII, 1887, 396.)　M. B.

LA LANTANINE.

Alcaloïde découvert par Buiza, et Negrata, de Lima, dans le *Lantana Brasiliensis*, plante appartenant à la famille des Verbénacées, et connue, dans l'Amérique du Sud, sous le nom de *Yerba Sagrada*. Cet alcaloïde agit sur la circulation, retarde la nutrition et abaisse la température. Contrairement à la quinine, il peut être supporté par les estomacs les plus délicats. Antipyrétique à la dose de 1 à 2 grammes, à prendre dans les 24 heures. On l'administre dans les fièvres intermittentes immédiatement après l'accès sous forme de pilules de 10 centigrammes chacune. (*Schweiz. Wochenschrift für Pharmacie*, XXV, 1887, 328.)　M. B.

LE FORMULAIRE DE LA DIPHTHÉRIE

Il faut absolument proscrire l'emploi des vésicatoires, dont la surface se couvre de fausses membranes ; des émissions sanguines et des mercuriaux, qui affaiblissent les malades; de l'opium, qui amène rapidement un état de dépression ;

enfin, il faut éviter l'abus du chlorate de potasse à haute dose.

Voici le traitement employé par M. J. Simon contre l'*angine diphthérique* :

1º *Localement*. — *A*. Badigeonnages avec le jus de citron, le vinaigre simple ou aromatique, ou même le vin rouge pur ; quand les fausses membranes sont très épaisses, on se sert d'un mélange à parties égales de perchlorure de fer et de glycérine, appliqué 3 ou 4 fois par jour. Dans l'intervalle on badigeonnera toujours, soit avec les collutoires ordinaires, soit avec la mixture suivante, préconisée par M. J. Simon :

Acide salicylique...........	0,50	centig.
Décocté d'eucalyptus.........	60	gram.
Glycérine.................	30	gram.
Alcool....................	12	gram.

On imbibe de cette mixture un petit pinceau de charpie assez court pour que l'on puisse *frotter* la muqueuse et la bien débarrasser des pseudo-membranes, en ayant soin de ne pas faire saigner. On pratiquera la manœuvre toutes les heures pendant le jour et toutes les deux heures pendant la nuit, en changeant la charpie chaque fois.

B. Si le malade est assez âgé, il se gargarisera toutes les 2 heures avec un des liquides suivants : acide borique, 4/100 ; borax, 4/200 ; eau de chaux médicinale ; eau vinaigrée ; chlorate de potasse, 8/200.

C. Si le malade est trop jeune pour se gargariser, on fera des irrigations toutes les heures avec un litre d'eau de chaux coupé d'une des solutions précédentes, et toujours tiède.

Sur le cou, pommade à l'iodure de potassium, ou bien à la belladone ou à la jusquiame, maintenue par une cravate ouatée.

2º *A l'intérieur*. — Perchlorure de fer, à la dose de 3 à 6 gouttes et un peu d'eau, toutes les 2 ou 3 heures, au moment de l'ingestion d'un aliment liquide. Eviter son mélange incompatible avec le lait, l'eau de gomme et le métal des cuillers.

Si le petit malade a dépassé 5 ou 6 ans, M. J. Simon lui

donne soit l'extrait oléo-résineux de cubèbe à la dose de 4 à 6 gr. dans une potion aromatisée, soit la préparation suivante donnée par bols :

Cubèbe....................	30 gr.
Copahu....................	60 gr.
Sous-carbonate de fer........	4 gr.

Sous-nitrate de bismuth q. s. pour solidifier.

En outre, *régime tonique* ; alcool sous toutes ses formes (eau-de-vie, Malaga, Champagne, Porto, vin d'Espagne, etc.), extrait de quinquina de Colombo.

La chambre de l'enfant doit être maintenue à 15° ou 16° ; elle doit être constamment aérée par une porte et non directement par la fenêtre ; on fera des pulvérisations de thymol ou d'eau-de-vie.

Quand le croup est déclaré. — Dès l'apparition des premiers signes (raucité de la voix et de la toux, respiration sifflante), faire vomir le malade. Donner l'ipéca, et renouveler son administration 2 ou 3 fois, s'il y a lieu.

Dès que l'oppression et le tirage se sont établis, pratiquer la trachéotomie. (*Progr. médic.*, 18 juin 1887.)

V. L.

THÉRAPEUTIQUE MÉDICALE

Nouveau traitement des névralgies.

(Dʳ LÉONARD CONING.)

L'auteur emploie comme médicament une solution d'hydrochlorate de cocaïne à 4 0/0. Cette solution est injectée le long des nerfs malades, et retenue localement au moyen d'un tourniquet placé au-dessus du point de l'injection. Dans les sciatiques, le tourniquet doit être placé aussi haut que possible de façon à empêcher la circulation dans l'artère crurale. On peut ainsi maintenir longtemps le médicament au contact du nerf malade. Dans le premier cas de l'auteur, la douleur, après l'enlèvement du tourniquet, ne se reproduisit qu'après quatre jours. (*Union méd.*, 23 juillet 1887.)

V. L.

—

Traitement de la dyspepsie gastralgique.

(HUCHARD).

Elixir de Garus	250 gr.
Eau distillée...	50 gr.
Acide chlorhydrique médicinal......	2 gr. 50 cent.
Chlorhydrate de cocaïne.....	0 gr. 50 cent.

Un verre à liqueur après chaque repas.

S. M.

—

Sur l'action diurétique du mûrier.

(RUBUS CHAMÆMORUS).

Le Dr Froitzky, âgé de 80 ans, souffrant depuis 10 ans d'œdème des pieds, a essayé sur lui-même les effets du *Rubus chamæmorus*.

L'adonis vernalis qui, dans le principe, lui avait donné de bons résultats à cause de son action diurétique, fut infidèle ensuite. Il eut alors recours à l'emploi des feuilles de mûrier, remède diurétique populaire en Sibérie et dont la promptitude et l'efficacité ne se sont pas démenties pendant 5 ans. L'auteur fait préparer une infusion de la manière suivante :

Feuilles de mûrier...	7 gr. 50
Eau bouillante......	Deux tasses.

Laisser infuser 8 à 10 heures en lieu chaud, prendre une tasse le matin et une le soir. La saveur de cette infusion n'est pas agréable. On en continue l'usage pendant trois jours. La sécrétion de l'urine va graduellement en augmentant ; de 54 onces par 24 heures au début, elle s'élève à 60, 72 et finalement à 88 onces. (*Russkaïa Medicina*, 1887, nº 34, *Annali di chimica e di Farmacologia, Maggio*, 1887, 344)

M. B.

—

Usages de la Saccharane.

La saccharine est presque insoluble dans l'eau, sa solubilité est beaucoup augmentée par l'addition de bicarbonate de soude.

Une petite quantité de ce mélange de saccharine et de bicarbonate suffit pour édulcorer les aliments et les boissons des diabétiques.

La sacchari-quinine de Fahlberg est un mélange de 36 parties de saccharine avec 64 parties de quinine (sulfate). Pollatschek recommande la mixture suivante :

Saccharine...............	1.07
Bicarbonate de soude.....	1.2
Eau distillée.............	100.0
Sulfate de quinine........	1.0

Pharm. centralhalle et Un. Pharm.

M. B.

—

Cryptochaetes andigola.

Aromatique et pectoral. Employ

en infusions à la dose de 25 grammes par litre. Emétique à dose élevée. (*Lo Sperimentale*, LIX, *Maggio* 1887, 556.)

M. B.

—

Traitement de l'embarras gastrique fébrile.

Poudre de rhubarbe.... 4 gr.

de noix vomique.... 2 gr.
Sulfate de quinine......
Poudre d'opium......
brut .... } ââ 1 gr.

M. s. a.

A diviser en seize cachets. Trois par jour.

S. M.

—

MALADIES CUTANÉES ET VÉNÉRIENNES

—

Pommade contre les éphélides.

(HAGER.)

Précipité blanc............ 4 gr.
Sous-nitrate de bismuth... 4 gr.
Glycérolé d'amidon....... 15 gr.

Chaque tache de rousseur est enduite de deux jours l'un. (*Chemist and Druggist*, 1887, 752.)

M. BOYMOND.

—

Lotions contre les démangeaisons.

Hydrate de chloral.. 5 à 10 gr.
Hydrate de laurier
cerise........... 50 gr.
Eau distillée....... 200 gr.

Faites dissoudre. Cette solution s'emploie en lotions, contre les démangeaisons du prurigo. Dans certains cas, on recourt avec avantage dans le même but à des lotions d'eau chloroformée, contenant un gramme de chloroforme pour 100 grammes d'eau distillée.

S. M.

—

Résorcine contre l'eczéma.

(WIN.)

L'auteur s'est servi avec succès d'une pommade composée de 10 parties de résorcine pour 90 de vaseline, d'abord sur lui-même atteint d'eczéma aux deux mains, ensuite sur diverses personnes.

Les démangeaisons et l'infiltration de la peau disparurent.

Il emploie aujourd'hui la résorcine sous les formes suivantes :

1º Poudre de riz...... 20 gr.
Résorcine............ 2 gr.

Poudre difficile à conserver à cause de l'humidité à laquelle elle est très sensible.

2º Résorcine............ 1 à 2 gr.
Huile d'olive............
Huile d'am. douce....... } ââ 3 gr.

3° Résorcine............ 4 gr.
Glycérine............. 20 gr.
4° Vaseline jaune........ 20 gr.
Résorcine............ 1 à 2 gr.
(*Thérap. cont.*, 22 juillet 1887.)

V. L.

—

Traitement des yeux chassieux.

(Chavot.)

Généralement le lymphatisme, l'anémie, les troubles gastriques et surtout les troubles fonctionnels des organes génitaux sont la cause originelle de la séborrhée des paupières. Le traitement général doit donc tout d'abord attaquer ces états morbides.

Quant au traitement local, voici en quoi il consiste : dans le cas de séborrhée fluide, on lave soigneusement les paupières avec de l'eau de savon tiède ; dans les cas de séborrhée sèche, on ramollit les croûtes par de légères onctions faites avec de l'huile d'amande douce.

Après cela, il faut modifier la sécrétion des glandes sébacées. Dans ce but, on applique sur les paupières soit des pommades à base d'oxyde, de zinc ou de carbonate de plomb, soit des compresses imbibées d'une solution alcoolique aromatique ou légèrement astringente. (*Union méd.*, 23 juillet 1887.)

V. L.

—

Pommades de cocaïne et de lanoline.

Contre les brûlures, le docteur Wendt, de Saint-Louis (Missouri), recommande la pommade suivante :
Chlorhydrate de cocaïne..... 1
Lanoline.................... 24

Cette pommade est à la fois calmante et protectrice.

Quand la douleur est vive et spécialement pour les brûlures au premier et au second degré, il donne une autre formule où la proportion d'eau introduite contribue à rendre la pommade rafraîchissante :
Chlorhydrate de cocaïne..... 2
Eau distillée........... } āā 17
Lanoline...............
Blanc de baleine............ 4

On peut encore badigeonner la surface douloureuse avec une solution de cocaïne à deux pour cent, puis enduire de pommade phéniquée.
Acide phénique........ 5
Lanoline................... 95

Les intolérables démangeaisons du prurit anal sont très atténuées par l'application de :
Chlorhydrate de cocaïne... 1 à 2
Lanoline.................. 20

Contre celles de l'eczéma, de l'érythème et de l'herpès, on ajoutera au mélange précédent :
Sous-nitrate de bismuth...... 2
(*The Texas Druggist.*) M. B.

—

MALADIES DES FEMMES ET DES ENFANTS

Traitement de la phlegmasie péri-utérine.

(GALLARD).

1° Prendre chaque jour un bain de siège tiède, et faire des injections avec la décoction de feuilles de morelle, de jusquiame, de belladone et de têtes de pavots ; 2° appliquer sur le ventre des cataplasmes de farine de lin fortement laudanisés ; 3° se purger une ou deux fois par semaine avec 15 gram. d'huile de ricin ou de sulfate de soude ; 4° prendre le soir une cuillerée à bouche du sirop suivant :

Hydrate de chloral.   6 grammes
Sirop de groseille..   150 grammes

5° Garder le repos pendant toute la durée des règles.

S. M.

Iodophénol contre la coqueluche.

(Dr ROTHE.)

Acide phénique............ 0,05
Alcool................... 0,05
Teinture d'iode....   gouttes V
Eau de menthe............ 50
Teinture de belladone....... 1
Sirop Diacode............. 10

Donner une cuillerée à café toutes les 2 heures.

Les accès se réduisent bientôt à 4 ou 6 par 24 heures, et au bout de 3 à 4 semaines il ne reste plus qu'un léger état catarrhal. (*Archiv. de Pharmacie.* XXIV, 7.)

M. B.

UROLOGIE

Recherche de l'uréthane dans l'urine.

(G. JACQUEMIN.)

Dans un travail sur l'uréthane, au point de vue de l'analyse chimique, M. G. Jacquemin, préparateur à l'Ecole supérieure de pharmacie de Nancy, donne le procédé suivant de recherche de l'uréthane dans l'urine :

Si l'on opère directement sur une urine quelconque ou même si l'on en mélange quelques gouttes avec 15 ou 20 centim. cubes d'eau, il se produit avec la potasse et le chlorure mercurique un précipité blanc, que l'on pourrait confondre à première vue avec celui du carbamate de mercure, mais qui noircit par l'ébullition. Il y a donc nécessité absolue d'extraire l'uréthane qui pourrait se rencontrer dans l'urine d'un malade, auquel on aurait administré ce médicament à la dose de plusieurs grammes. On emploie l'éther pour cette extraction. Voici des résultats d'expériences.

En opérant sur 500 cent. cubes d'urine, additionnée de 50 centigr. d'uréthane, agitant avec quantité suffisante d'éther, et après trois cents secousses, décantant et lavant à plusieurs reprises à l'eau, pour enlever la plus minime quantité d'urine qui pourrait venir contrarier la réaction, puis, abandonnant à l'évaporation complète, on remarque au fond du vase de Bohême des arborescences produites par la cristallisation du carbamate d'éthyle. Toutefois, le résidu peut n'être qu'amorphe quand on a introduit dans l'urine bien moins d'uréthane. Dans tous les cas, on redissout avec 10 ou 20 centimètres cubes d'eau, on ajoute de la potasse en excès, on y verse le chlorure mercurique, qui produit un précipité blanc plus ou moins abondant. Si le résidu laissé par l'éther ne contient pas plus d'un milligramme de carbonate d'éthyle, il arrive ce qui a été dit plus haut, le chlorure mercurique donne un précipité jaune qui se redissout, et la quantité de réactif ajoutée jusqu'à ce que le précipité jaune d'oxyde de mercure soit persistant est proportionnelle au poids de l'uréthane. En employant le procédé de dosage indiqué par l'auteur, en se servant de la liqueur titrée de chlorure mercurique, on pourra apprécier le poids de l'uréthane extraite par l'éther d'un volume donné d'urine.

Pour ne laisser aucun doute, on a opéré sur 500 centimètres cubes d'urine normale, d'où l'éther n'a extrait que des traces de matière jaunâtre se redissolvant assez mal dans 20 centimètres cubes d'eau. On y a ajouté de la potasse en excès et parallèlement, à titre de témoin, un vase de Bohême contenant une égale quantité d'eau distillée a reçu un même volume de potasse. Dans les deux vases, dès la 2e goutte de chlorure mercurique, réactif ordinaire à 5 p. 100, il s'est produit un précipité jaune persistant. Donc l'urine normale traitée par l'éther, ne fournit pas plus de réaction que l'eau pure. (*Journ. Pharm. Als. Lorr.*, XIII, 1886, 187.) M. B.

Principes sulfureux de l'urine.

(CARLES.)

L'urine peut-elle, dans certains cas pathologiques, renfermer des produits sulfureux susceptibles d'être reconnus et dosés au moyen de l'iode, selon la méthode de Dupasquier. Cette question a été posée plusieurs fois à notre confrère, M. Carles, qui l'a tranchée de la manière suivante dans le Bulletin de la Société de pharmacie de Bordeaux.

M. Carles rapporte que, d'après

ce qui lui a été dit à lui-même, un chimiste avait eu, il y a plusieurs années, l'occasion de rencontrer dans l'urine d'un névropathe, une quantité assez considérable d'un principe sulfureux dosable par la méthode sulfurométrique de Dupasquier ; ce chimiste avait même porté un pronostic grave, qui s'était justifié plus tard par la mort du malade.

M. Carles fait observer avec raison que le *modus agendi* suivi par ce chimiste n'est pas à l'abri de la critique ; on n'est pas autorisé, dit-il, à déclarer qu'une urine est sulfureuse toutes les fois que, additionnée d'empois, elle ne bleuit pas la teinture d'iode ; en effet, les urines riches en matières organiques, celles qui ont subi un commencement de fermentation ammoniacale, absorbent l'iode, soit à cause de leur alcalinité, soit à cause de la formation de combinaisons iodo-substituées qui priment l'amidon et qui ne permettent à l'iodure bleu de prendre naissance que lorsque des affinités plus impérieuses sont satisfaites.

M. Carles ne nie cependant pas la possibilité de la présence d'un principe sulfureux dans les urines. Beale dit qu'il a trouvé des urines d'aliénés qui répandaient des vapeurs assez riches en soufre pour brunir le papier de plomb. D'autres auteurs ont rencontré des urines qui renfermaient des produits sulfureux dans lesquels le soufre était entièrement dissimulé aux réactifs et ne devenait sensible à leur action qu'après avoir été transformé, par la putréfaction, en sulfhydrate d'ammoniaque.

Le produit sulfureux rencontré dans l'urine par le chimiste ci-dessus mentionné pourrait bien être, selon M. Carles, le sulfo-cyanure de potassium, dont certains auteurs ont constaté la présence dans quelques urines diabétiques.

M. Carles ajoute qu'il ne croit pas à l'existence d'un principe sulfureux dans les urines des névropathes plutôt que dans toute autre urine. M. Rouquès émet la même opinion dans une note publiée par lui dans l'*Union pharmaceutique* du 15 septembre dernier, et il fait remarquer à juste titre que, si certaines affections nerveuses étaient susceptibles de rendre sulfureuses les urines de ceux qui en sont atteints, ce fait eût été observé depuis longtemps par les médecins d'asiles d'aliénés qui se livrent régulièrement à l'examen des urines de leurs malades. (*Archives de pharmacie*, I, 1886, 492.) M. B.

PHARMACOLOGIE

Préparation instantanée des solutions de sublimé.

Pour procurer immédiatement une solution antiseptique, ainsi qu'on en a besoin dans la pratique courante des accouchements, il suffit d'ajouter à 1 litre d'eau ordinaire 1 gramme de sublimé et 1 gramme de chlorure de sodium. L'addition de ce dernier sel permet la dissolution du bichlorure de mercure. M. Sauter, de Genève, a préparé des pastilles comprimées contenant un gramme de sublimé. Il suffit de les faire dissoudre au moment de s'en servir. (*Lyon médical*).

M. B.

Clarification des liqueurs alcooliques.

(Dietich.)

L'auteur recommande la poudre suivante :

    Albumine d'œuf....... 2
    Sucre de lait......... 2
    Amidon............... 1

dont on emploie 5 grammes par litre de liquide.

On agite plus fréquemment, on laisse reposer quelques jours en lieu frais, puis on filtre.

M. B.

HYGIÈNE SCOLAIRE

Des boissons hygiéniques pour les écoles (1).

(Dr Léon Duchesne.)

Il y a quelques mois, M. le Préfet de Police ayant prié le Conseil d'hygiène publique et de salubrité du département de la Seine de lui indiquer une excellente boisson hygiénique pour recommander aux écoles de la villa de Paris pendant les grandes chaleurs, le Conseil renvoya l'examen de la question à l'un de ses membres les plus compétents, notre très honoré président, le Dr Dujardin-Beaumetz.

Les termes du problème étaient les suivants :

Obtenir à très bon marché une boisson saine, se rapprochant du coco et par conséquent sucrée, légèrement acide pour donner un sentiment de fraîcheur à la bouche, et un peu amère, de façon à ce que l'on ne bût pas trop.

M. le Dr Beaumetz examina différentes formules, celle par exemple de MM. Malterre et Gendron, ainsi composée :

Gentiane concassée. . ... 200 gr.

(1) Société de médecine pratique, 28 juillet 1887.

Feuilles de menthe. .... 200 gr.
sur lesquelles on jette 100 litres
d'eau bouillante. Après vingt minutes on passe à la chausse et
l'on ajoute :
Glicyrrhizine ammoniacale 30 gr.
Acide citrique........... 50 gr.
On laisse refroidir le tout.

M. le Dr Beaumetz donna la pré-
férence à la suivante qui se con-
servait mieux :
Glycine.......... 1 kg. 500 gr.
Sucre glacé...... 1 kg. 500
Acide tartrique an-
glais........... 1 kg. 500
Quassine amor-
phe............ 0 kg. 008
Dose 3 grammes par litre.

A placer dans cent litres d'eau
bouillie ou bien encore prendre
1 gr. 50 du mélange et le mettre
dans un litre d'eau.

Désireux d'étudier à mon tour
la question des boissons hygiéni-
niques, tant pour les écoles que
pour les ateliers, je me suis adres-
sé à notre collègue Adrian qui,
avec une bonne grâce parfaite,
m'a envoyé une boîte de sa boisson
scolaire.

Après une sérieuse étude de la
question, j'ai cru devoir vous faire
une communication à ce sujet.

Je vous présente : 1° un échantillon de boisson faite avec la poudre Adrian.

2° Un échantillon de la boisson
faite avec la formule de MM. Malterre et Gendron.

3° Un échantillon de la formule
Adrian sans addition d'acide citrique ou tartrique.

Il résulte très nettement de l'examen de ces flacons que les solutions Adrian et Malterre présentent un dépôt, un précipité très
abondant dû à l'acide glycyrrhizique
presque insoluble dans l'eau froide qui, se trouvant dans la boisson
à l'état de glycyrrhizate d'ammoniaque, s'est vu enlever sa base par
l'acide tartrique, d'où le précipité
que je vous montre.

Le problème tel que l'avait posé
M. Beaumetz était donc insoluble. Toutes les fois que vous met-
trez un acide quelconque (acide citrique, acide tartrique, acide
borique) en présence du glycyrrhy-
zate d'ammoniaque, vous aurez
un précipité.

J'ai donc cherché à éviter cet
inconvénient et si dans l'échantillon que je vous soumets, je ne
suis pas tout à fait parvenu à ré-
soudre le problème, j'ai le ferme es-
poir que dans la première séance
d'octobre où je me fais inscrire,
je vous apporterai la solution complète de la question, c'est-à-dire
une boisson hygiénique pour les
écoles et une pour les ateliers (1).

(1) Nous faisons suivre le formulaire de M. Duchesne de l'intéressante
discussion dont il a été l'objet à la *Société de médecine pratique de Paris*.

Discussion.

M. Dujardin-Beaumetz. — Une boisson pour les écoles doit être agréable, mais amère afin d'empêcher les enfants de trop boire. Elle ne doit surtout pas être alcoolique. Il n'en est pas de même dans l'industrie où les ouvriers ont besoin de tonique.

M. Duchesne. — Parfaitement. Il n'y a qu'un inconvénient, c'est qu'en ce moment on se sert déjà d'une poudre que chaque soldat porte dans sa musette pour se faire sa boisson. Elle a, elle aussi, le glycérizate d'ammoniaque comme base, or nous savons qu'il n'est pas complètement soluble.

M. Dujardin-Beaumetz. — Donnez-nous alors une formule précise, car le glycérizate est aussi employé dans les hôpitaux militaires de terre et de mer.

M. Bocquillon. — C'est M. Roussin qui est l'auteur de la formule adoptée. Le glycérizate d'ammoniaque est par lui-même parfaitement soluble, mais à une condition, c'est qu'il n'y aura pas trace d'acide dans la préparation.

M. Jolly. — M. Bocquillon a raison, je me suis moi aussi occupé à un certain moment spécialement de cette question. J'ai préparé du glycérizate d'ammoniaque, et j'ai constaté qu'il était parfaitement soluble.

Seulement si on le fait évaporer sur des plaques, il perd de l'ammoniaque comme tous les sels ammoniacaux et par là même devient en partie insoluble. C'est ce qui se produit lorsqu'il est en poudre, il se dessèche très facilement. Il suffirait alors pour lui rendre sa solubilité d'alcaliniser la solution en y ajoutant par exemple un peu de bicarbonate de soude.

M. Delpech. — Je me rattache entièrement à ce que vient de dire M. Jolly. On fait absolument le contraire de ce qu'il faut, lorsqu'on ajoute de l'acide tartrique. Du reste, dans les hôpitaux militaires, on emploie le glycérizate d'ammoniaque liquide et non en paillettes, ce qui supprime tout inconvénient ; mais, pour un usage commercial journalier, la poudre est bien plus pratique.

On remplacera donc désormais l'acide par du bicarbonate de soude. La liqueur ne sera pas pour cela alcaline, car il suffit qu'elle soit neutre pour que la solution ait lieu.

Nous savons en outre que le réglisse a la propriété de détruire les principes amers au goût.

M. Catillon. — A la Société de thérapeutique, nous avons fait remarquer l'antipathie des acides avec le glycérizate d'ammoniaque. Mais ne serait-il pas plus pratique et plus économique pour les grands centres d'ouvriers d'employer simplement le bois de réglisse que l'on placerait dans des tonneaux où l'on n'aurait qu'à puiser !

M. Duchesne. — Le coco a le grave inconvénient de fermenter très vite par les chaleurs de l'été, et au bout de peu de temps de n'être plus potable.

M. Boyer. — La boisson des ouvriers serait-elle applicable aux militaires ?

M. Duchêne. — Dans la formule destinée aux écoles, il supprime définitivement l'acide citrique ou tartrique, et le remplace par un peu de bicarbonate de soude pour alcaliniser la préparation et rendre complètement soluble le glycyrrhizate d'ammoniaque.

Pour les ouvriers, il propose la formule suivante qui donne une boisson rapidement préparée, saine, difficile à falsifier, et agréable au goût :

Extrait de café.	3 grammes.
Alcool à 90°	20 —
Sp. de sucre.	50 —
Essence d'amande amère.	5 gouttes 1/2.
Eau de rivière.	1 litre.

Cette boisson revient à 22 centimes le litre.

M. Adrian. — En 1884, lors du choléra, M. Dujardin-Beaumetz me demanda une boisson hygiénique qui fût très bon marché, un peu amère, et dont l'amertume provînt autant que possible d'un principe tonique. C'est alors que je donnai la formule de la poudre qui a été critiquée dans la dernière séance.

Les observations faites par M. le docteur Duchesne sont basées sur la formule publiée dans les Nouveaux Remèdes. Or, cette formule est erronée, elle n'est pas celle qui a été présentée au Conseil d'hygiène et de salubrité par M. Dujardin-Beaumetz, et publiée dans le *Journal de pharmacie et de chimie*. Avec la véritable formule, il n'est besoin que d'ajouter un gramme cinquante de poudre par litre, pour avoir une boisson rapide et suffisamment sucrée. A cette dose, les liqueurs sont trop étendues pour que la réaction de l'acide citrique sur le glycyrrhizate d'ammoniaque puisse le décomposer entièrement et précipiter tout l'acide glycyrrhizique.

La poudre noire, qui reste au fond du liquide ne provient pas de cette réaction, mais bien de ce que, aujourd'hui, le glycyrrhizate d'ammoniaque est un produit d'industrie qui est rarement tout à fait soluble.

La formule que nous avons proposée, M. Dujardin-Beaumetz et moi, a l'avantage de se vendre au public quatre francs la boîte pour 100 litres d'eau, soit quatre centimes le litre de boisson.

M. Duchesne. — Jeudi dernier, je vous ai présenté les solutions obtenues par le procédé de M. Adrian. Vous avez remarqué comme moi qu'elles déposent et qu'il y a toujours un précipité. Maintenant M. Adrian ne nous a pas dit s'il emploie la quassine amorphe ou la quassine cristallisée.

M. ADRIAN. — Dans le *Journal de pharmacie et de chimie*, il est spécifié que c'est la quassine cristallisée.

M. DUJARDIN-BEAUMETZ. — M. Adrian tient-il absolument à l'acide citrique ?

M. ADRIAN. — Non, il n'est pas indispensable.

M. DUJARDIN-BEAUMETZ. — Il me semble alors qu'il serait plus avantageux de le supprimer, puisque vous convenez vous-même que, quelque petite que soit son action dans les doses employées, il neutralise néanmoins une partie de glycyrrhizate.

Je demanderai maintenant à M. Duchesne ce qui l'a amené à employer l'essence d'amande amère.

M. DUCHESNE. — C'est dans le but d'aromatiser la boisson. M. le Président nous ayant fait très justement remarquer que le rhum est une des liqueurs les plus falsifiées, a indiqué lui-même que le meilleur moyen de nous mettre à l'abri de toute fraude serait d'employer l'alcool à 90°, qui est un corps parfaitement déterminé et facile à contrôler, auquel on ajouterait un aromate quelconque. J'ai cherché alors à me rapprocher du kirsch, en ajoutant quelques gouttes d'essence d'amande amère.

M. DELPECH. — L'idée de M. Duchesne est excellente, car ici l'imitation est de beaucoup préférable à la réalité. Le kirsch du commerce cache aussi les alcools les plus dangereux sous son goût agréable et assez prononcé.

M. DETHAN. — Il y aura cependant encore à se méfier d'une falsification possible, c'est l'emploi de l'essence de mirbane à la place des amandes amères. Je n'ai du reste nullement l'intention de blâmer la formule de M. Duchesne.

J'ajouterai cependant qu'autrefois j'ai proposé aussi une formule pour les ouvriers d'usine. On faisait fermenter dans un tonneau du houblon, du sucre et un peu de levure de bière. Cette boisson, qu'il était impossible de falsifier et qui ne coûtait que 8 à 10 centimes le litre, se buvait au tonneau, et les ouvriers en étaient arrivés à la prendre de préférence au vin.

REVUE DES MÉDICAMENTS NOUVEAUX

I. — LA STÉNOCARPINE.

Le Dr Herbert Clairborne, professeur d'ophthalmologie à la polyclinique de New-York, parle, dans le *Medical Record*, d'une nouvelle substance anesthésique découverte par hasard par Goodmann, vétérinaire, lequel ayant appliqué sur un cheval un cataplasme de certaines feuilles immergées dans l'eau chaude, put ensuite faire une incision sur la partie malade sans que le cheval manifestât le moindre signe de douleur.

Goodman, soupçonnant dans ces feuilles des propriétés anesthésiques, répéta l'expérience avec succès comme la première fois. Puis il soumit ces feuilles à l'examen du Dr Allen Seward, de Bergen Point, qui, les ayant analysées, constata la présence d'un alcaloïde et en fit une solution à 2 pour 100.

Avec cette solution, il put produire instantanément l'anesthésie locale sur l'œil d'un chat.

A cause de la ressemblance de l'arbre d'où proviennent ces feuilles avec l'*Acacia stenocarpo*, le Dr Seward baptisa le nouvel alcaloïde du nom de *stenocarpine*. Le Dr Clairborne fait remarquer à ce sujet qu'il eût été prudent, avant d'octroyer un baptême définitif, d'être mieux renseigné sur le nom botanique de l'arbre qui croît abondamment à la Louisiane et est connu sous le nom de *tear blanket tree*.

Cet arbre atteint une hauteur de 10 à 12 mètres, ses feuilles ressemblent à celles de l'acacia et le tronc est couvert de fortes épines ou aiguillons. Il porte comme fruit une gousse longue de 20 à 25 centimètres, renfermant des semences et une matière visqueuse.

Le Dr Clairborne ayant obtenu du Dr Seward une certaine quantité de solution à 2 pour 100 du nouvel alcaloïde, put pratiquer une opération importante dans les oreilles sans que le patient témoignât la moindre douleur. Il espère qu'avec des solutions plus concentrées, on pourra effectuer des opérations plus compliquées encore.

Dans son action sur l'œil, cet anesthésique paraît participer à la fois de l'atropine et de la cocaïne ; l'action anesthésique est égale à celle de la cocaïne et les effets mydriatiques sont plus prononcés que ceux de l'atropine.

Le Dr Clairborne pense que la valeur thérapeutique de cet anesthésique dans les maladies des yeux ne pourra avoir de l'importance que quand son prix sera diminué, car aujourd'hui il est inabordable, la solution à 2 pour cent revenant à trente francs l'once. Mais il en sera assurément de même de ce produit comme de la cocaïne, qui au début a atteint des prix fabuleux. (*Medical Record* ; *Monitore farmacisti*, 23 octobre 1887.)

II. — SUR LE TRAITEMENT DE LA PHTHISIE PAR L'ACIDE SULFUREUX.

Au sujet de cette méthode de traitement, à l'essai aujourd'hui, nous avons retrouvé dans un journal viennois, d'ancienne date déjà (20 juin 1882), un article de J. Kircher, de Brooklyn (New-York) que nous croyons devoir reproduire au point de vue historique du moins.

L'auteur, ancien élève de Liebig, dirige depuis 44 ans une fabrique d'outre-mer dans laquelle on emploie de grandes quantités de soufre, lequel, par combustion, produit de l'acide sulfureux en abondance. Il affirme que, dans ce laps de temps, aucun de ses nombreux employés n'est mort de phthisie et cependant, parmi eux, il se trouvait des phthisiques. « Mais « après avoir été soumis pendant quelques semaines à l'in- « fluence de l'acide sulfureux, ils redevenaient *sains* et *vi- « goureux.* »

De plus, il n'a observé aucune maladie due à l'influence des parasites ou des microorganismes, même le choléra, etc., et il cite le traitement de la gale par l'acide sulfureux pour proposer, par analogie, un mode de curation de la phthisie.

Les malades sont placés, d'heure en heure, dans un espace fermé où l'on fait brûler sur une lampe à alcool, ou mieux, sur un fourneau, 4 à 8 grammes de soufre. On observe des accès de toux et une expectoration fréquente que l'auteur attribue à l'action toxique de l'acide sulfureux sur les microorganismes.

« Après 8 à 12 jours, la toux cesse, parce que les bacilles, « détruits par l'acide sulfureux n'exercent plus leur action irri-« tante sur les tissus des poumons et sur les liquides séreux. »

A la suite de ce traitement, (probablement après chaque séance (?), on fait passer les malades dans des chambres de fumigations aqueuses et aromatiques. (*Zeitschrift d. allg. osterr. Apothekervereines*, 20 juin 1882, p. 254.)

THÉRAPEUTIQUE ET PHARMACOLOGIE

ENCORE L'ANTIPYRINE ! — LES STROPHANTINES ALLEMANDES. — LE PHTALATE DE MORPHINE. — LE SANTONATE D'ATROPINE. — LES SOLUTIONS SATURÉES D'ACIDE BORIQUE.

L'antipyrine est encore à l'ordre du jour et le dernier mot est loin d'être dit sur cette substance d'importation allemande, dont certain professeur s'est fait l'apôtre par trop convaincu. On se souvient que nous avons signalé, à cette même place, la transformation que subissait ce corps organique au contact de l'eau. D'après les renseignements recueillis par plusieurs membres de la Société, auprès des intéressés eux-mêmes, il faut incriminer le mode de fabrication. L'antipyrine ne pouvant, selon les assertions légèrement erronées de ces honorables industriels, cristalliser que dans la benzine, on a employé ce carbure, puis, après avoir filtré la solution, on l'a passée à l'étuve. Lors de la grande vogue du produit, l'outillage n'étant pas encore perfectionné, nos peu scrupuleux voisins d'outre-Rhin ont livré une antipyrine non étuvée, retenant, par conséquent, des traces fort sensibles de benzine.

Comme l'a fort bien dit M. Bocquillon, l'éther pourrait—dans le cas particulier — être très avantageusement substitué à la benzine. On obtiendrait ainsi un produit parfaitement pur, et possédant une action aussi héroïque, sinon aussi dangereuse.

En attendant, plusieurs praticiens ont délivré l'antipyrine de Knorr, après lui avoir fait subir un traitement préalable, qui assure sa purification. On la dissout dans l'eau distillée, on évapore la solution, et on laisse cristalliser. On obtient ainsi de beaux cristaux cubiques, très volumineux, complètement débarrassés de toute odeur aromatique.

Comme nous le faisions pressentir, le droit exclusif que prétend s'arroger la compagnie parisienne (lisez allemande) des couleurs d'aniline de vendre seule l'antipyrine, a soulevé de vives réclamations au sein de la Société de pharmacie. Grâce à l'insistance de MM. Petit, Crinon, etc., la Société a nommé une commission chargée d'étudier s'il n'y aurait pas lieu de s'élever contre ces prétentions. Notre industrie n'a-t-elle pas le droit de vendre un produit plus pur, et peut-être à des prix plus avantageux ? L'initiative patriotique de la Société, en cette circonstance, trouvera, nous l'espérons, des imitateurs, et nous ne saurions trop demander un coup de balai, devenu, depuis bien longtemps, nécessaire. C'est, en effet, si nous n'y prenons garde, un envahissement de plus en plus croissant, un accaparement progressif du marché français par nos ennemis héréditaires, et, comme toujours, nous avons à signaler de nouvelles falsifications.

La strophantine, glucoside extrait d'une apocynacée, le strophantus hispidus, avait été pour la première fois essayée par le professeur Fraser, comme succédané de la digitale.

Après avoir subi une éclipse partielle, elle reprend aujourd'hui sa place au soleil, et semble même la solliciter impérieusement. Pour mieux dire, la teinture de strophantus avait été seule expérimentée.

On a voulu plus tard lui substituer son principe actif. Il en est résulté jusqu'à 15 variétés de strophantines, les unes trop actives, les autres trop inertes.

Il est aisé d'en conclure que la plus grande réserve dans la prescription de ce médicament doit être imposée au corps médical. J'ose espérer que ce n'est pas le malade qui y perdra le plus.

Phtalate de morphine. — Et la série n'est pas finie ! Encore un nouveau-né qui demande, lui aussi, à faire son chemin : le phtalate de morphine. Notre confrère M. Marc Boymond a assumé la tâche de s'en constituer le parrain. Inutile d'ajouter qu'il s'en acquitte avec son talent habituel. C'est, à l'entendre, le roi des sels de morphine : le plus soluble et aussi le plus riche en alcaloïde. Obtenu par double décomposition d'acide phtalique et de morphine, il se présente alors sous forme de solution qu'on évapore sur des plaques de verre. Mais combien contient-il de morphine, demande insidieusement un confrère trop curieux.

Un simple dosage suffira évidemment à le déterminer, et le nouveau produit aura désormais conquis ses lettres de grande naturalisation.

Incidemment nous appelons l'attention, bien qu'il n'en ait point été question à la Société, sur un nouveau sel d'atropine le Santonate d'atropine. Une goutte de solution contenant 1/2000 d'eau dilate la pupille en dix minutes, et cette action est maintenue pendant un temps variant de 10 à 24 heures. C'est une poudre blanche non hygroscopique, le produit n'ayant pas encore été obtenu à l'état cristallisé.

On doit conserver ce sel ainsi que ses solutions dans des vases de verre jaune pour éviter l'action à la lumière, et la formation d'un acide photosantonique.

La thérapeutique oculaire pourra peut-être tirer parti de ces indications sur un médicament dont l'étude est d'ailleurs à compléter.

Acide borique. — J'en demande pardon d'avance à M. Boymond ; mais je me vois contraint, par devoir professionnel, de signaler, avant lui, une communication qu'il a présentée lui-même. On sait que les solutions saturées d'acide borique dans l'eau distillée ne répondent pas toujours à ce qu'en attendent les chirurgiens. On ne peut dissoudre, en effet, que 4 gr. ou 4,50 au plus d'acide dans 100 gr. d'eau, ce qui, comme l'ont démontré des expériences faites récemment à l'étranger, assure encore l'existence à plusieurs colonies de microcoques. Il était donc intéressant de rechercher quels moyens pourraient permettre de dissoudre une plus grande quantité de ce précieux agent antiseptique.

Un praticien, dont j'ignore la nationalité, semble avoir trouvé la solution du problème. Il suffirait, d'après une expérimentation, contrôlée d'ailleurs par M. Boymond, d'ajouter 1 gr. de magnésie calcinée à 12 gr. d'acide borique et 75 gr. d'eau. En d'autres termes, on pourrait formuler ainsi à l'avenir les solutions boriquées.

Acide borique..............	120 grammes.
Magnésie calcinée..........	10　　—
Eau distillée	750　　—

Se forme-t-il un biborate de magnésie ? la chose est assez probable ; mais il reste assurément une très notable proportion d'acide borique en excès.

C'est là, croyons-nous, un nouveau mode d'administration très précieux d'un produit dont la vogue n'a cessé de se maintenir. La parole est aux chirurgiens !

A. CABANÈS.

THÉRAPEUTIQUE MÉDICALE

—

Traitement du mal de Bright par le chlorure de sodium.

(Dr MEININGER, de Charleston.)
L'auteur s'est servi quatre fois avec succès du sel marin contre la néphrite chronique, en l'administrant de la façon suivante : le malade prend trois fois par jour une capsule de gélatine contenant 50 centigrammes de chlorure de sodium. La dose est augmentée graduellement jusqu'à prescrire 15 capsules prises par tiers en un jour. L'amélioration commence alors et il suffit de donner quotidiennement 6 capsules.

En cas de nausées, ordonner le décubitus dorsal et suspendre le traitement. (*Union médic.*, 9 juillet 1887.)   V. L.

—

Traitement des piqûres d'insectes.

BERNBECK donne les deux formules suivantes :

I

Collodion élastique....... 10 gr.
Acide salicylique......... 1 gr.
    Pour badigeonnages.

II

Collodion élastique....... 10 gr.
Bichlorure de mercure... 0 gr. 10
    Pour badigeonnages.

Ces deux mélanges donnent de bons résultats et sont préférables à l'ammoniaque employée jusqu'à présent. Si l'on badigeonne de suite les piqûres, la douleur cesse rapidement et ce n'est que rarement qu'il y a inflammation. (*Wiener med. Presse* et *Pharma. Rundschau*, V, 1887, 239)

Le Dr E. Fillot dit, dans la *Revue et Archives suisses d'odontalgie*, avoir trouvé un remède supérieur comme innocuité et comme sédatif. Ce moyen, c'est le *chlorhydrate de cocaïne*. Une solution, saturée de chlorhydrate de cocaïne, ou mieux une bouillie faite avec ce sel et quelques gouttes d'eau, appliquée sur la partie piquée par une guêpe, un taon ou un cousin, calme la douleur, empêche le développement de la tuméfaction, en un mot, guérit presque instantanément la blessure et empêche toute complication. Il est nécessaire d'appliquer le mélange susdit sur un peu de coton hydrophile ou de gaze ordinaire et de maintenir le tout par un bandage approprié à la partie malade. Le Dr Fillot ne sait pas s'il est l'inventeur du procédé, mais en tout cas, il lui a réussi un assez grand nombre de fois pour le recommander.

Le Dr Gérard (*Moniteur thea peutique*, août 1887), ayant un jour entre les mains un flacon de chloroforme, eut l'idée de s'en frictionner l'avant-bras, qui était affreusement piqué. Aussitôt les démangeaisons disparurent et les papules s'atténuèrent. Depuis, M. Gérard a souvent renouvelé l'expérience sur lui et sur d'autres personnes, et, toujours avec le même succès ; il a remarqué que le remède agissait d'autant plus sûrement que la piqûre était plus récente.

M. B.

—

Salicylate de cocaïne dans le traitement de la névralgie du trijumeau.

(Schneider.)

L'auteur relate le cas d'une femme atteinte d'une névralgie de la seconde et de la troisième branche du trijumeau. La première attaque, qui date de plusieurs années, fut traitée avec succès par la quinine à large dose. La seconde attaque date de six mois. La quinine fut cette fois sans effet, mais les douleurs disparurent peu à peu par l'usage de la morphine et du fer. La troisième attaque durait depuis quatre semaines, lorsque l'auteur eut l'idée de la traiter par des injections de salicylate de cocaïne. Les effets produits furent, paraît-il, surprenants. Six grains de salicylate injectés firent disparaître complètement la douleur et déterminèrent une sensation de bien-être complet. L'injection elle-même était indolore et ne donna lieu à aucune irritation. La malade put dormir pendant la nuit, bien qu'auparavant les douleurs s'exaspérassent surtout à cette époque ; huit injections furent faites dans six jours. Il en résulta seulement au siège de l'injection une douleur légère qui disparut après trois galvanisations, l'anode étant appliqué sur le point douloureux et le caltrode sur la partie postérieure du cou (*Allg. med. Zeit.*)

G. Yvon.

—

Ecorce de grenadier. Traitement du tœnia.

(Siebold.)

Louis Siebold a cherché à tirer de l'écorce de la racine de grenadier une préparation dépourvue de la saveur astringente et nauséeuse qui rend ce médicament presque insupportable à la plus grande partie des malades obligés de recourir à son usage. Il épuise 170 grammes d'écorce de racine de grenadier contusés, en trois fois, par 1350 grammes d'eau aiguisée de quelques gouttes d'acide acétique. Chaque digestion doit durer douze heures et être tenue à une température voisine de 70°. Les macérations sont réunies, précipitées par l'acétate de plomb, puis filtrées. Le plomb est séparé par un courant d'hydrogène sulfuré ; on filtre à nouveau et on évapore à une température inférieure à 60°, jusqu'à consistance sirupeuse.

Cette quantité représente la dose nécessaire à un adulte. Il n'y a pas d'inconvénient à ajouter au remède un peu de sirop d'écorce d'orange amère. La veille il faut avoir soin de vider l'intestin par une légère purgation d'huile de ricin. (*L'Orosi.*)

M. B.

—

Action physiologique du nitrite d'amyle.

Contrairement à ce qui est ordinairement établi que le nitrate d'amyle abaisse la pression sanguine, Schweinberg prétend qu'à petites doses, comme il est employé habituellement en inhalation, cet agent cause une élévation de la pression artérielle, au point de produire une congestion de la face des battements carotidiens et des sensations de chaleur. Les observations faites sur l'homme à l'aide du sphygmonianomètre sont en accord avec les observations faites antérieurement sur des chiens sur lesquels on a pu voir que des doses élevées, et souvent des petites doses fréquemment répétées, produisent une diminution de la ten-

sion artérielle. (*Centralblatt f. d. Med. Wiss.*, 2 janvier 1886.)

G. Y.

—

Eucalyptus dans la fièvre typhoïde.

(Leighton Kesteven.)

L'auteur considère l'eucalyptus comme antithermique agissant en produisant l'antisepsie de l'intestin.

Ce médicament lui aurait donné de bons résultats dans la fièvre typhoïde. Il aurait de plus amené la désinfection des salles. (*Lyon médic.*, 10 juillet 1887.)

V. L.

—

Vin créosoté composé.

(Fraenkel.)

Créosote.......... 13 grammes
Teinture de gentiane. 30 —
Alcool............ 250 —
Vin de Xérès...... q.s. pour 1 litre

2 à 3 cuillerées à bouche par jour.

S'emploie au début de la tuberculisation pulmonaire, quand la température ne dépasse pas 38°5. (*Lyon médic.*, 10 juillet 1887.)

V. L.

THÉRAPEUTIQUE CHIRURGICALE

Insensibilisation par la cocaïne de la tunique vaginale du testicule avant l'injection iodée dans les cas d'hydrocèle ou de kyste spermatique.

(DUBUC.)

L'auteur, après avoir ponctionné et vidé un kyste spermatique, y injecta la solution suivante, qu'il fit sortir au bout de huit minutes, après avoir eu soin d'établir son contact avec tous les points de la poche :

Eau distillée.......... 30 gram.
Chlorhydrate de cocaï-
  ne................. 0 gr. 30c.
Acide borique pur..... 0 gr. 90c.

Il fit ensuite l'injection de teinture d'iode (eau, 40 grammes ; teinture d'iode, 40 grammes ; iodure de potassium, 1 gr. 50) et pendant les six minutes que celle-ci séjourna dans la poche, le malade, très pusillanime, n'accusa aucune douleur.

Quelques instants après l'évacuation de l'injection iodée commencèrent de légères douleurs consécutives, qui durèrent jusqu'au soir. Mais l'anesthésie chloroformique ne met pas à l'abri de celles-ci.

Ce détail n'enlève donc rien à la supériorité de la méthode, employée également avec avantage par M. Burdel, de Vierzon.(*Union médic.*, 9 juillet 1887.) V. L.

Mélange contre les douleurs prémenstruelles

Codéine.............. 0 gr. 05
Chloral............... 1 gr.
Bromure d'ammonium.. 1 gr.
Eau camphrée........ 30 gr.

A prendre en une fois en se couchant.(*Medical Summary*.)

Papier sinapisé.

Caoutchouc en lames........ 4
Sulfure de carbone........,.. 100
Moutarde pulvérisée (privée d'huile
  fixe par expression)...... Q. S.

Divisez le caoutchouc en petits fragments et faites le digérer dans le sulfure de carbone. Quand la dissolution est complète, étendez-la sur une feuille de papier blanc fort, puis, à l'aide d'un tamis, faites tomber la moutarde, de façon qu'il en résulte une couche égale. Passez un cylindre sur le papier peur mieux faire adhérer la moutarde et pour rendre la surface plus lisse. Divisez ensuite le papier en format d'usage habituel.

Ce papier s'applique légèrement humecté sans avoir besoin d'être chauffé. (*Revista farmaceutica et Bollettino farmaceutico*, XXVI 1887, 16.)

M. B.

Eau dentifrice antiseptique.

Ecorce de Quillaya
  (Panama)............   15 gram.
Alcool à 85°.........   120   »
Eau...............   160   »
Essence de Winter-
  green............. xxx gouttes
Faites macérer pendant 10 jours.

Pendant le même temps, faites macérer d'autre part :
Cochenille...   0 gr. 50 centigr.

Eau distillée
  de menthe.   120 gr.
Glycérine....   60 gr.
  Filtrer les deux liquides et mélanger. Compléter le poids de 700 grammes avec q. s. d'un mélange d'alcool à 85°, 1 partie, et eau distillée, 4 parties. (*Chemist and Druggist*, XXX, June 11, 1887, 730)
M. B.

MALADIES CUTANÉES ET VÉNÉRIENNES

Traitement du pityriasis versicolor.

Le pityriasis versicolor est assez fréquemment confondu avec d'autres affections, et alors même qu'il n'est pas méconnu, reste souvent sans traitement approprié. Sa coloration est parfois très foncée : cependant, elle est toujours partielle.

Ce qui caractérise toujours l'affection, c'est qu'on peut, en grattant assez fortement la partie atteinte avec l'ongle, enlever un lambeau d'épiderme coloré. Il est, en outre, très facile, sans être micrographe, en regardant le fragment avec un grossissement de 500 décimètres et en ajoutant une goutte d'ammoniaque, de reconnaître le parasite qui l'infiltre.

Pour faire disparaître l'affection, il faut employer un moyen qui fasse desquamer l'épiderme. Le savon noir est très utile dans ce cas. Mais on peut le remplacer, d'après M. BESNIER, par des frictions chaudes faites matin et soir avec du savon ponce.

Des frictions sont ensuite faites avec une pommade irritante telle que :
Soufre précipité....   10 grammes.
Axonge ou vaseline.   90 grammes.
G. Y.

Traitement de l'acné rosée.

Pour appliquer ce traitement, il faut tout d'abord chercher à modifier l'état de la face et de la circulation, et pour cela ne pas craindre de provoquer une irritation violente. Le meilleur moyen consiste dans des frictions faites le soir sur la face et les parties malades avec une flanelle imbibée de savon mou de potasse ou savon noir. Les parties sont ainsi laissées pendant la nuit, et ce n'est que le lendemain matin qu'on débarrasse la figure par des lotions chaudes. Il faut renouveler ces applications en général pendant cinq jours de suite ; mais dès le troisième jour la peau commence à se craqueler et l'opération devient assez douloureuse.

Après un laps de temps variant de trois à six jours, suivant que la peau supporte plus ou moins bien ces applications, cinq ou six jours sont employés à éteindre cette irritation par l'application de cataplasmes de fécules, de lotions calmantes et surtout de pulvérisations. On doit recommencer ensuite le même traitement fait pendant le même nombre de jours : le plus souvent trois ou quatre séries semblables sont nécessaires pour arriver à un bon résultat. Dans certains cas rebelles, on peut employer l'acide pyrogallique, quelquefois même le vésicatoire que l'on laisse en place pendant quatre ou cinq heures seulement et qu'on remplace au bout de ce temps par des cataplasme de fécule ; on est assuré ainsi de ne pas laisser se produire de traces de vésicatoire. On doit agir, en même temps, sur toute la surface cutanée par des frictions, des massages, des bains sulfureux, mais non par l'hydrothérapie qui pourrait congestionner la face. Les bains de pieds sinapisés fréquemment répétés ; mais avec de l'eau tiède pour agir lentement seront ordonnés. Le régime et surtout l'abstinence de vin et d'alcool, doivent être prescrits sévèrement sous peine de révulsion très intense du côté de l'intestin ; on agit utilement en provoquant une déplétion favorable par l'emploi quotidien d'une pilule contenant 0,05 centigrammes d'aloès et 0,15 centigrammes de savon médicinal. On peut aussi employer des suppositoires aloétiques contenant de 0,05 à 0,15 centigrammes d'aloès pour 5 grammes de beurre de cacao.

On peut compléter le traitement au savon noir par l'application de lotions soufrées : celles-ci qui, dans des cas sérieux, peuvent être employées d'emblée, sont généralement bien supportées, mais elles doivent être faites avec soin au moyen du pinceau trempé dans la préparation suivante :

Soufre précipité
Glycérine....... } ââ 25 gram.

Mélanger au mortier et ajouter :

Alcool camphré
Eau de rose.... } ââ 25 gram.

La face reste couverte de soufre pendant la nuit et n'est lavée que le matin à l'eau chaude. (*Clinique* de M. Besnier, dans *Abeille médicale*, n° 47.)

G. Y.

UROLOGIE

—

Recherche de l'acétanilide (antifébrine) dans l'urine.

(VULPIUS.)

Il faut concentrer l'urine par évaporation, puis faire bouillir avec de l'acide chlorhydrique pendant quelques minutes ; on agite alors avec de l'éther. Le résidu de l'évaporation de l'éther est repris par l'eau, additionné de quelques centimètres cubes de solution aqueuse de phénol, et de la moitié de cette quantité d'une solution à 1/100 d'hypochlorite de chaux. Il se produit une coloration pelure d'oignon, qui par addition d'ammoniaque passe au bleu (Réaction de l'iodophénol).

Si l'urine n'est pas foncée, la réaction se produit directement, sans intervention d'éther. (*Journ. pharm. Als. Lorr.*)

M. B.

—

Moyen de reconnaître la présence dans l'urine des médicaments antipyrétiques.

La quinine donne un précipité par le tanin : avec une solution d'iodure de potassium et de mercure (Canet), il se fait un précipité jaunâtre abondant ; avec une solution iodée d'iodure de potassium, un précipité jaune brun ou brun marron.

La présence de l'acide salicylique, de l'acide phénique, de la résorcine et de la kairine est décelée par le perchlorure de fer (sans action sur la quinine), qui donne un précipité rouge brun, vineux, violet fumant en bleu. Si, par l'addition de l'acide sulfurique, la couleur devient rouge clair, il y a de la kairine. Si la couleur obtenue avec le perchlorure de fer disparaît par l'addition de quelques gouttes d'acide sulfurique, c'est de l'acide salicylique ou de la résorcine que l'urine contient. L'acide phénique donne, par l'acide nitrique, une coloration brun-rouge-sang et un précipité vivement effervescent. La résorcine et l'acide salicylique ne sont pas atteints. La potasse caustique enfin, employée en excès, donne, avec la résorcine, un précipité floconneux jaune d'or. Avec l'acide salicylique, la couleur violette revient en partie. Si l'urine est celle d'un diabétique, il convient, pour écarter toutes causes d'erreur, de la faire bouillir pour la débarrasser de ses produits volatils, tels que l'acétine, qui dénatureraient la réaction par le perchlorure de fer. (*Rev. internaz. di Med. et Chirurg.*, IV, 1884, et *The Practitionner*, juillet 1885.)

G. Y.

—

L'urobiline et l'urobilinurie.

(Hayem.)

L'urobiline, un des pigments dérivés du sang, existe dans le sérum, la bile et l'urine. Cette substance donne au spectroscope une bande noire entre le vert et le bleu. La bande spectroscopique de l'urobiline n'apparaît dans le sérum normal qu'après addition de quelques gouttes de solution iodo-iodurée. Elle devient visible de la même manière dans l'urine préalablement filtrée et acidifiée au besoin. La présence de l'urobiline est constante et abondante dans les matières fécales.

On est encore peu fixé sur l'origine de l'urobiline dans l'économie. Par conséquent, on ne saurait espérer une pathogénie nette de l'urobilinurie.

Celle-ci se révèle cliniquement par l'aspect particulier de l'urine, appelé par Gubler urine hémaphéique. L'urobilinurie se produit surtout pendant la goutte aiguë, la pneumonie, la pleurésie, le rhumatisme, l'embarras gastrique, les angines graves ; les maladies du cœur à la période asystolique, les intoxications, les maladies du foie et de l'encéphale, la tuberculose et les maladies chroniques du tube digestif.

L'urobilinurie paraît correspondre à une altération de la cellule hépatique. (*Progrès méd.*, 6 aout 1887.)

V. L.

PHARMACOLOGIE

—

De l'incompatibilité de l'hydrate de chloral avec le bromure de potassium et l'alcool.

La décomposition d'une prescription contenant du bromure de potassium, de l'hydrate de chloral, de la teinture d'opium, du camphre et du sirop de gingembre a conduit le professeur George F. H. Marbroe à étudier l'incompatibilité du choral. Les diverses expériences qu'il a tentées l'ont conduit à cette conclusion pratique que les préparations alcooliques de toute espèce ne doivent pas être prescrites avec l'hydrate de chloral, ni surtout avec le bromure de potassium et de sodium, parce que, si ces solutions sont le moins du monde concentrées, le chloral se séparera comme un alcool, nagera à la surface, et il pourra arriver que le malade, n'ayant pas songé à secouer la bouteille avant de prendre le remède, prenne une beaucoup trop forte dose. (*Therapeutic Gazette of Detroit*, 1885, page 575.)

G. Y.

—

Solutions d'alcaloïdes inaltérables.

Les solutions de cocaïne, de morphine, d'atropine et d'autres alcaloïdes, se troublent assez rapidement par suite de la production de végétations diverses, lorsqu'elles ont été préparées simplement avec de l'eau distillée. Le Dr Abbott recommande l'emploi de l'eau camphrée pour opérer la dissolution des alcaloïdes. Il a conservé, plus d'un an, une solution d'atropine à laquelle il avait ajouté cinq centigrammes de camphre pour 30 grammes de liquide, sans qu'il y ait eu développement d'organismes microscopiques. On peut aussi employer les salicylates d'alcaloïdes comme l'a proposé le Dr Tichborne, de Dublin. Ces sels sont exempts des reproches que leur a adressés le Dr Abbott. Leurs solutions ne sont pas irritables et ne produisent pas de végétations fungoïdes. (*Medical Press*, 13 oct. 1886, et *Ther. Gazette*, XI, 1887, 47.) M. B.

—

Lactate de morphine.

(DOTT.)

Ce sel cristallise de sa solution aqueuse en prismes à quatre faces.

Après avoir été pressé dans du papier à filtrer, puis laissé à l'air pendant trois jours, le lactate de morphine ne perd plus, au bain-marie, que 0,655 % ; cette perte n'est évidemment pas due à de l'eau combinée, mais à de l'eau interposée. Si l'on élève la température à 110° C, le poids de la matière décroît rapidement, en même temps qu'elle se colore. Quand le sel a cessé de perdre son poids, i n'est plus qu'incomplètement soluble dans l'eau, et laisse une portion considérable de matière amorphe.

La théorie indique 80,8 % de morphine hydratée dans 100 parties de lactate de morphine anhydre ; on a obtenu pratiquement, 79,70 %, la différence étant due à la solubilité de la morphine dans les eaux de lavages. Le lactate de morphine cristallisé dans l'eau a donc la formule $C^{17} H^{19} AzO^3, C^3 H^6 O^3$.

C'est le seul sel de morphine qui cristallise anhydre dans l'eau. Il est à noter que la dose de lactate est la même que celle du chlorhydrate. Une partie de lactate de morphine se dissout dans 8 parties d'eau à 15°5 C. et dans 93 parties d'alcool rectifié à la même température. (*J. Rh. et Ch.*)

M. B.

—

Cytisine et nitrate de cytisine.

Presque toutes les espèces de cytise renferment cet alcaloïde, qui est très soluble dans l'eau et l'alcool. Le professeur Kobert, de Dorpat, a expérimenté le nitrate de cytisine :

$$C^{20}H^{27}Az^3 O, 2 AzHO^3, 2H^2 O.$$

0 gr.0016 de nitrate de cytisine foudroient un chien de forte taille ; un milligramme augmente la pression sanguine plus que la plus forte dose de digitale ; cette augmentation de pression est due à la contraction vasculaire, le cœur n'étant pas du tout en cause, et la cause de cette contraction réside dans les centres nerveux du cerveau. (*Handelsbericht* von E. Merck.)   M. B.

GYNÉCOLOGIE ET PÉDIATRIE

Acide sclérotinique.

(KOBERT.)

D'après Kobert, l'acide sclérotinique est composé principalement d'acide ergotinique, celui de Dragendorff aussi bien que celui de Podwissotsky. Ce dernier produit est présenté sous forme d'une poudre brun-clair, qui, lorsqu'on la garantit contre l'humidité, se conserve très bien et a une action bien supérieure à celle de la préparation de Dragendorff ; 0 gr.03 en injection sous-cutanée produisent un effet marqué ; la dose moyenne peut être fixée à 0 gr. 10. Ses effets sont, proportion gardée, les mêmes que ceux du seigle ergoté. (*Handelsbericht* von E. Merck.)   M. B.

Traitement de la broncho-pneumonie chez les enfants.

(Dr ROCHA FARIV.)

Dans la période asphyxique de la broncho-pneumonie infantile, l'auteur a administré avec succès la *teinture éthérée de phosphore*, à la dose de cinq à douze gouttes dans une potion cordiale de 120 grammes. (*Lyon médical*, 10 juillet 1887.)   V. L.

REVUE DES MÉDICAMENTS NOUVEAUX

L'HYDROQUINONE. — LA RÉSORCINE DANS LE TRAI-
TEMENT DU CANCROIDE. — LE STROPHANTUS HISPI-
DUS. — L'ACESPHÉNÉTIDINE. — L'ÉPHÉDRINE.

L'hydroquinone est un antipyrétique puissant, son
action est prompte, efficace, mais courte, d'autant plus
marquée que la température morbide est plus élevée et
qu'on l'administre à un moment où, par suite de la marche
naturelle de la maladie, la température tend à s'abaisser. Son
action est très marquée dans la fièvre typhoïde, le rhumatisme, l'érysipèle, beaucoup moindre dans la tuberculose et la
pneumonie, presque nulle dans la malaria. Non seulement
elle abaisse la température, mais encore agit sur le pouls, la
respiration, l'élimination de l'urée, la diaphorèse et la pression
artérielle qu'elle régularise. Son action est plus marquée chez
le fébricitant que chez l'homme sain et l'animal rendu fébrile
que chez l'animal sain. Elle agit mieux à doses modérées (30
à 50 centigrammes d'heure en heure chez l'adulte) qu'à doses
plus fortes. Les troubles gastro-intestinaux, en retardant l'absorption, peuvent empêcher les effets du médicament. Les
troubles intestinaux ne sont pas aggravés par l'hydroquinone
qui possède une action antifermentescible et antidiarrhéique
très utile dans le traitement de la fièvre typhoïde. L'élimination se fait rapidement par les urines sous la forme de quinhydrone, qui lui donne une couleur vert olive foncé. Chez les
animaux auxquels on a sectionné la moelle épinière, l'abaissement de la température produit par l'hydroquinone est plus
marqué sur les régions qui ont été influencées par cette lésion.
L'hydroquinone agit probablement sur le système nerveux
central, et particulièrement sur les centres régulateurs de la
chaleur, pour régulariser leur action. Son action régulatrice
s'exerce sur la production de la chaleur et non sur la diffusion. (*Il Morgagni*, janvier et mars 1887.)

La résorcine dans le traitement du cancroïde. —
Le traitement du cancroïde par la résorcine a été préconisé en
Italie par Pascale, Mannino, Rubino et a donné également les

plus heureux résultats dans plusieurs cas où l'auteur y a eu recours. Il rapporte avec détails deux observations de cancroïde de la face. Il s'est servi des pommades suivantes : résorcine et vaseline, ââ 20 grammes, puis quelque temps après d'une pommade un peu plus faible, savoir : résorcine, 20 grammes, vaseline 30 grammes ; les pommades formaient de simples eschares à la surface de la tumeur. Ces eschares se détachaient sous l'influence de la vaseline pure ou de la vaseline iodoformée; des bourgeons charnus se produisaient et peu après on voyait se former une cicatrice solide et de bonne nature. Dans le second cas rapporté par l'auteur, la guérison paraît avoir été complète. (*Giornale ital. per le mal. vener. e della pelle*, 1887, fasc. 1.)   M. B.

Le **strophantus hispidus** est une plante grimpante de l'Afrique occidentale qui renferme, spécialement dans ses graines, un glycoside très vénéneux, la strophantine, recommandée en 1868 comme un succédané de la digitale par Fraser, d'Edimbourg.

La strophantine calme les palpitations, ralentit le pouls, augmente la pression sanguine et la diurèse, fait cesser la dyspnée.

Le Dr Pins considère ce remède comme spécifique de l'asthme cardiaque.

Emploi et doses. — La teinture de strophantus hispidus a été employée à la dose de 20 gouttes par Fraser, jusqu'à concurrence de 80 gouttes.

Le Dr Pins l'administre aux doses de 5 à 10 gouttes au moment de la dyspnée dans l'asthme cardiaque. Le soulagement serait immédiat.

La teinture se prépare avec 75 gr. de graines pour 1000 gr. d'alcool à 60°.

Burroughs et Williome, de Londres, ont récemment modifié, selon les indications de Fraser, la formule précédente. Ils ont introduit dans la thérapeutique une teinture de strophantus exactement dosée qui s'emploie à dose moindre que la précédente (de 2 à 10 gouttes).

C'est celle dont nous recommandons l'emploi.

Ce médicament ne s'accumule pas dans l'économie.

L'acesphénétidine. — Aux doses de 0,15 à 0 gr. 20 par kilogramme du poids du corps, aucun effet sur des chiens. De 3 à 5 gr. par jour, chez des chiens de poids moyen, il y a accélération de la respiration, somnolence, vomissements, incertitude de la démarche.

MM. Hinsberg et Kort ont administré ce médicament à des phthisiques aux doses quotidiennes de 2 à 5 décigrammes ; il y a eu abaissement moyen de la température de 2 degrés.

Ce nouveau fébrifuge se recommande par son innocuité et son insipidité, qui le fait accepter facilement par les malades.

L'éphédrine. — Cet alcaloïde provient de l'*ephedres vulgaris*.

C'est un mydriatique agissant à la dose suivante : on obtient des effets en instillant sur le globe oculaire une solution de chlorhydrate d'éphédrine à 6 ou 7 %.

1 à 4 instillations à 1/4 d'heure d'intervalle. V. L.

THÉRAPEUTIQUE ET PHARMACOLOGIE

ALTÉRATIONS DE L'ANTIPYRINE. — FORMULES DE LA TERPINE. — FALSIFICATION DU SALICYLATE DE LITHINE. — LA SACCHARINE ET SES USAGES THÉRAPEUTIQUES. — UN NOUVEL ANESTHÉSIQUE : L'HYDRATE D'AMYLÈNE. — FORMULE D'UNE CAFÉINE SOLUBLE.

Altération de l'antipyrine. — Faut-il donc répéter, une fois encore, le mot du médecin Boudard, à une grande dame de l'époque qui lui demandait son avis sur l'écorce d'orme pyramidal : « Prenez-en vite, tandis qu'elle guérit. » La mode, cette inconstante maîtresse, change souvent ses adorateurs ; et la liste serait longue des panacées universelles qu'on a prétendu nous imposer depuis seulement le commencement du siècle.

Il y a quelques jours à peine, un des professeurs les plus éminents de notre Faculté, exposait devant cet illustre aréopage qu'on nomme l'Académie des sciences, les vertus vraiment merveilleuse d'un nouveau médicament, destiné à simplifier l'arsenal déjà trop compliqué de notre thérapeutique. Les névralgies et la migraine, les rhumatismes et les maladies infectieuses étaient justiciables du

« nouvel agent » qu'on pouvait, d'ailleurs, administrer sous toutes les formes possibles.

Si nous devons en croire quelques méchants propos, il faut un peu en rabattre de cette admiration trop inconsidérée.

J'assistais pour la première fois, mercredi dernier, à la séance de rentrée de la Société de pharmacie. Cette assemblée, à qui il ne manque de l'Académie que le nom, a discuté fort sérieusement l'atération de l'antipyrine. Vous aviez déjà deviné, sans aucun doute, qu'il s'agissait de ce précieux fébrifuge.

Après une savante communication de M. Planchon, l'aimable directeur de l'école de pharmacie à qui je présente, à l'occasion, l'hommage de ma respectueuse reconnaissance pour avoir si obligeamment facilité ma tâche, un des plus jeunes membres de la Société, M. Prudhomme, nous a annoncé que l'antipyrine pourrait bien n'être...... que de la benzine. Les solutions de ce médicament s'altèrent instantanément, ajoute aussitôt un des académiciens ; au bout d'un certain temps seulement, opine un collègue. J'ai voulu vérifier la véracité de ces assertions que je ne pouvais me permettre de révoquer en doute, et j'ai pu constater que les solutions — même instantanées — d'antipyrine, dégageaient une forte odeur de benzine, se développant surtout par l'agitation.

Une expérimentation, plus sérieusement conduite, pourra déterminer, d'une manière plus scientifique, la présence de ce carbure. J'ai voulu simplement signaler le fait au point de vue des conséquences qu'il peut déterminer dans la thérapeutique. Si j'ajoute qu'à la Société de pharmacie on a révélé que le monopole de la fabrication de ce produit était réservé à une maison allemande, ayant son siège à Paris, j'aurai mis sous les yeux de mes lecteurs toutes les pièces du procès. Il n'est pas superflu de rappeler que son administration a d'ailleurs provoqué plusieurs mécomptes, pour qu'on se montre, à l'avenir, un peu moins enthousiaste d'une médication trop pompeusement annoncée.

On ne peut, jusqu'à présent, qu'avancer des hypothèses pour expliquer cette altération. Si l'on se souvient que l'antipyrine est une oxyméthylquizine méthylée extraite d'un produit dérivant par une série de transformations de l'aniline, qui n'est elle-même que de la benzine réduite par l'hydrogène naissant, on peut penser, avec une apparence de raison, que la décomposition est due à un défaut de purification. C'est encore affaire aux chimistes d'apporter un peu de lumière dans ces débats.

Formules de la terpine. — Ne quittons pas la Société de pharmacie sans signaler une intéressante question soulevée par M. Julliard. Elle a trait à un point de pratique qui présente une réelle importance, et se rapporte encore à un nouveau médicament, un peu bien prôné, lui aussi, la terpine. Suivant les indications d'un de mes savants confrères, qui publie tous les mois des contributions pharmaceutiques, un docteur prescrit la formule suivante :

Terpine... .... 5 gr.
Eau-de-vie............................... 75 gr.
Sp Diacode (ââ .... 100 gr.
— Tolu.. (

F. s. a. une potion.

Si l'on s'en tient rigoureusement à la lettre de cette presciption, on ne parvient pas à dissoudre la terpine, qui, légèrement soluble dans l'eau-de-vie, se précipite aussitôt en beaux cristaux, par addition des sirops. Doit-on livrer au client une pareille... mixture ou avoir recours à un artifice opératoire. Les avis ont été partagés, mais la majorité n'a pas accepté le conseil donné par M. Fr. Würtz d'interpréter non seulement la lettre, mais l'esprit de l'ordonnance.

Ce qui se passe pour la terpine peut, en effet, se produire pour bon nombre d'autres produits, et il serait nécessaire, à notre avis, que le médecin se souciât un peu plus des conditions de solubilité des médicaments prescrits. Il faut, en outre spécifier — autant qu'il se peut —, l'addition des substances nécessaires pour obtenir une solution parfaite. Sans ces précautions, le pharmacien peut délivrer un produit différent de celui de son confrère, et le client ne sait plus s'il faut juger plus sévèrement celui qui lui a conseillé que celui qui lui a délivré sa prescription.

Comme je le disais, au début, la Société de pharmacie ne perd pas son temps en discussions stériles, et j'espère faire apprécier de plus à cette place les services qu'elle rend trop modestement à la médecine aussi bien qu'à la pharmacie.

Falsification du salicylate de soude. — Nos voisins d'outre-Rhin ne se contentent plus de jeter en abondance leurs produits sur notre marché, ils nous vendent maintenant des médicaments falsifiés. Un de nos confrères nous avise que le salicylate de lithine, d'origine tudesque, contient jusqu'à 30 % de salicylate de soude, dont le kilog. coûte 100 francs de moins. Il n'est pas hors de propos de rappeler que les solutions aqueuses de salicylate de lithine pur se colorent en brun au bout de quelques jours alors que les solutions adultérées restent inaltérables.

Saccharine. — C'est encore en Allemagne que se fabrique une substance, dont la découverte est due aux Dᵣˢ Fahlberg et Reinsen, et qui serait douée de propriétés vraiment merveilleuses. La saccharine est désormais obtenue industriellement, grâce au perfectionnement des procédés de fabrication. Je n'infligerai pas à mes lecteurs les formules plus ou moins compliquées qui établissent comment on transforme du coaltar, produit dérivé de la houille, en une poudre douée d'un pouvoir sucrant considérable. Nous insisterons, plus utilement, sur ses usages et les altérations qu'elle peut subir. Ce n'est pas, en effet, sans difficultés qu'on est parvenu à la débarrasser des produits qui la souillaient.

Elle retient surtout avec ténacité de l'aldéhyde benzoïque, vulgairement essence d'amande amère, qui n'est pas sans offrir quelques dangers. Puisqu'on nous affirme qu'elle est complètement purifiée, voyons dans quelle mesure elle peut rendre des services, en thérapeutique. Peu soluble dans l'eau, beaucoup plus dans l'alcool, elle se trouve surtout très bien de son association au bicarbonate de soude. Mon distingué confrère, M. Marc Boymond, a publié le meilleur mode d'administration de cette substance. J'ai voulu simplement rappeler, dans cette causerie, qu'on pouvait tenter l'essai de cette substance, dont le prix est désormais très accessible (0,30 le gramme environ), et qui est appelée à remplacer le sucre, partout où celui-ci est contre-indiqué. C'est dire que le diabète, l'obésité, la dyspepsie pourront être justiciables de ce nouvel agent thérapeutique.

Nouvel anesthésique. — L'hydrate d'amylène. — Il semble que tous les efforts de la science moderne tendent à découvrir un médicament vraiment efficace contre la douleur. Après l'hypnone, le méthylal ; après le méthylal, la paraldéhyde.

Vieux jeu que tout cela ! Voilà qu'on nous annonce un nouvel anesthésique : l'hydrate d'amylène. A vrai dire, le produit n'est pas nouveau, puisque Wurtz l'a préparé synthétiquement depuis bien des années. C'est, en effet, un alcool amylique tertiaire ; ou, pour parler plus scientifiquement, un diméthyléthylcarbinol.

Mais au Dr J. de Méring, de Strasbourg, revient l'honneur d'avoir, le premier, fait connaître ses propriétés physiologiques. C'est un liquide mobile, incolore, soluble dans 8 parties d'eau, et miscible à l'alcool, en toutes proportions. Il possède un goût éthéré rappelant le camphre avec un arrière-goût rafraîchissant comme la menthe.

S'il faut en croire l'auteur, ce médicament a peu ou point d'influence sur les systèmes respiratoire et circulatoire, ce qui lui assurerait une supériorité évidente sur le chloral ; et des propriétés narcotiques supérieures à celles de la paraldéhyde, ce qui nous permettrait de reléguer celle-ci dans le vieil arsenal thérapeutique.

L'hydrate d'amylène a été essayé dans le delirium tremens, et l'agitation sénile, contre la phthisie et le rhumatisme articulaire, à la dose de 3 à 4 grammes. Inutile d'ajouter que les résultats dépassent toute prévision.

Nous ne saurions trop recommander la plus grande réserve dans l'usage d'un produit qui réclame le contrôle d'une expérience prolongée. L'auteur affirme lui-même qu'une seule maison est capable de le délivrer pur, alors qu'il contient, partout ailleurs, de l'alcool amylique, de l'hydrure d'amylène, et de l'aldéhyde amylique.

Toutefois, nous rappelons qu'on peut l'administrer en capsules élastiques, contenant chacune 1 gr. de substance (de 2 à 3 tous les soirs), en lavements, à la dose de 5 gr. ou en potion, selon la formule suivante :

Hydrate d'amylène.	8 grammes.
Eau distillée.	60 —
Ext. de réglisse.	10 —

A prendre la moitié de cette potion, le soir avant de se coucher.

Caféine soluble. — On sait avec quelle difficulté on dissout un alcaloïde, dont l'utilité n'est pas contestable : la caféine.

On a proposé tour à tour de lui associer le bicarbonate de soude, le citrate de soude, et en dernier lieu le benzoate de soude pour assurer une solution parfaite.

S'il est nécessaire d'en prescrire de grandes quantités pour un traitement à suivre pendant quelques mois, on se trouvera bien de la formule suivante :

    Caféine . . . .
    Benzoate de soude . . . . } àà 25 parties
    Alcool . . . . q. s.

pour faire une pâte molle qu'on fait sécher à un endroit modérément chaud.

Ce produit contient 50 % de caféine et est soluble dans un peu moins que son propre poids d'eau.　　　　　A. CABANÈS

THÉRAPEUTIQUE CHIRURGICALE

La résorcine comme antiseptique local.
(Dr H. CALLIAS.)

D'après l'auteur, la résorcine est un antiseptique puissant et sans danger.

Cette substance a été employée avec succès, sous formes de badigeonnages, lavages, injections et pansements, dans le traitement de l'érysipèle, des angines, des stomatites, du croup, de la coqueluche, des coryzas, de l'empyème, des ulcères variqueux, des phlegmons, des abcès, des ophthalmies, des suites de couches et de diverses espèces de plaies.

Dans ces cas nombreux, le médicament était mis en solution à 1 ou 10 %. (Rev. de chir., 10 août 1887.)
　　　　　　　　　V. L.

Bougies contre la diphthérie nasale.
(REIERSON.)

Chlorhydrate de cocaïne 0,01

Acide borique 1,00
Amidon 0,10
Gomme arabique pulv 0,10
Glycérine . . . . Q.S.

On introduit ces bougies dans les narines et on les pousse dans le méat inférieur. Elles fondent dans l'espace d'une heure, et il faut en répéter l'application. (*Journal of Laryngol. and Rhinology*, janv. 1887.)　　　M. B.

Phosphore et rachitisme.

KASSOVITZ a donné le phosphore aux doses de 1/2 à 1 millig. par 24 heures à 560 enfants rachitiques.

L'amélioration était rapide, surtout dans le rachitisme crânien (cranio-tabès) : on constatait en peu de temps la cessation des accidents nerveux. De même la difformité, etc., disparaissaient.

Betz a administré le phosphore sous forme de pommade.

Canali a employé ces fo　m

I. — Phosphore....... 0 gr. 01 cent.
Huile de morue..   100 gr.

2 à 3 cuillerées à café par jour.

II. — Phosphore.   0 gr. 01 cent.
Huile   d'amande
  douce.........   30 gr.
Gomme arabique pul-
  vérisée............ }
Sucre de canne pulvé- } āā 15 gr.
  risé............... }
Eau distillée.........   40 gr.

3 à 4 cuillerées à café par jour.
(*Union méd.*, 1er oct. 1887.) V. L.

Le sucre de lait comme dentifrice.

Le sucre de lait possède la propriété de dissoudre rapidement les dépôts calcaires qui se forment entre les dents. D'après ce fait, on devrait le considérer comme un dentifrice efficace. (*Chemist and Druggist*, 25 juin 1887, 781, *Dental Notes.*)

M. B.

Traitement du goître par l'acide salicylique.

Le docteur Howen a vu dans les cliniques de Chicago un grand nombre de goîtres presque tous guéris par l'injection dans le tissu de la glande, à une profondeur de 1 ou 2 centimètres, de 20 à 30 gouttes d'une solution d'acide sali-cylique à 5 %, une ou deux fois par semaine. (*Unon médic.*, 9 juillet 1887.)

V. L.

Pâtes de chlorure de zinc.

On fait un mélange au mortier de 20 parties de chlorure de zinc avec 20 parties d'amidon, et à l'aide de quelques gouttes d'eau, on le pétrit de manière à obtenir une masse pâteuse. On introduit dans cette masse 5 parties d'oxyde de zinc, et on forme des cylindres ou des boules ; la pâte s'échauffe considérablement ; pendant qu'elle durcit on tâche, par des manipulations appropriées, d'empêcher les magdaléons de se déformer ; puis on les roule dans de la poudre de talc.

Le chlorure de zinc donne avec l'oxyde de zinc, suivant les quantités employées de ce dernier, des pâtes caustiques molles ou dures comme du ciment ; on obtient donc à volonté telle consistance que l'on désire. En place d'amidon, on peut se servir de farine de froment ; les proportions seront alors les suivantes :

Chlorure de zinc, 20 parties ; farine, 15 parties; oxyde de zinc, 5 parties. (*Pharm. Zeitung* et *Journ. Ph. Als. Lorr.*)

M. B.

MALADIES CUTANÉES ET VÉNÉRIENNES

Traitement de l'impétigo du cuir chevelu.

(JORISSENNE.)

Beurre de cacao. 15 gr.
Vaseline............. 15 gr.
Sublimé corrosif 0 gr. 10 centig.

On applique une mince couche de cette pommade sur les points atteints. L'état du malade doit avoir été préalablement modifié par un traitement général. (*Fr. méd.*, 17 septembre 1887.)   V. L.

Le précipité rouge contre la furonculose.

Il résulte des recherches récentes que l'agent de la furonculose est tout simplement le *staphylococcus pyogenes aureus*, déjà connu dans toutes les collections purulentes. Ceci posé, la cure de la furonculose par la méthode antiseptique s'imposait. M. Jorissenne l'a réalisée, en injectant dans de gros furoncles quelques gouttes d'une solution d'acide phénique à 2 %, il a fait avorter l'affection. Puis, se basant sur les résultats obtenus dans les orgelets par la

pommade au précipité rouge, il a employé ce même topique contre les furoncles.

Voici la pommade qu'il prescrit :

Précipité rouge...... 0,10 centigr.
Lanoline............. 10 gram.

On en fait des onctions durant quatre ou cinq minutes.

Ce traitement jouit d'une égale efficacité dans l'acné, la tourniole et le panaris anthracoïde. (*France médic.*, 17 septembre 1887.)

   V. L.

Pommade antiblennorrhagique.

(UNNA.)

Beurre de Cacao........ 100 gr.
Cire jaune............ 2 à 6 gr.
Nitrate d'argent....... 5 gr.
Baume du Pérou....... 2 gr.

F. s. a. une pommade. — On en enduit une sonde d'étain. Il a parfois suffi de 4 cathétérismes pour obtenir la guérison. (*Thér. cont.*, 29 juil. 1887.)   V. L.

TABLE DES MATIERES

CONTENUES DANS CE VOLUME.

E

9 782329 050188